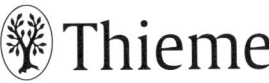

Pareto-Reihe Radiologie

Pareto-Reihe Radiologie

Kinderradiologie

Gundula Staatz
Dagmar Honnef
Werner Piroth
Tanja Radkow

264 Abbildungen
14 Tabellen

Georg Thieme Verlag
Stuttgart · New York

Bibliografische Information der Deutschen Nationalbibliothek

Die Deutsche Nationalbibliothek verzeichnet diese Publikation in der Deutschen Nationalbibliografie; detaillierte bibliografische Daten sind im Internet über http://dnb.d-nb.de abrufbar.

© 2007 Georg Thieme Verlag KG
Rüdigerstraße 14
D-70469 Stuttgart
Telefon: + 49/07 11/89 31-0
Homepage: www.thieme.de

Printed in Germany

Zeichnungen:
Emil Wolfgang Hanns, Schriesheim
Umschlaggestaltung:
Thieme Verlagsgruppe
Satz: Ziegler + Müller, Kirchentellinsfurt
Druck: Druckhaus Götz, Ludwigsburg

ISBN 3-13-137151-X   1 2 3 4 5 6
ISBN 978-3-13-137151-5

Wichtiger Hinweis: Wie jede Wissenschaft ist die Medizin ständigen Entwicklungen unterworfen. Forschung und klinische Erfahrung erweitern unsere Erkenntnisse, insbesondere was Behandlung und medikamentöse Therapie anbelangt. Soweit in diesem Werk eine Dosierung oder eine Applikation erwähnt wird, darf der Leser zwar darauf vertrauen, dass Autoren, Herausgeber und Verlag große Sorgfalt darauf verwandt haben, dass diese Angabe dem **Wissensstand bei Fertigstellung des Werkes** entspricht.

Für Angaben über Dosierungsanweisungen und Applikationsformen kann vom Verlag jedoch keine Gewähr übernommen werden. **Jeder Benutzer ist angehalten,** durch sorgfältige Prüfung der Beipackzettel der verwendeten Präparate und gegebenenfalls nach Konsultation eines Spezialisten festzustellen, ob die dort gegebene Empfehlung für Dosierungen oder die Beachtung von Kontraindikationen gegenüber der Angabe in diesem Buch abweicht. Eine solche Prüfung ist besonders wichtig bei selten verwendeten Präparaten oder solchen, die neu auf den Markt gebracht worden sind. **Jede Dosierung oder Applikation erfolgt auf eigene Gefahr des Benutzers.** Autoren und Verlag appellieren an jeden Benutzer, ihm etwa auffallende Ungenauigkeiten dem Verlag mitzuteilen.

Geschützte Warennamen (Warenzeichen) werden **nicht** besonders kenntlich gemacht. Aus dem Fehlen eines solchen Hinweises kann also nicht geschlossen werden, dass es sich um einen freien Warennamen handelt.

Das Werk, einschließlich aller seiner Teile, ist urheberrechtlich geschützt. Jede Verwertung außerhalb der engen Grenzen des Urheberrechtsgesetzes ist ohne Zustimmung des Verlages unzulässig und strafbar. Das gilt insbesondere für Vervielfältigungen, Übersetzungen, Mikroverfilmungen und die Einspeicherung und Verarbeitung in elektronischen Systemen.

Warum „Pareto"?

Der Name der Pareto-Reihe leitet sich ab von Vilfredo Pareto (geb. 1848 in Paris, gest. 1923 am Genfer See), der u.a. als Professor für politische Ökonomie an der Universität Lausanne tätig war.

Ihm fiel bei der Betrachtung der Verhältnisse in der Wirtschaft auf, dass viele Fälle vorkommen, in denen keine statistische Normalverteilung herrscht, sondern besonders häufig eine 80:20-Quote zu finden ist.

Dieses „80/20-Pareto-Prinzip" kann man auch in anderen Bereichen des Lebens wiedererkennen. Mit 20% des Aufwands erreicht man in der Regel 80% eines Ergebnisses. Dabei ist es aber relevant, die wichtigsten 20% aller möglichen Aktivitäten oder Mittel korrekt zu identifizieren und sich dann konsequent auf diese zu konzentrieren.

Wir übertragen das Pareto-Prinzip auf die Klinik: 20% aller denkbaren Diagnosen machen 80% Ihres radiologischen Alltags aus. Die Pareto-Reihe ist eine Sammlung der wichtigsten Diagnosen aus jedem Spezialgebiet und soll Ihnen bei der Routinearbeit die nötige Sicherheit geben, damit Sie sich entspannt den ungewöhnlichen Fällen widmen können.

In den Pareto-Bänden finden Sie das Maximum an erforderlichem Wissen in kürzester Zeit und mit minimalem Aufwand. Setzen Sie Ihre persönlichen Ressourcen zum Nutzen Ihrer Patienten sinnvoll ein.

Wir wünschen Ihnen viel Erfolg bei der täglichen Arbeit.

Ihr Georg Thieme Verlag

PS: Für Vorschläge, Tipps und Anregungen zu unserer Pareto-Reihe wären wir Ihnen sehr verbunden. Bitte schreiben Sie an pareto@thieme.de. Vielen Dank.

Anschriften

Staatz, Gundula, Prof. Dr. med.
Radiologisches Institut
Kinderradiologie
Friedrich-Alexander-Universität
Erlangen-Nürnberg
Loschgestraße 15
91054 Erlangen

Honnef, Dagmar, Dr. med.
Klinik für Radiologische Diagnostik
Universitätsklinikum der RWTH Aachen
Pauwelsstraße 30
52074 Aachen

Piroth, Werner, Dr. med.
Klinik für diagnostische und
interventionelle Radiologie
HELIOS Klinikum Wuppertal
Universitätsklinik Witten/Herdecke
Heusnerstraße 40
42283 Wuppertal

Radkow, Tanja, Dr. med.
Radiologisches Institut
Friedrich-Alexander-Universität
Erlangen-Nürnberg
Maximiliansplatz 1
91054 Erlangen

Inhalt

Lunge und Mediastinum — 1

Normaler Thymus · *D. Honnef, W. Piroth*	1
Idiopathisches Atemnotsyndrom (IRDS) · *D. Honnef, W. Piroth*	6
Pulmonal interstitielles Emphysem (PIE) · *D. Honnef, W. Piroth*	9
Bronchopulmonale Dysplasie (BPD) · *D. Honnef, W. Piroth*	12
Mekoniumaspirationssyndrom · *D. Honnef, W. Piroth*	15
Kongenitales Lobäremphysem · *D. Honnef, W. Piroth*	17
Kongenitale zystische adenomatoide Malformation · *D. Honnef, W. Piroth*	19
Lungensequestration · *D. Honnef, W. Piroth*	22
Bronchogene Zyste · *D. Honnef, W. Piroth*	25
Kongenitale Zwerchfellhernie · *D. Honnef, W. Piroth*	28
RSV-Bronchiolitis · *D. Honnef, W. Piroth*	31
Lobärpneumonie/Segmentpneumonie · *D. Honnef, W. Piroth*	33
Tuberkulose · *T. Radkow, G. Staatz*	36
Mukoviszidose (zystische Fibrose, CF) · *D. Honnef, W. Piroth*	41
Fremdkörperaspiration · *D. Honnef, W. Piroth*	44
Mediastinales Teratom · *D. Honnef, W. Piroth*	47
Thorakales Neuroblastom · *T. Radkow, G. Staatz*	51
Thorakales Hodgkin-Lymphom · *D. Honnef, W. Piroth*	54

Herz und Gefäße — 57

Arteria lusoria · *D. Honnef, W. Piroth*	57
Arcus aortae circumflexus duplex · *D. Honnef, W. Piroth*	59
Aortenisthmusstenose (ISTHA) · *D. Honnef, W. Piroth*	62
Pulmonale Schlinge · *D. Honnef, W. Piroth*	66
Ebstein-Anomalie · *D. Honnef, W. Piroth*	69
Fallot-Tetralogie · *D. Honnef, W. Piroth*	71
Transposition der großen Gefäße (TGA) · *D. Honnef, W. Piroth*	74
Ventrikulärer Septumdefekt (VSD) · *D. Honnef, W. Piroth*	77
Atrialer Septumdefekt (ASD) · *D. Honnef, W. Piroth*	80
Persistierender Ductus arteriosus Botalli (PDA) · *D. Honnef, W. Piroth*	83
Lungenvenenfehleinmündung · *D. Honnef, W. Piroth*	86

Hals — 90

Fibromatosis colli · *G. Staatz*	90
Halszysten · *D. Honnef, W. Piroth*	92
Zervikale Lymphadenitis · *G. Staatz*	95
Retropharyngealabszess · *D. Honnef, W. Piroth*	98
Hashimoto-Thyreoiditis · *G. Staatz*	101

Gastrointestinaltrakt — 103

Mekoniumpfropfsyndrom · *D. Honnef, W. Piroth*	103
Nekrotisierende Enterokolitis (NEC) · *D. Honnef, W. Piroth*	105
Non-, Malrotation des Darms · *D. Honnef, W. Piroth*	108
Volvulus (Dünndarm- und Dickdarmvolvulus) · *D. Honnef, W. Piroth*	112
Ösophagusatresie · *D. Honnef, W. Piroth*	115
Dünndarmatresie · *D. Honnef, W. Piroth*	119
Analatresie · *D. Honnef, W. Piroth*	122
Hypertrophe Pylorusstenose (HPS) · *D. Honnef, W. Piroth*	126
Morbus Hirschsprung (Megacolon congenitum) · *D. Honnef, W. Piroth*	128
Invagination · *D. Honnef, W. Piroth*	131
Appendizitis · *D. Honnef, W. Piroth*	135
Morbus Crohn · *D. Honnef, W. Piroth*	138
Meckel-Divertikel · *D. Honnef, W. Piroth*	143
Leistenhernie · *D. Honnef, W. Piroth*	145
Gallengangsatresie · *D. Honnef, W. Piroth*	148
Choledochuszyste · *D. Honnef, W. Piroth*	151
Cholezystolithiasis · *D. Honnef, W. Piroth*	156
Hepatoblastom · *D. Honnef, W. Piroth*	159
Traumatische abdominale Organverletzungen · *D. Honnef, W. Piroth*	162

Urogenitaltrakt — 166

Vesikoureteraler Reflux (VUR) · *D. Honnef, W. Piroth*	166
Subpelvine Stenose · *D. Honnef, W. Piroth*	170
Multizystisch-dysplastische Niere · *G. Staatz*	174
Doppelte Nierenanlage · *D. Honnef, W. Piroth*	177
Urethralklappe · *D. Honnef, W. Piroth*	181
Akute Pyelonephritis · *D. Honnef, W. Piroth*	184
Nephrokalzinose · *D. Honnef, W. Piroth*	188
Nephroblastom (Wilms-Tumor) · *D. Honnef, W. Piroth*	190
Nebenniereneinblutung · *D. Honnef, W. Piroth*	195
Neuroblastom · *D. Honnef, W. Piroth*	198
Rhabdomyosarkom des Beckens · *D. Honnef, W. Piroth*	201
Steißbeinteratom · *D. Honnef, W. Piroth*	205
Ovarialteratom · *G. Staatz*	209
Epididymitis · *G. Staatz*	213
Hodentorsion · *G. Staatz*	215

218

Rachitis · *D. Honnef, W. Piroth* 218
Coxitis fugax · *T. Radkow, G. Staatz* 222
Osteomyelitis und septische Arthritis · *D. Honnef, W. Piroth* 225
Fibröser Kortikalisdefekt / nicht-ossifizierendes Fibrom · *D. Honnef, W. Piroth* 230
Aneurysmatische Knochenzyste (AKZ) · *D. Honnef, W. Piroth* 233
Enchondromatose · *D. Honnef, W. Piroth* 237
Kartilaginäre Exostose · *G. Staatz* 241
Osteoidosteom · *D. Honnef, W. Piroth* 245
Ewing-Sarkom · *T. Radkow, G. Staatz* 249
Osteogenes Sarkom · *D. Honnef, W. Piroth* 253
Langerhanszell-Histiozytose (LZH) · *D. Honnef, W. Piroth* 257
Akute lymphatische Leukämie (ALL) · *T. Radkow, G. Staatz* 263
Hüftdysplasie · *T. Radkow, G. Staatz* 266
Epiphyseolysis capitis femoris (ECF) · *T. Radkow, G. Staatz* 271
Morbus Perthes · *T. Radkow, G. Staatz* 275
Hämangiom und arteriovenöse Malformation (AVM) · *T. Radkow, G. Staatz* 280
Lymphangiom · *D. Honnef, W. Piroth* 284
Kindliche Frakturen · *T. Radkow, G. Staatz* 288
Battered-child-Syndrom (Kindesmisshandlung) · *D. Honnef, W. Piroth* 292

296

Prämature Kraniosynostosen · *D. Honnef, W. Piroth* 296
Mittellinienanomalien · *T. Radkow, G. Staatz* 301
Dandy-Walker-Malformation (DWM) · *T. Radkow, G. Staatz* 305
Intraventrikuläre Hirnblutung (IVH) · *T. Radkow, G. Staatz* 308
Periventrikuläre Leukomalazie (PVL) · *T. Radkow, G. Staatz* 311
Hypoxisch-ischämischer Hirnschaden · *T. Radkow, G. Staatz* 315
Orbitaphlegmone · *T. Radkow, G. Staatz* 319
Neurokutane Syndrome (Phakomatosen) · *T. Radkow, G. Staatz* 322
Tumoren der hinteren Schädelgrube · *T. Radkow, G. Staatz* 328
Hirnstammgliome · *T. Radkow, G. Staatz* 333
Tethered cord · *T. Radkow, G. Staatz* 336
Schädel-Hirn-Trauma (SHT) · *T. Radkow, G. Staatz* 339

344

Glossar

3D	dreidimensional
ACE	angiotensin converting enzyme
ACTH	adrenokortikotropes Hormon
AFP	alpha-Fetoprotein
AKZ	aneurysmatische Knochenzyste
ALL	akute lymphatische Leukämie
AML	akute myeloische Leukämie
ANA	antinukleäre Antikörper
ARPKD	autosomal recessive polycystic kidney disease
ASD	Vorhofseptumdefekt
AV	atrioventrikulär
AVM	arteriovenöse Malformation
BGA	Blutgasanalyse
BPD	bronchopulmonale Dysplasie
BSG	Blutkörperchensenkungsgeschwindigkeit
BWS	Brustwirbelsäule
CCAM	congenital cystic adenomatoid malformation
CCT	kraniale Computertomographie
CF	cystic fibrosis (Mukoviszidose)
CFTR	cystic fibrosis transmembrane conductance regulator
CMV	Zytomegalievirus
CRMO	chronisch rezidivierende multifokale Osteomyelitis
CRP	C-reaktives Protein
CT	Computertomographie/-tomogramm
CTA	CT-Angiographie
DD	Differenzialdiagnose
DMSA	dimercaptosuccinic acid
DORV	double outlet right ventricle
DSA	digitale Subtraktionsangiographie
DTPA	Diethylentriaminpentaessigsäure
DWI	diffusion-weighted imaging
DWM	Dandy-Walker-Malformation
ECF	Epiphyseolysis capitis femoris
ECMO	extracorporal membrane oxygenation
EEG	Elektroenzephalogramm
EKG	Elektrokardiographie
ERCP	endoskopische retrograde Cholangio-Pankreaticographie
FDG	2-[18F]Fluor-2-desoxy-p-glucose
FFE	fast field echo
FISP	fast imaging with steady precession
FLAIR	fluid attenuated inversion recovery
GCS	Glasgow coma scale
GE	Gradienten-Echo
GIT	Gastrointestinaltrakt
HASTE	half Fourier single shot turbo spin echo
HCC	hepatozelluläres Karzinom
HCG	humanes Choriongonadotropin
HE	Hounsfield-Einheiten
HLA	human leucocyte antigen
HMD	hyalines Membransyndrom (= IRDS)
HPS	hypertrophe Pylorusstenose
HRCT	hochauflösende Computertomographie
HWS	Halswirbelsäule
ICR	Interkostalraum
IRDS	idiopathic respiratory distress syndrome
ISTHA	Aortenisthmusstenose
IVH	intraventrikuläre Hirnblutung
KBR	Komplementbindungsreaktion
KKE	Kolonkontrasteinlauf
KM	Kontrastmittel
LDH	Laktatdehydrogenase
LGA	low for gestational age
LV	linker Ventrikel
LWS	Lendenwirbelsäule
LZH	Langerhanszell-Histiozytose

Glossar

MALT	mucosa-associated lymphoid tissue
MAPCA	major aorto-pulmonary collateral arteries
MCU	Miktionszysturethrographie
MDCT	Multidetektor-Computertomographie
MDP	Magen-Darm-Passage
MIBG	Meta-Iodo-Benzyl-Guanidin
MIP	maximum intensity projection
MPR	multiplanare Rekonstruktion
MRA	Magnetresonanzangiographie
MRCP	MR-Cholangiopankreatikographie
MRT	Magnetresonanztomographie
MRU	MR-Urographie
NEC	nekrotisierende Enterokolitis
NF	Neurofibromatose
NNH	Nasennebenhöhlen
NOF	nicht ossifizierendes Fibrom
NSE	neuronspezifische Enolase
OP	Operation
OPSI	overwhelming post-splenectomy infection
PAPVR	partielle Lungenvenenfehleinmündung
PCO_2	Kohlendioxidpartialdruck
PDA	persistierender Ductus arteriosus Botalli
PEEP	positive endexpiratory pressure
PEG	perkutane endoskopische Gastrostomie
PET	Positronenemissionstomographie
PIE	pulmonal interstitielles Emphysem
PNET	primitive neuroektodermale Tumoren
PO_2	Sauerstoffpartialdruck
PPV	positive pressure ventilation
PVL	periventrikuläre Leukomalazie
RARE	rapid acquisition with relaxation enhancement
RSV	respiratory syncytial virus
RV	rechter Ventrikel
SAB	Subarachnoidalblutung
SAPHO	Synovitis, Akne palmplantare Pustulose, Hyperostose, Osteitis
SHT	Schädel-Hirn-Trauma
SIOP	Societé Internationale d'Oncologie pédiatrique
SPIR	spectral presaturation inversion recovery
SSFP	steady state free precession
SSFSE	single shot fast spin echo
SSW	Schwangerschaftswochen
STIR	short tau inversion recovery
TAPVC	totale Lungenvenenfehlmündung
TGA	Transposition der großen Arterien
TSE	turbo spin echo
VACTERL	vertebral, anal, cardial, tracheoesophageal, renal, limp defects
VCI	Vena cava inferior
VCS	Vena cava superior
VIP	vasoactive intestinal polypeptide
VRT	Volume-Rendering-Technik
VSD	Ventikelseptumdefekt
VUR	vesikoureteraler Reflux
WHO	World Health Organisation
YAG	Yttrium-Aluminium-Garnet
ZNS	zentrales Nervensystem
ZVK	zentraler Venenkatheter

Normaler Thymus

Kurzdefinition

▶ **Pathophysiologie**
Liegt im oberen vorderen Mediastinum ▪ 2 Lappen, die in der Mitte verwachsen sind ▪ Linker Lappen meist größer als rechter ▪ Größe, Form und Ausdehnung sehr variabel ▪ Bildet sich meist bis zum 6. Lebensjahr bis auf einen kleinen Rest zurück.

Zeichen der Bildgebung

▶ **Röntgen-Thorax**
Breites oberes Mediastinum ▪ Segelzeichen: trianguläre laterale Ausdehnung.
▶ **Sono**
Im Querschnitt bei Säuglingen hufeisenförmig ▪ Im Längsschnitt dreieckig bis oval ▪ Homogenes Echomuster ▪ Feingranuläre Echotextur (echogener als Leber, echoärmer als Schilddrüse).
▶ **CT**
Konvexe Begrenzung ▪ Je nach Alter vier- oder dreieckig ▪ Keine Kompression angrenzender Strukturen (Trachea, Gefäße) ▪ Präpubertär muskelisodens ▪ Homogene KM-Aufnahme.
▶ **MRT**
Konfiguration wie im CT ▪ Hyperintens in T2w Sequenzen ▪ Annähernd muskelisointens in T1w Sequenzen.

Klinik

▶ **Typische Präsentation**
Normalbefund ▪ Häufig bei Säuglingen ▪ Verkleinerung im Kleinkindesalter.
▶ **Therapeutische Optionen**
Keine.
▶ **Verlauf und Prognose**
Verschwinden bei Stresssituationen (akute Krankheit, Steroidtherapie) ▪ Wiederauftreten nach Genesung oder Ende der Steroidtherapie ("Reboundphänomen").
▶ **Komplikationen**
Primäre Erkrankungen des Thymus sind selten.

Differenzialdiagnose

Thymushyperplasie	– u. a. bei Schilddrüsenüberfunktion, Myasthenia gravis
	– reaktiv nach Stresssituation (z. B. Verbrennung)
Thymom	– 15–25% der Patienten mit Myasthenia gravis haben ein Thymom
	– Altersgipfel: 20 Jahre
	– 50% maligne

Normaler Thymus

Abb. 1 Thorax a. p.: Breites oberes Mediastinum bei physiologisch großem Thymus im Säuglingsalter. Die rechte Mediastinalkontur wird durch den Thymus bestimmt (Pfeil).

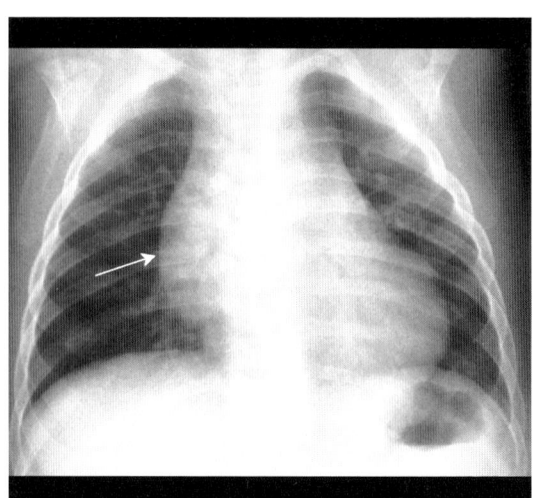

Thymuszyste	– Rudiment der 3. Kiementasche
	– links häufiger als rechts
	– vereinzelt Wandverkalkungen
	– geringe Dichte/Echogenität, da zystisch; DD zystisches Teratom
Thymushistiozytose	– Inzidenz: 0,2 – 1,0/100 000 Kinder
	– 60 – 70 % der Fälle vor dem 2. Lebensjahr
	– Langerhanszell-Histiozytose bevorzugt das männliche Geschlecht (2 : 1)
	– bis zu 10 % der Fälle sind kongenital
Lymphom	– häufigste Ursache einer Raumforderung im vorderen Mediastinum bei Kindern
benigner teratoider Tumor	– Epidermoid, Dermoid, Teratom
	– Kalzifikationen, Fettgewebe
	– gut abgrenzbar
maligner teratoider Tumor	– Chorionkarzinom, Seminom, embryonales Karzinom, Dottersacktumor, gemischtzelliger Keimzelltumor, Teratokarzinom
	– Kalzifikationen seltener als beim Teratom
	– Infiltration angrenzender Strukturen
	– Lobulierung kann auf Malignität hinweisen

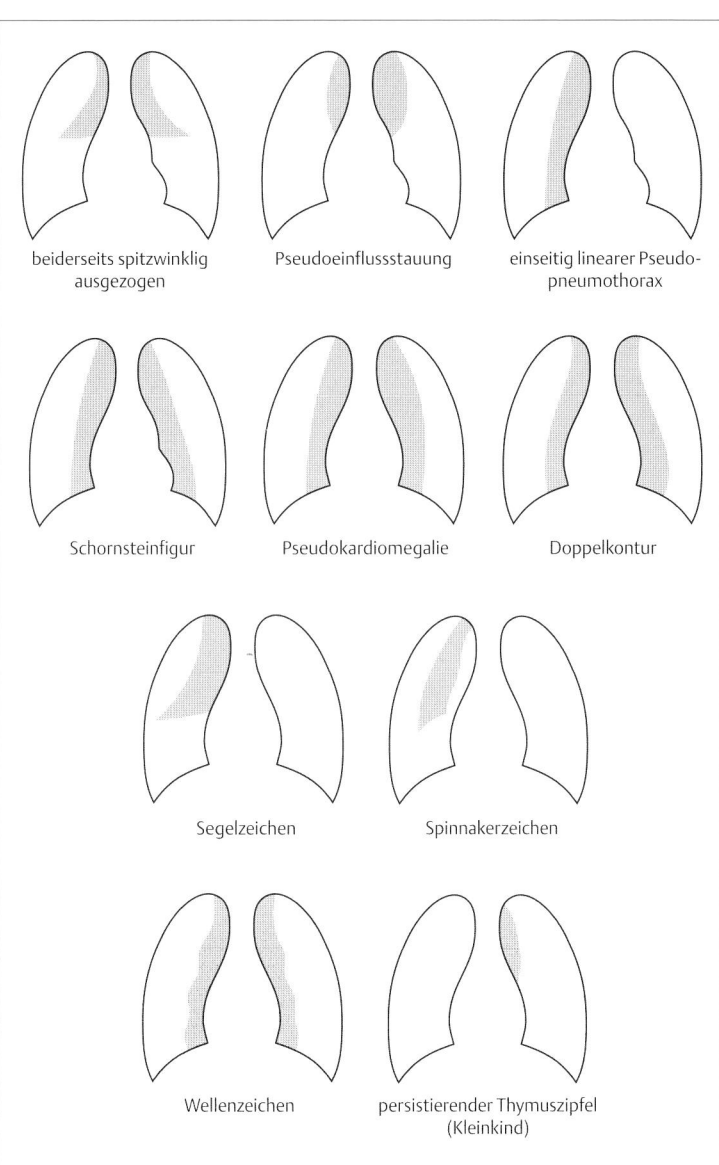

Abb. 2 Formen des Thymus (aus Ebel KD, Willich E, Richter E. Differentialdiagnostik in der Pädiatrischen Radiologie. Stuttgart: Thieme; 1995).

Normaler Thymus

Abb. 3 Sonographie des oberen Mediastinums über das Jugulum: Thymus (T) in axialer (**a**) und sagittaler (**b**) Schnittführung. Typische homogene feingranuläre Echotextur.

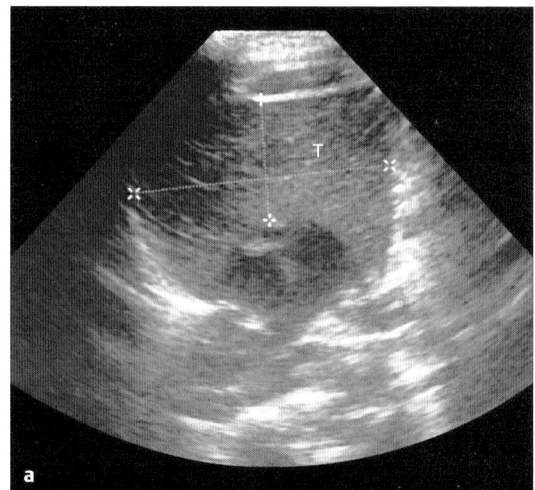

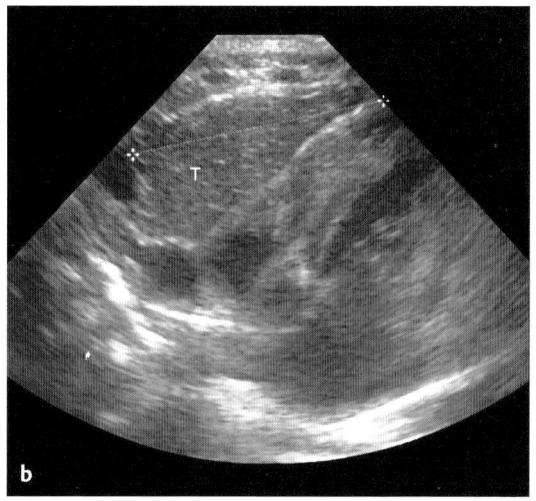

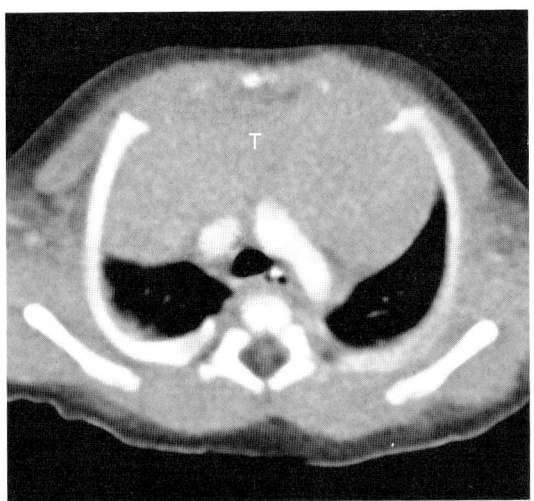

Abb. 4 CT-Thorax nach i.v. KM-Gabe axial: Die große weichteildichte Raumforderung im vorderen oberen Mediastinum entspricht einem hypertrophierten Thymus (T).

Typische Fehler

- Fehldeutung eines normalen Thymus als pathologische mediastinale Raumforderung.
- Sonographie zur Darstellung der normalen Echotextur bei unklarem Befund ausreichend.
- Evtl. Wiederholung der Röntgenaufnahme in 6 Wochen (Konstanz des Befundes) bei diagnostischen Zweifeln.

Ausgewählte Literatur

Adam EJ et al. Sonography of the thymus in healthy children: frequency of visualization, size, and appearance. AJR Am J Roentgenol 1993; 161: 153–155

Ebel KD et al. Differenzialdiagnostik in der Pädiatrischen Radiologie. Stuttgart: Thieme; 1995: 161

Mendelson DS et al. Imaging of the thymus. Chest Surg Clin N Am 2001; 11: 269–293

Idiopathisches Atemnotsyndrom (IRDS)

Kurzdefinition

- **Epidemiologie**
  Bei 50–80% vor der 28. SSW bzw. bei Geburtsgewicht unter 1000 g.
- **Ätiologie/Pathophysiologie/Pathogenese**
  Primärer Surfactant-Mangel wegen Lungenunreife • Mikroatelektasen • Reduzierte funktionelle Residualkapazität • Intrapulmonale Shunts • Herabgesetzte Lungencompliance.

Zeichen der Bildgebung

- **Röntgen-Thorax**
  - Grad I: feines retikulogranuläres Muster durch kollabierte Alveolen
  - Grad II: zusätzlich positives Bronchopneumogramm bis zur Lungenperipherie
  - Grad III: zusätzlich unscharfe Herz- und Zwerchfellkonturen • Schleierartige Transparenzminderung durch verdicktes Interstitium und interstitielles Ödem
  - Grad IV: „weiße Lunge": homogene Verschattung des gesamten Thorax

  Unauffälliger Röntgen-Thorax 6 Stunden postpartal schließt ein IRDS aus • Sehr selten Pleuraerguss.

Klinik

- **Typische Präsentation**
  Postpartale respiratorische Insuffizienz • Exspiratorischer Stridor • Zyanose • Tachypnoe • Nasenflügeln • Interkostale Einziehungen.
- **Therapeutische Optionen**
  Frühzeitige Intubation und Beatmung mit PEEP • Surfactant-Substitution über den Endotrachealtubus.
- **Verlauf und Prognose**
  Gründe für ausbleibende Besserung nach Surfactantgabe: Sehr unreife Lunge • Sepsis • Persistierender Ductus arteriosus Botalli • Herzfehler.
- **Komplikationen**
  Pulmonales interstitielles Emphysem • Pneumothorax • Pneumomediastinum • Pneumoperikard • Superinfektion • Bronchopulmonale Dysplasie • Lungenblutung.

Idiopathisches Atemnotsyndrom (IRDS)

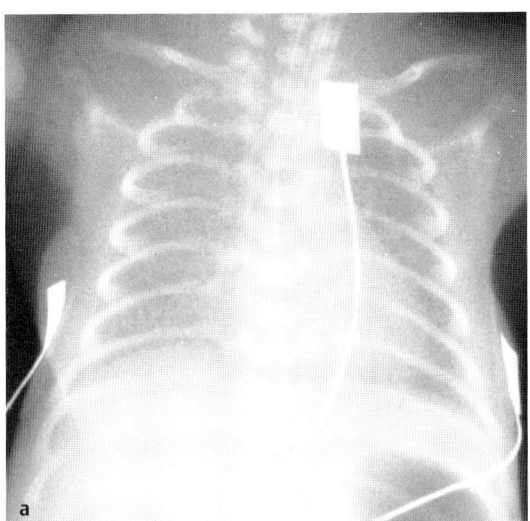

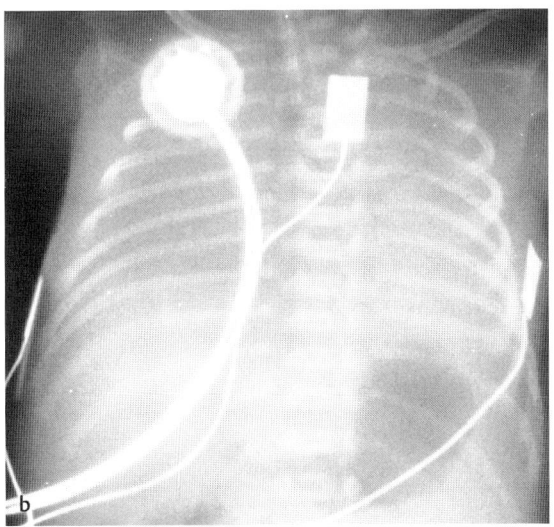

Abb. 5 IRDS. Röntgen-Thorax a.p.: Typische Röntgenmorphologie des IRDS Grad III (**a**) und IV (**b**).

Differenzialdiagnose

transitorische Tachypnoe ("wet lung disease")	– durch Aspiration von Amnionflüssigkeit und/oder unzureichenden Abfluss der pränatalen alveolären Flüssigkeit – Normalisierung in den ersten 24–48 Stunden
B-Streptokokkenpneumonie	– häufigste Pneumonie bei Neugeborenen – häufig mit Pleuraerguss – beidseitige granuläre Eintrübung, teils fleckig-konfluierende Verschattung
beidseitige Lungenblutung	– keine charakteristischen Veränderungen – schwer erkennbar (blutiges Trachealsekret)
hypoplastisches Linksherzsyndrom	– Kardiomegalie, kugelige Herzform – angehobene Herzspitze durch die Rechtsherzhypertrophie

Typische Fehler

- Fehlinterpretation bei Aufnahme in maximaler Exspirationsphase.
- Neonatologischen Intensivthorax immer im Zusammenhang mit klinischen Angaben (z.B. Schwangerschafts- und Geburtsverlauf, Fruchtwasserbefund) befunden.

Ausgewählte Literatur

De Mello DE. Pulmonary pathology. Semin Neonatol 2004; 9: 311–329

Oppermann HC. Thoraxdiagnostik in der neonatalen Intensivmedizin. In: Schuster W et al. Kinderradiologie 2. Berlin: Springer; 1996: 156–159

Swischuk LE et al. Immature lung problems: can our nomenclature be more specific? AJR 1996; 917–918

Pulmonal interstitielles Emphysem (PIE)

Kurzdefinition

- **Epidemiologie**
  Bei 30–40% der beatmeten Frühgeborenen (< 32. SSW, < 1200 g).
- **Ätiologie/Pathophysiologie/Pathogenese**
  Barotrauma infolge mechanischer Beatmung mit PEEP ● Ruptur überdehnter Alveolen und terminaler Bronchiolen ● Luft gelangt in Interstitium und Lymphgefäße ● Compliance der Lunge vermindert.

Zeichen der Bildgebung

- **Röntgen-Thorax**
  Alveoläre Überdehnung: 1–1,5 mm große rundliche Aufhellungen ● Diffus verteilt (nur in Inspirationsphase darstellbar).
  Nach Ruptur: Multiforme, überwiegend zystoide und lineare Aufhellungszonen von ca. 2 mm Größe ● Evtl. asymmetrisch (während In- und Exspiration erkennbar) ● Lineare Aufhellungen mit Kaliberschwankungen (werden im Gegensatz zum Pneumobronchogramm zur Peripherie hin schmaler) ● Evtl. größere Pseudozysten mit raumforderndem Charakter ● Evtl. Pneumothorax und/oder Pneumomediastinum ● Dabei kollabiert die Lunge meist nur leicht (rigide Lunge).

Klinik

- **Typische Präsentation**
  Innerhalb der ersten Lebenstage (akut) ● Meist vorbestehendes Atemnotsyndrom mit respiratorischer Insuffizienz ● Radiographischer Befund meist vor klinischen Symptomen erkennbar.
- **Therapeutische Optionen**
  Beatmungsspitzendrücke senken ● Höhere PCO_2-Werte akzeptieren ● Hochfrequenzventilation ● Alternative Beatmungsmöglichkeiten überdenken ● Lagerung auf erkrankte Seite ● Regelmäßige radiologische Kontrolle.
- **Verlauf und Prognose**
  Meist vorübergehend nachweisbar, wenn Beatmungsparameter nicht angepasst werden ● Entstehung typischer Komplikationen.
- **Komplikationen**
  Pseudozysten ● Pneumothorax ● Pneumomediastinum ● Pneumoperikard (Intervention bei Gefahr der Herztamponade nötig) ● Luftembolie.

Pulmonal interstitielles Emphysem (PIE)

Abb. 6 Pulmonal interstitielles Emphysem (PIE). Röntgen-Thorax a. p.: Beidseits PIE bei hyalinem Membransyndrom und Beatmung.

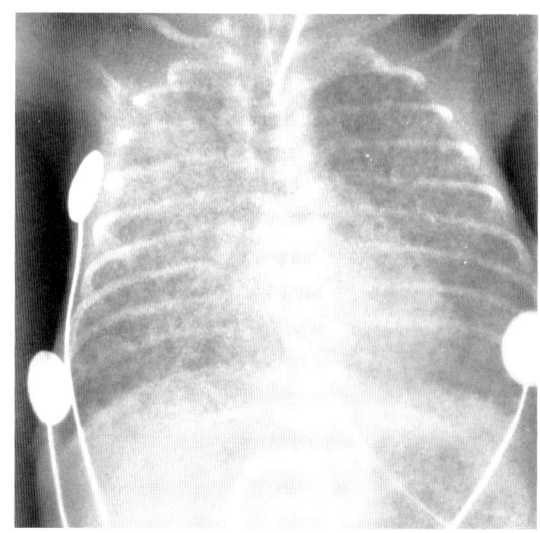

Abb. 7 Pulmonal interstitielles Emphysem (PIE). Röntgen-Thorax a. p.: Rechts Pneumothorax (mit einliegender Drainage), Pneumomediastinum, Pneumoperikard. Regelrechte Lage von ZVK und Trachealtubus.

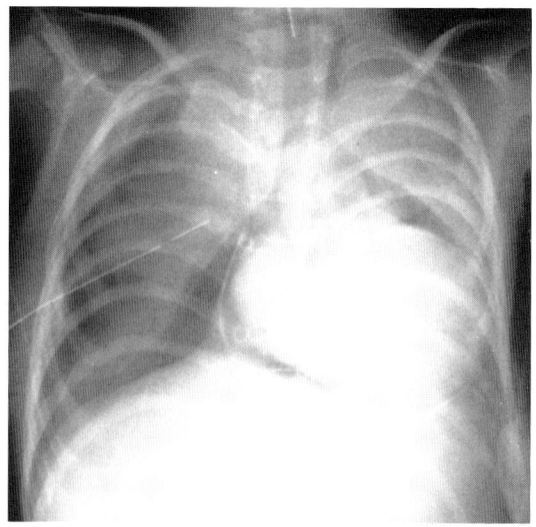

Pulmonal interstitielles Emphysem (PIE)

Differenzialdiagnose

bronchopulmonale Dysplasie (BPD)	– rundliche Transparenzvermehrungen (Pseudozysten) – typischerweise erst nach der 1. Lebenswoche – unterschiedliche Schweregrade
kongenitale zystische adenomatoide Malformation (CCAM)	– typischerweise bereits bei Geburt vorhanden – zystische Aufhellungen meist größer und ohne Befunddynamik

Typische Fehler

- Transparenzvermehrung der Lunge täuscht eine Befundverbesserung vor (cave: interstitielle Luft nimmt nicht am Gasaustausch teil).
- Verwechslung mit Pneumobronchogramm möglich.
- Verwechslung mit Pneumatozele oder umschriebenem Pneumothorax möglich (z.B. Luftansammlung im Lig. pulmonale inferior).

Ausgewählte Literatur

Donnelly LF et al. Localized lucent chest lesions in neonates. AJR 1999; 212: 837–840
Oppermann HC. Thoraxdiagnostik in der neonatalen Intensivmedizin. In: Kinderradiologie 2. Schuster W et al. Berlin: Springer; 1996: 162–163

Bronchopulmonale Dysplasie (BPD)

Kurzdefinition

- **Epidemiologie**
  Bei 15–30 % der Frühgeborenen < 28. SSW bzw. bei Geburtsgewicht unter 1000 g ● Bei Frühgeborenen > 32. SSW eine Rarität.
- **Ätiologie/Pathophysiologie/Pathogenese**
  Lunge unreif ● Nach Sauerstoffgabe (80–100 %), Intubation und maschineller Beatmung ● Zu hoher Beatmungsdruck ● Infektionen ● Schädigungen der Alveolen, der Bronchialschleimhaut und auch der Lungengefäße führen zu Nekrosen, Ödem, Epithelmetaplasien, Strukturveränderungen der Intima und Media.

Zeichen der Bildgebung

- **Röntgen-Thorax**
  Stadieneinteilung nach Weinstein:
  - Grad 1: matte, schwache Verdichtungen, die der Lunge ein schleierartiges Aussehen geben
  - Grad 2: lineare retikuläre Verdichtungen, die überwiegend zentral liegen
  - Grad 3: ausgeprägtere lineare retikuläre Verdichtungen bis zur Lungenperipherie
  - Grad 4: zusätzlich zu Grad 3 sehr kleine, gut abgrenzbare zystische Veränderungen (basal betont)
  - Grad 5: ausgeprägte Verdichtungszonen und zystische Areale gleicher Größe (Zysten größer als bei Grad 4, basal betont)
  - Grad 6: zystische Areale größer als Verdichtungszonen, Lunge hat einen blasigen Charakter

  Die BPD kann asymmetrisch sein, wenn längerfristig eine Atelektase oder ein Pneumothorax bestand.

Klinik

- **Typische Präsentation**
  Tachypnoe ● Interkostale Einziehungen ● Nasenflügeln ● Herzfrequenz erhöht ● Zyanose ● Exspiration verlängert ● Stridor ● Rechtsherzbelastungszeichen ● Gedeihstörung.
- **Therapeutische Optionen**
  Prävention: Pränatale Gabe von Corticosteroiden ● Frühzeitige Surfactantgabe ● Frühzeitige Erkennung und Behandlung eines persistierenden Ductus arteriosus Botalli ● Vitamin-A-Substitution ● Restriktive Beatmungsindikationen und angepasstes Beatmungsregime.
  Therapie: Sauerstoffgabe ● Postnatale Gabe von Corticosteroiden ● Inhalative antiinflammatorische Therapie ● Diuretika ● Bronchodilatatoren.
- **Verlauf und Prognose**
  Neigung zu spastischer bzw. asthmatoider Bronchitis in den ersten 2 Lebensjahren.
- **Komplikationen**
  Bakterielle Superinfektion.

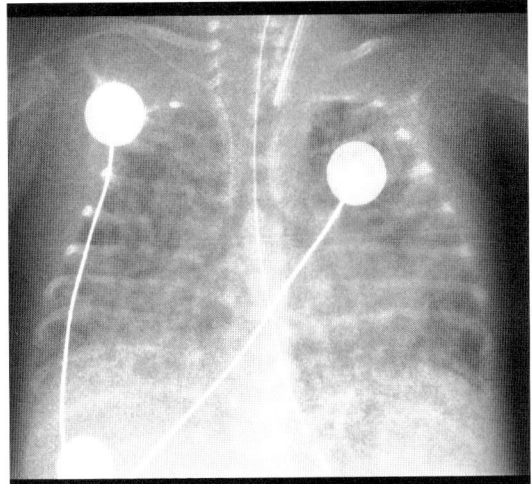

Abb. 8 Frühgeborenes mit BPD (Grad 5). Röntgen-Thorax a. p.: Deutlich sind die ausgeprägten Verdichtungszonen beidseits pulmonal und die zystischen Areale zu erkennen.

Tabelle 1 Klinische Stadieneinteilung nach Jobe und Bancalari

Gestationsalter	< 32 Wochen	≥ 32 Wochen
	Sauerstoffgabe über 21% für mindestens 28 Tage plus	
	in der 36. Woche p. m.*	am 56. Tag postpartal*
milde BPD	kein O_2-Bedarf	kein O_2-Bedarf
mittlere BPD	< 30% O_2-Bedarf	< 30% O_2-Bedarf
schwere BPD	≥ 30% O_2-Bedarf und/oder positiver Druck (PPV oder NCPAP)	≥ 30% O_2-Bedarf und/oder positiver Druck (PPV oder NCPAP)

* oder bei Entlassung, wenn diese zuerst erfolgt.

Differenzialdiagnose

Grad I	– IRDS
Grad II – IV	– Überwässerung/Überinfusion – pulmonales Ödem bei PDA
Grad V – VI	– interstitielles Emphysem – Lungenvenenfehleinmündung mit pulmonaler Obstruktion – kongenitale pulmonale Lymphangiektasie – virale Pneumonie – kongenitale Tuberkulose

Bronchopulmonale Dysplasie (BPD)

Typische Fehler

- Zusätzliche Infektionen (z.B. RSV-Bronchiolitis) nur im Vergleich mit Voraufnahmen erkennbar.
- Kenntnis der Anamnese und Beatmungssituation im Neugeborenenalter zur Diagnosestellung essenziell.
- Bei uncharakteristischen Veränderungen der Lunge immer an BPD denken.

Ausgewählte Literatur

AWMF-Leitlinien. Diagnostik und Therapie der Bronchopulmonalen Dysplasie Neugeborener, Leitlinien der Gesellschaft für Neonatologie und Pädiatrischen Intensivmedizin. Register Nr. 024/014

Bland RD. Neonatal chronic lung disease in the post-surfactant era. Biol Neonate 2005; 88: 181–191

Jobe AH et al. Bronchopulmonary dysplasia. Am J Respir Crit Care Med 2001; 163: 1723–1729

Weinstein et al. A new radiographic scoring system for bronchopulmonary dysplasia. Newborn Lung Project. Pediatr Pulmonol 1994; 18: 284–289

Mekoniumaspirationssyndrom

Kurzdefinition

▶ **Epidemiologie**
Meist Termingeborene oder übertragene Neugeborene • Bei 10–15% aller Entbindungen ist Fruchtwasser mekoniumhaltig • Symptomatische Mekoniumaspiration bei ca. 10%.

▶ **Ätiologie/Pathophysiologie/Pathogenese**
Stresssituation des Feten (z. B. Hypoxie) • Dadurch reflektorisches Absetzen von Mekonium • Intrauterine Aspiration mekoniumhaltigen Fruchtwassers • Durch aspiriertes Mekonium zunächst Obstruktion der Bronchiolen • Später chemische Pneumonitis mit teils überblähten und teils dystelektatischen Veränderungen.

Zeichen der Bildgebung

▶ **Röntgen Thorax**
Radiologische Veränderungen abhängig vom Ausprägungsgrad der Aspiration • In schweren Fällen dichte, grobfleckige, teils konfluierende, alveoläre Verdichtungen, die von zystoiden Aufhellungen umgeben sind (Kombination von Dystelektasen und überblähtem Lungengewebe) • Meist asymmetrische Verteilung • Entwicklung eines PIE und eines Pneumothorax/-mediastinums möglich (20–40%) • Begleitender Pleuraerguss möglich.

Klinik

▶ **Typische Präsentation**
Schwere peripartale Asphyxie • Erbsbreiartiges Fruchtwasser • Nabelschnur-BGA: schwere metabolische Azidose • Oft keine Spontanatmung • Schlaffer Muskeltonus • Bradykardie • Blass-zyanotisch • Dyspnoe • Exspiratorischer Stridor • Auskultatorische Rasselgeräusche • Neugeborenes mit Mekonium beschmiert.

▶ **Therapeutische Optionen**
Mund und Nase gründlich reinigen • Absaugen • Intubation und manuelle hochfrequente Ventilation • Bronchialtoilette (kann zum Auswaschen von Surfactant führen!) • Natriumbicarbonat bei Azidose • ECMO als Ultima Ratio.

▶ **Verlauf und Prognose**
Das Risiko einer persistierenden fetalen Zirkulation ist hoch (persistierende pulmonale Hypertonie mit Rechts-links-Shunt über offene fetale Kreislaufverbindungen wie Ductus arteriosus Botalli, Foramen ovale).

▶ **Komplikationen**
Bakterielle Superinfektion.

Abb. 9 Mekoniumaspirationssyndrom. Röntgen-Thorax a. p.: Neugeborenes mit grobfleckigen, teils konfluierenden Verdichtungen bei Mekoniumaspiration.

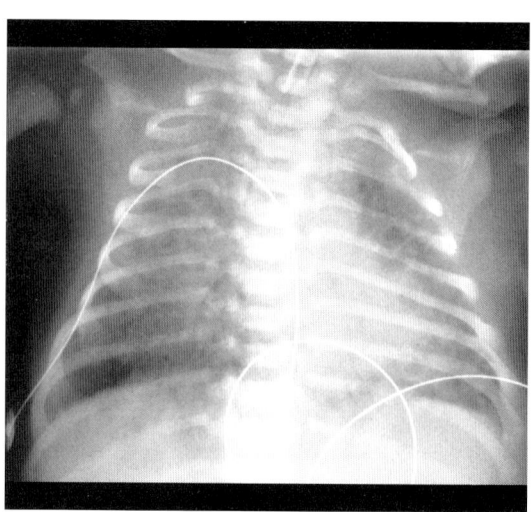

Differenzialdiagnose

neonatale Pneumonie	– nicht zu unterscheiden
transitorische Neugeborenentachypnoe	– meist nach Sectio caesarea – Rückbildung innerhalb von 24–48 Stunden

Typische Fehler

- In den ersten Tagen ist das klinische Erscheinungsbild zur Unterscheidung von der transitorischen Neugeborenentachypnoe essenziell.
- Radiologisch besteht keine Möglichkeit einer Unterscheidung von der neonatalen Pneumonie.

Ausgewählte Literatur

Gooding CA et al. Roentgenographic analysis of meconium aspiration of the newborn. Radiology 1971; 100: 131–140

Kühl PG et al. Mekonium-Aspiration. In: Illing S et al. Klinikleitfaden Pädiatrie. München: Urban & Fischer; 2003

Oppermann HC. Thoraxdiagnostik in der neonatalen Intensivmedizin. In: Schuster W et al. Kinderradiologie 2. Berlin: Springer; 1996: 150–151

Kongenitales Lobäremphysem

Kurzdefinition

- **Epidemiologie**
  Männliches Geschlecht bevorzugt (3:1) • In 15% der Fälle assoziiert mit PDA und VSD.
- **Ätiologie/Pathophysiologie/Pathogenese**
  Knorpelanomalie der Bronchien • Endobronchiale Obstruktion (z.B. Mukosafalte, Schleimpfropf) • Bronchiale Kompression (z.B. PDA, aberrierende linke Pulmonalarterie) • Angeborene Bronchusstenose oder alveoläre Fehlbildungen • Teilweise Kollaps nachgeschalteter Lungenabschnitte und Ventilmechanismus.

Zeichen der Bildgebung

- **Röntgen-Thorax/CT**
  Überblähter Lungenabschnitt/Lungenlappen (linker Oberlappen: 43%, rechter Mittellappen: 32%, rechter Oberlappen: 20%) • Kompressionsdystelektasen benachbarter Lungenabschnitte • Mediastinum zur kontralateralen Seite verlagert • Ipsilateraler Zwerchfelltiefstand • Aufspreizung der Pulmonalgefäße.
- **Sono**
  Pränatale Darstellung echogener oder zystischer Lungenanteile.

Klinik

- **Typische Präsentation**
  Tachypnoe • Dyspnoe • Husten • Zyanose (progredient) • Abgeschwächtes Atemgeräusch über der betroffenen Seite • Heiserkeit • Vorwölbung des Thorax auf der betroffenen Seite.
- **Therapeutische Optionen**
  Resektion des betroffenen Lungenabschnitts.
- **Prognose und Verlauf**
  Nicht progrediente Fälle sind potenziell reversibel • Nach Resektion geheilt.
- **Komplikationen**
  Mortalität etwa 10% • Superinfektion.

Differenzialdiagnose

Bronchusatresie	– meist im apikoposteriorem linken Oberlappen – streifige, fingerförmige, perihiläre Verdichtung (Schleimpfropf distal der Atresie)
Lungenzysten	– angeboren: leere Anamnese – erworben: meist nach Trauma – überwiegend subpleural
Pneumatozele	– große luftgefüllte Zyste, Entstehung durch Ventilmechanismus, häufig über 10 cm groß – Prädilektionsort: Mittel- und Unterlappen – vorwiegend nach Pneumonien im Säuglings- und Kleinkindesalter

Kongenitales Lobäremphysem

Abb. 10 Kongenitales Lobäremphysem. CT-Thorax (Lungenfenster): Deutliche Überblähung des linken Unterlappens (UL). Geringe kompressionsdystelektatische Veränderungen des linken Oberlappens. Mediastinalverlagerung nach rechts.

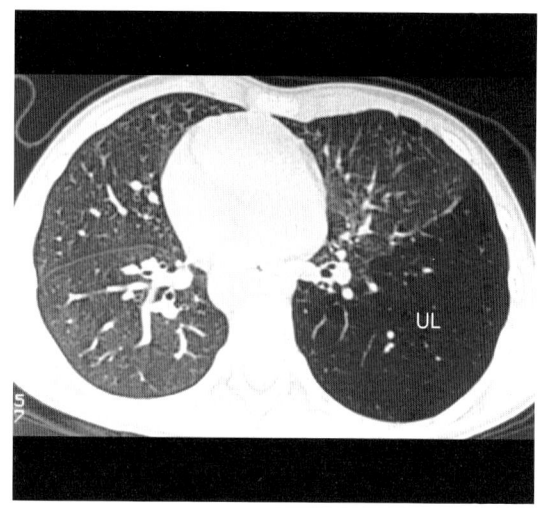

zystische adenomatoide Malformation (CCAM)	– multiple lufthaltige zystische Strukturen unterschiedlicher Größe
kongenitale Zwerchfellhernie	– überwiegend im linken Hemithorax – linkes Hemidiaphragma nicht abgrenzbar – luftgefüllte Darmschlingen im Thorax

Typische Fehler

Unmittelbar postpartal kann der betroffene Lungenlappen noch mit Amnionflüssigkeit gefüllt sein und sich daher sehr dicht (fehlende Belüftung) darstellen.

Ausgewählte Literatur

Donnelly LF et al. Localized lucent chest lesions in neonates. AJR 1999; 212: 834–840

Olutoye O et al. Prenatal diagnosis and management of congenital lobar emphysema. J Pediatr Surg 2000; 35: 792–795

Ozcelik U et al. Congenital lobar emphysema: evaluation and long-term follow-up of thirty cases at a single center. Pediatr Pulmonol 2003; 35: 384–391

Kongenitale zystische adenomatoide Malformation

Kurzdefinition

- **Epidemiologie**
  CCAM ● Seltene angeborene Erkrankung der Lunge ● Keine Geschlechterbevorzugung.
- **Ätiologie/Pathophysiologie/Pathogenese**
  Adenomatoide Proliferation der terminalen Bronchiolen in der Fetalzeit ● Proliferation der glatten Muskelzellen in der Zystenwand ● Knorpel fehlt in der Bronchialwand ● Zysten sind mit kubischem und zylindrischem Epithel ausgekleidet.

Zeichen der Bildgebung

- **Röntgen-Thorax/CT**
  Lobulierte, gut abgrenzbare zystische Raumforderung ohne Lungenstruktur ● Teils Luft-Flüssigkeits-Spiegel ● Meist einseitig (80%) ● Keine Lappenbevorzugung ● Mediastinalverlagerung zur kontralateralen Seite (87%) ● Kompressionsatelektasen der angrenzenden Lungenabschnitte ● Ipsilaterale Lunge hypoplastisch.
- **CT**

Tabelle 2 Klassifikation nach Stocker

Typ	Häufigkeit	Merkmale
I	50%	• einzelne oder mehrere große Zysten (2–10 cm) • Gruppierung um eine dominante größere Zyste • kein alveoläres Lungengewebe
II	40%	• multiple kleine Zysten (< 10–20 mm) • Epithelauskleidung
III	10%	• einzelne solide Raumforderungen mit bronchusähnlichen Strukturen • zilientragendes kuboidales Epithel mit mikroskopisch erkennbaren Zysten

- **Pränatale Sono**
  Solide oder zystische Raumforderung ● Mediastinalverschiebung ● Polyhydramnion (66%) durch Ösophaguskompression ● Fetaler Aszites (71%) ● Fetaler Hydrops (8–47%).

Klinik

- **Typische Präsentation**
  ⅓ der Patienten ist asymptomatisch (Zufallsbefund) ● ⅔ haben direkt postnatal Atemnot (Zyanose) ● Rezidivierende Bronchitiden oder Pneumonien.
- **Therapeutische Optionen**
  Die Therapie der Wahl ist die chirurgische Resektion.

Abb. 11 Kongenitale zystische adenomatoide Malformation. Röntgen-Thorax a. p.: Deutliche Hypertransparenz des rechten Hemithorax, Mediastinalverlagerung nach links, mäßige Belüftungsstörungen der rechts basalen Lungenabschnitte. Drainage im rechten Oberfeld.

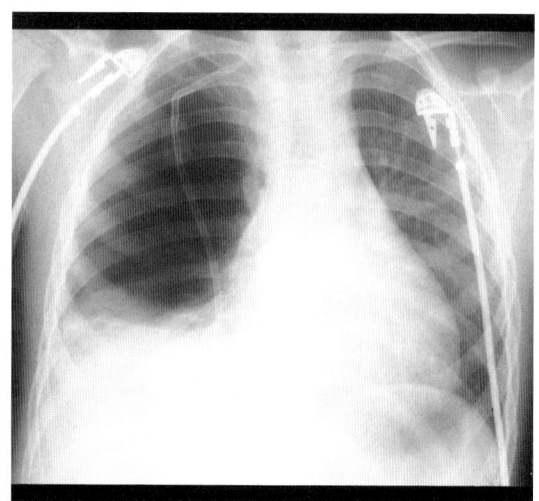

Abb. 12 CT (Lungenfenster): Rechts intrapulmonal große zystische Läsion mit Luft-Flüssigkeits-Spiegel. CCAM Typ I nach Stocker (mit freundlicher Genehmigung von Prof. R. Buchmann, Dept of Pediatric Radiology, Arkansas Children's Hospital Little Rock, USA).

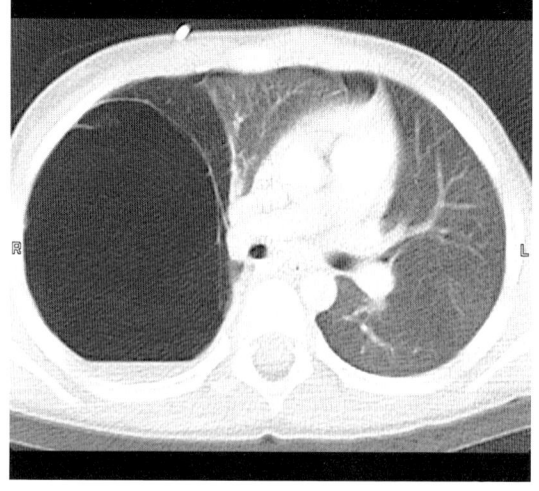

- **Verlauf und Prognose**
  - Typ I: ausgezeichnete Prognose nach Resektion
  - Typ II: schlechte Prognose, da oft assoziiert mit anderen Fehlbildungen
  - Typ III: schlechte Prognose aufgrund von Lungenhypoplasie und Hydrops
- **Komplikationen**
  Entartung zum Rhabdomyosarkom selten, aber möglich.

Differenzialdiagnose

Pneumatozele	– große luftgefüllte Zyste (Bulla)
	– Entstehung durch Ventilmechanismus
	– Größe über 10 cm
bronchogene Zyste	– kleine solitäre Zyste, mittelliniennah
zystische Bronchiektasen	– Kontinuität zum Bronchialsystem
	– bekannte Lungenerkrankung (z. B. Mukoviszidose)
Lungensequestration	– enthält meist keine Luft in der Perinatalphase
	– typische Lage im linken Unterlappen
	– Lufteinschlüsse bei Superinfektion
kongenitale Zwerchfellhernie	– überwiegend im linken Hemithorax
	– linkes Hemidiaphragma nicht abgrenzbar
	– luftgefüllte Darmschlingen im Thorax
	– Luft-Flüssigkeits-Spiegel seltener als bei CCAM
	– Erscheinungsbild wechselt mit Lagerung und Atemphase des Patienten
kongenitales Lobäremphysem	– überblähter Lungenabschnitt, keine Zysten
einschmelzende Pneumonie/ Lungenabszess	– Klinik entscheidend
	– Anamnese wichtig (z. B. Voraufnahmen), Dynamik
	– kavitäre Nekrose durch einschmelzende Pneumonie
	– Lungenabszess demarkiert sich mit dickem Randwall
Lungenzysten	– meist posttraumatisch
	– überwiegend subpleural

Typische Fehler

Ohne Anamnese und klinischer Korrelation Verwechslung mit Differenzialdiagnosen leicht möglich.

Ausgewählte Literatur

Kim WS et al. Congenital cystic adenomatoid malformation of the lung: CT-pathologic correlation. AJR 1997; 168: 47–53

Leeuwen KV et al. Prenatal diagnosis of congenital cystic adenomatoid malformation and its postnatal presentation, surgical indication and natural history. J Pediatr Surg 1999; 34: 794–799

Stocker JT et al. Congenital cystic adenomatoid malformation of the lung: classification and morphological spectrum. Hum Pathol 1977; 8: 155–171

Lungensequestration

Kurzdefinition

▶ **Epidemiologie**
Inzidenz 0,1 – 1,7 % ● Diagnosestellung meist im 1. Lebensjahrzehnt.

▶ **Ätiologie/Pathophysiologie/Pathogenese**
Kongenitale Anomalie eines Lungenlappens ● Eigene systemische arterielle Versorgung (meist aus der Aorta) ● Funktionsloses degeneriertes Lungengewebe ● Syn.: bronchopulmonale Vorderdarmfehlbildung (manchmal Assoziation mit gastrointestinalen Anomalien).
Intralobäre Form: Umgeben von viszeraler Pleura der normalen Lunge ● Häufigkeit 75 – 86 % ● Häufig erst im Erwachsenenalter diagnostiziert ● Keine Geschlechtsbevorzugung ● Selten weitere kongenitale Fehlbildungen ● Lage: posterobasaler Unterlappen (links: rechts = 3 : 2) ● Kommuniziert sehr selten mit dem Bronchialbaum ● Arterielle Versorgung meist aus der distalen Aorta thoracalis, seltener aus der Aorta abdominalis oder einem ihrer Äste ● Venöser Abfluss über Pulmonalvenen.
Extralobäre Form: Eigener pleuraler Überzug ● Häufigkeit 14 – 25 % ● Meist in der Neonatalperiode diagnostiziert ● m : w = 8 : 1 ● Häufig assoziiert mit weiteren kongenitalen Fehlbildungen (z. B. Zwerchfelldefekt, CCAM, kardiale Fehlbildungen) ● Meist links zwischen Unterlappen und Zwerchfell ● Arterielle Versorgung aus dem systemischen Kreislauf ● Venöser Abfluss über größere systemische Venen (VCI, V. azygos, V. hemiazygos) ● Keine Kommunikation mit Bronchialbaum.

Zeichen der Bildgebung

▶ **Röntgen-Thorax**
Zwerchfellnahe, homogene Verdichtung ● Weichteildicht ● Gut abgrenzbar ● Rund, oval oder dreieckig ● Bei Infektion Luft-Flüssigkeits-Spiegel möglich ● In der Umgebung evtl. rezidivierende Pneumonien oder Zeichen der chronischen Bronchitis ● Evtl. Pleuraerguss.

▶ **CT/MRT**
Teils zystische Veränderungen, die flüssigkeits- und luftgefüllt sind ● Raumforderung mit inhomogener Dichteverteilung ● Inhomogene KM-Anreicherung (eher selten) ● Darstellung der Gefäßanatomie möglich (CT/MR-Angiographie).

▶ **Pränatale Sono**
Echoreiche, homogene Raumforderung ● Dopplersonographisch häufig Abgrenzung der zuführenden und abführenden Gefäße möglich.

▶ **Angiographie**
Darstellung der thorakalen oder abdominalen Aorta mit den aberrierenden Systemarterien und des venösen Abflusses.

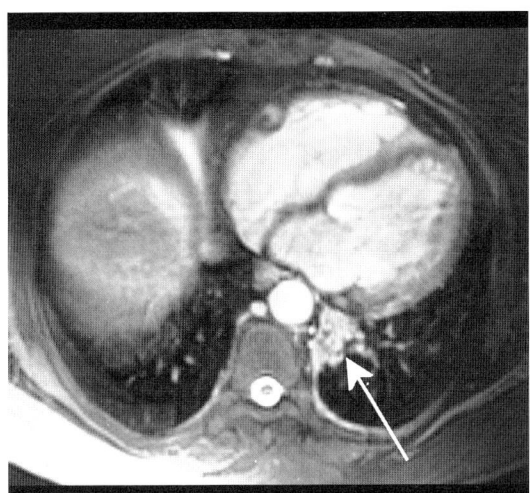

Abb. 13 Lungensequestration. MRT (axiale GE-Sequenz): Der Lungensequester ist in typischer Lage im linken Unterlappen als hyperintense Raumforderung (Pfeil) erkennbar.

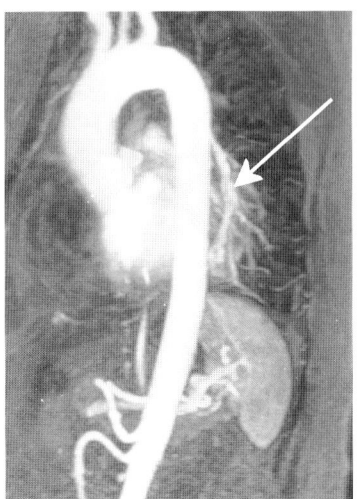

Abb. 14 MRT (MIP, KM-angehobene 3D-MRA): Ausgeprägte arterielle vaskuläre Versorgung des Sequesters (Pfeil), hier über die linke Koronararterie (Abgang auf der MIP nicht erkennbar).

Klinik

- **Typische Präsentation**
  Kann lange asymptomatisch bleiben ● Chronisch rezidivierende Pneumonien ● Hämoptysen.
- **Therapeutische Optionen**
  Symptomatische Breitspektrumantibiose ● Kurative Therapie durch chirurgische Resektion ● Kurative oder präoperative Embolisation des systemischen Blutzuflusses.
- **Verlauf und Prognose**
  Heilung bei Resektion oder Embolisation.
- **Komplikationen**
  Superinfektion des Lungensequesters.

Differenzialdiagnose

chronische Pneumonie	– typische Klinik ohne erkennbare Anomalien der Lungensequestration (insbesondere normale Gefäßanatomie)
Solitärabszess/abszedierende Pneumonie	– Rundschatten, oft mit Luft-Flüssigkeits-Spiegel – vor allem im dorsalen Ober- und Unterlappen – meist Folge einer Staphylokokkeninfektion – bei Anschluss an das Bronchialsystem Pneumatozele möglich
Lungenkontusion	– Traumaanamnese – Rückbildung innerhalb von 3–10 Tagen
pulmonale arteriovenöse Fistel	– bevorzugt im linken Unterlappen – typische Röntgenmorphologie – arterieller Blutzufluss aus Pulmonalarterien

Typische Fehler

Bei rezidivierenden Pneumonien sollte auch an eine Lungensequestration gedacht werden.

Ausgewählte Literatur

Berrocal T et al. Congenital anomalies of the tracheobronchial tree, lung, and mediastinum: embryology, radiology, and pathology. Radiographics 2004; 24: e17

Bratu I et al. The multiple facets of pulmonary sequestration. J Pediatr Surg 2001; 36: 784–790

Corbett HJ et al. Pulmonary sequestration. Paediatr Respir Rev 2004; 5: 59–68

Bronchogene Zyste

Kurzdefinition

▶ **Epidemiologie**
5–11% der mediastinalen Raumforderungen bei Kindern ● Keine Geschlechterbevorzugung bei mediastinaler Lage ● Von intrapulmonalen bronchogenen Zysten sind Jungen häufiger betroffen.

▶ **Ätiologie/Pathophysiologie/Pathogenese**
Abnorme Knospenbildung des Vordarms ● Kugeliger Hohlraum ● Meist obliterierte Verbindung zum Bronchialbaum ● Ausgekleidet mit respiratorischem Epithel.
Intrapulmonale Form (15%): Kommuniziert oft mit Bronchialsystem ● Kann Luft und klares oder mukoides Sekret enthalten ● Ausgekleidet mit respiratorischem Epithel ● Keine eigene Blutversorgung ● Unterlappen:Oberlappen = 2:1.
Mediastinale Form (85%): Normalerweise keine Kommunikation mit dem Bronchialsystem ● Paratracheal (normalerweise rechts), karinal (häufigste Form) oder hilär ● Meist mit Flüssigkeit gefüllt ● Lage: hinteres Mediastinum (50%), perikarinal (35%), oberes Mediastinum (14%), meist rechts.

Zeichen der Bildgebung

▶ **Röntgen-Thorax**
Intrapulmonal: Runde oder ovale Raumforderung ● Meist luftgefüllt ● Evtl. Luft-Flüssigkeits-Spiegel ● Meist solitär ● $2/3$ im Unterlappen ● Größenänderungen bei Langzeitkontrollen.
Mediastinal: Runde oder ovale Raumforderung ● Meist luftgefüllt ● Evtl. Luft-Flüssigkeits-Spiegel ● Meist unilokulär ● Extrapulmonal im mittleren Mediastinum ● Oft rechts ● Bei Bronchuskompression obstruktives Emphysem oder Atelektase ● Impression der Trachea, evtl. auch des Ösophagus ● Bei subkarinaler Lage Aufspreizung des Bifurkationswinkels ● Größenänderung bei Langzeitkontrollen.

▶ **CT**
Dichte ist abhängig vom Zysteninhalt ● Gut abgrenzbare Raumforderung ● Wand nimmt kein KM auf ● Randbetonte KM-Aufnahme weist auf Superinfektion hin ● Zentral keine Kontrastierung ● Bei solider Komponente maligne Entartung möglich.

▶ **MRT**
Signalintensität in T1w abhängig vom Zysteninhalt ● T2w hohe Signalintensität ● KM-Verhalten wie im CT ● Bei solider Komponente evtl. maligne Entartung.

▶ **Sono**
Zystennachweis in Abhängigkeit von der Lokalisation möglich.

▶ **Ösophagusbreischluck**
Bei mediastinaler Lage Impression oder Verlagerung des Ösophagus.

Bronchogene Zyste

Abb. 15 Bronchogene Zyste. KM-CT des Thorax: Oväläre zystische infrakarinale Raumforderung mit zentralen Dichtewerten um 10 HE. Lage und Morphologie sind typisch für eine bronchogene Zyste.

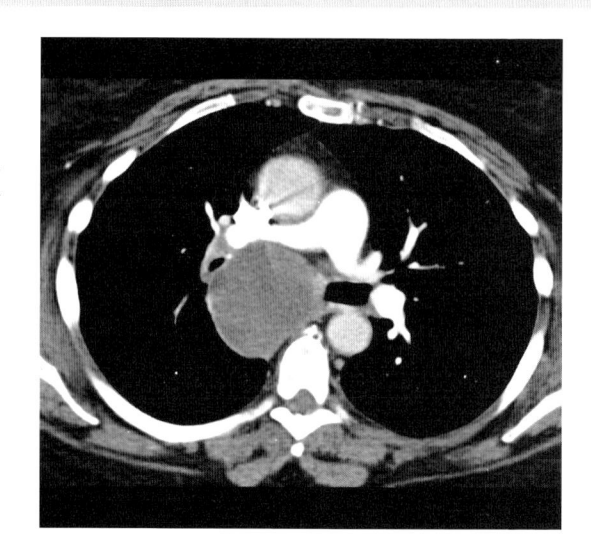

Klinik

- **Typische Präsentation**
  In 50% der Fälle asymptomatisch • Häufig Zufallsbefund bei Routineuntersuchung • Bei Neugeborenen und Säuglingen Atemnotsyndrom • Bei älteren Kindern Zeichen der Atemwegsobstruktion • Pfeifen • Stridor • Zyanose • Atemnot • Chronischer Husten • Substernale Beschwerden • Rezidivierende Pneumonien • Infekte der oberen Luftwege • Bei intrapulmonaler Lage Hämoptysen.
- **Therapeutische Optionen**
  Therapie der Wahl ist die chirurgische Resektion • Antibiose bei wiederholten Lungeninfekten.
- **Verlauf und Prognose**
  Ausgezeichnete Prognose nach Resektion.
- **Komplikationen**
  Superinfektion.

Differenzialdiagnose

▶ **Intrapulmonale bronchogene Zyste**

Rundherdpneumonie	– keine Raumforderungszeichen – Verlaufskontrolle zeigt Dynamik
primärer Lungentumor	– extrem selten pulmonales Blastom, Plasmazellgranulom, infantile Myofibromatose
CCAM	– multiple lufthaltige zystische Strukturen unterschiedlicher Größe
einschmelzende Pneumonie/ Lungenabszess	– Klinik entscheidend – Anamnese wichtig (z.B. Voraufnahmen) – Dynamik bei Kurzzeitkontrollen

▶ **Mediastinale bronchogene Zyste**

enterogene Zyste	– oft assoziiert mit Wirbelkörperfehlbildungen (meist oberhalb der Zyste) – meist beidseitig – echte Duplikaturen, die mit Magen- oder Darmschleimhaut ausgekleidet sind
zystisches Teratom	– nicht rein zystisch, auch kalkdichte und/oder fettdichte Strukturen nachweisbar
Thymuszyste	– kann Wandverkalkungen aufweisen – mehrkammerig
Zyste ausgehend von ektopem Schilddrüsengewebe	– ektopes Schilddrüsengewebe mit typischer Signalcharakteristik und KM-Dynamik
neuroenterische Zyste	– posteriores Mediastinum – assoziiert mit Neurofibromatose, Meningozele

Typische Fehler

- Bei atypischer Lage ist die Abgrenzung zu den Differenzialdiagnosen sehr schwierig.
- Sehr proteinreiche Flüssigkeit kann im CT einen soliden Prozess vortäuschen.
- Nach interventioneller Zystenpunktion Rezidivzyste möglich (Verlaufskontrollen erforderlich).

Ausgewählte Literatur

Ashizawa K et al. Anterior mediastinal bronchogenic cysts: demonstration of complicating malignancy by CT and MRI. Br J Radiol 2001; 74: 959–961

Berrocal T et al. Congenital anomalies of the tracheobronchial tree, lung, and mediastinum: embryology, radiology, and pathology. Radiographics 2004; 24: e17

McAdams et al. Bronchogenic cyst: imaging features with clinical and histopathologic correlation. Radiology 2000; 56: 441–446

Nobuhara KK et al. Bronchogenic cysts and esophageal duplications: common origins and treatment. J Pediatr Surg 1997; 32: 1408–1413

Kongenitale Zwerchfellhernie

Kurzdefinition

- **Epidemiologie**
  Häufigkeit: 1/2500 lebend geborene Kinder ● Jungen bevorzugt betroffen (2:1).
- **Ätiologie/Pathophysiologie/Pathogenese**
  Fehlerhafter Verschluss der Foramina pleuroperitonealia oder ungenügende Ausbildung der muskulären Zwerchfellanteile ● Herniation abdominaler Organe. Je früher die Zwerchfellhernie auftritt, desto ausgeprägter ist eine ipsi- oder kontralaterale Lungenhypoplasie.
  Bochdalek-Hernie: 85–90% ● Herniation durch das Trigonum lumbocostale (posterolateral) ● In 80% links.
  Ventrale Hernien: Morgagni-Hernie: retrosternal rechts ● Larrey-Hernie: retrosternal links, Herniation durch das Trigonum sternocostale.
  Verzögert auftretende Form („late onset hernia"): Vermutlich verhindert zunächst Leber oder Milz die Herniation ● Postpartal steigt der intraabdominale Druck ● Kann auch bei B-Streptokokkenpneumonie auftreten.

Zeichen der Bildgebung

- **Röntgen-Thorax**
  Unmittelbar postpartal weichteildichte Verschattung des betroffenen Hemithorax ● Später postpartal luftgefüllte Darmschlingen im Hemithorax möglich ● Ipsilaterales Zwerchfell nicht abgrenzbar ● Auffällig gasarmes Abdomen ● Hypoplasie der ipsilateralen Lunge ● Kontralaterale Mediastinalverlagerung ● Bei der „Late-onset"-Form anfangs unauffälliger Herz- und Lungenbefund ● Magensonde liegt im Hemithorax (KM-Gabe meist nicht erforderlich) ● Bei Zwerchfellhernie rechts herniert die Leber, selten der Darm.
- **CT**
  Zur Diagnosesicherung meist nicht benötigt ● Zum Ausschluss anderer zystisch erscheinender thorakaler Veränderungen ● Intrathorakaler Darmnachweis leicht möglich.
- **Fetale MRT**
  Intrathorakal signalreiche (T2w) Darmstrukturen oder parenchymatöse Organe ● Bestimmung des fetalen Lungenvolumens (MR-Lungenvolumetrie) zur Abschätzung der Lungenhypoplasie möglich.
- **Pränatale Sono**
  Intrathorakale Raumforderung ● Inhomogenes Echomuster ● Evtl. peristaltische Umformungen ● Verlagerung des Herzens ● Flüssigkeitsgefüllte Magenblase intraabdominal nicht auffindbar.

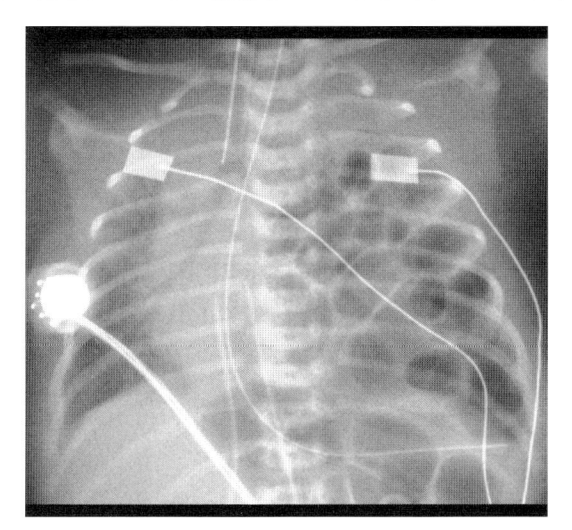

Abb. 16 Neugeborenes mit großer kongenitaler Zwerchfellhernie links. Röntgen-Thorax a. p.: Die hernierten Darmschlingen führen zu einer Lungenhypoplasie auf der linken Seite und zu einer Mediastinalverlagerung nach rechts.

Klinik

- **Typische Präsentation**
  Evtl. Atemnotsyndrom.
- **Therapeutische Optionen**
  Chirurgischer Verschluss der Hernie ● Bei pränataler Diagnosestellung chirurgische Versorgung in utero möglich. ● Behandlung der pulmonalen Hypoplasie und des Atemnotsyndroms ● In schweren Fällen evtl. ECMO.
- **Verlauf und Prognose**
  Totgeburt (35%) ● Tod während der Neonatalperiode (35%) ● OP-Mortalität 40–50%.
- **Komplikationen**
  Beidseitige Lungenhypoplasie ● Postoperative pulmonale Hypertonie ● Bei Beatmung der hypoplastischen Lunge Pneumothorax möglich ● Assoziation mit Anomalien des ZNS (28%), des Gastrointestinaltrakts (20%), des Herz- und Kreislaufsystems (13–23%) und des Urogenitaltrakts (15%).

Differenzialdiagnose

CCAM	– multiple lufthaltige zystische Strukturen unterschiedlicher Größe
	– kein eingefallenes Abdomen
	– regelrechte abdominale Darmgasverteilung
flüssigkeitsgefülltes kongenitales Lobäremphysem	– regelrechte abdominale Darmgasverteilung
	– Zwerchfell gut abgrenzbar

1 Kongenitale Zwerchfellhernie

Typische Fehler
....

Verkennung der Darmschlingen als Raumforderung oder Pleuraerguss bei direkt postpartaler Untersuchung bei noch nicht gasgefülltem Gastrointestinaltrakt.

Ausgewählte Literatur

Donnelly LF et al. Correlation between findings on chest radiography and survival in neonates with congenital diaphragmatic hernia. AJR 1999; 173: 1589–1593

Kilian AK et al. Fetale Magnetresonanztomographie: Diagnostik bei kongenitaler Zwerchfellhernie. Radiologe 2005 [Epub ahead of print]

Mc Carten K et al. Delayed appearance of right diaphragmatic hernia associated with group B streptococcal infection in newborns. Radiology 1981; 139: 385–389

Oppermann HC: Thoraxdiagnostik in der neonatalen Intensivmedizin. In: Schuster W et al. Kinderradiologie 2. Berlin: Springer; 1996

RSV-Bronchiolitis

Kurzdefinition

▶ **Epidemiologie**
Häufigster viraler Infekt des Kleinkindalters ● Tritt v.a. in den ersten 2 Lebensjahren auf.

▶ **Ätiologie/Pathophysiologie/Pathogenese**
Erreger: RSV („respiratory syncytial virus") ● Mehr als 50% der Fälle einer akuten Bronchiolitis ● Bronchioläres Ödem wird bei Kleinkindern deutlich schlechter toleriert als bei älteren Kindern (hier seltener Vollbild der Bronchiolitis) ● Risikofaktoren: chronische Lungenerkrankungen, chronische kardiale Erkrankungen ● Inkubationszeit ca. 5 Tage ● Nekrosen der Ziliar- und Becherzellen und der Bronchialdrüsen ● Schwellung der respiratorischen Schleimhaut mit erhöhter Schleimproduktion ● Engstellung und Verschluss der Atemwege.

Zeichen der Bildgebung

▶ **Röntgen-Thorax**
Meist beidseitige Überblähung ● Atelektasen ● Bronchialwandverdickung („peribronchial cuffing") ● Beidseitige streifige Verdichtungen (perihilär) ● Teils fleckige Infiltrate ● Hiläre Lymphadenopathie ● Selten Pleuraerguss.

Klinik

▶ **Typische Präsentation**
Dyspnoe ● Zyanose ● Anstoßende Atmung ● Asthmatoide Symptome ● Giemen und Brummen bei der Auskultation.

▶ **Therapeutische Optionen**
Sauerstoffgabe ● Bronchospasmolytika.

▶ **Verlauf und Prognose**
Rückbildung meist innerhalb von 2 Wochen ● Mortalität unter 1%.

▶ **Komplikationen**
Bei Kindern, die zusätzliche Erkrankungen wie BPD oder angeborene Herzfehler haben, kann eine RSV-Bronchiolitis lebensbedrohlich sein ● Dehydrierung ● Sekundäre bakterielle Superinfektion.

Differenzialdiagnose

Neonatalzeit	– B-Streptokokken
	– Staphylokokken (Staph. aureus – bei ca. 90% Pleuraerguss und -empyem, bei 40–60% Pneumatozele, Pneumothorax)
	– CMV-Infektion (keine hiläre Lymphadenopathie, parahiläre interstitielle Verdichtungen)
	– Candida albicans
Kleinkind	– Chlamydien (beidseitige interstitielle Verdichtungen, Diskrepanz zwischen geringer Klinik und ausgeprägtem Röntgenbefund)
	– Mykoplasma pneumoniae

Abb. 17 RSV-Bronchiolitis. Röntgen-Thorax a. p.: Überblähung insbesondere der linken Lunge, fleckige Infiltrate beidseits und Dystelektasen/Atelektasen in beiden Oberfeldern.

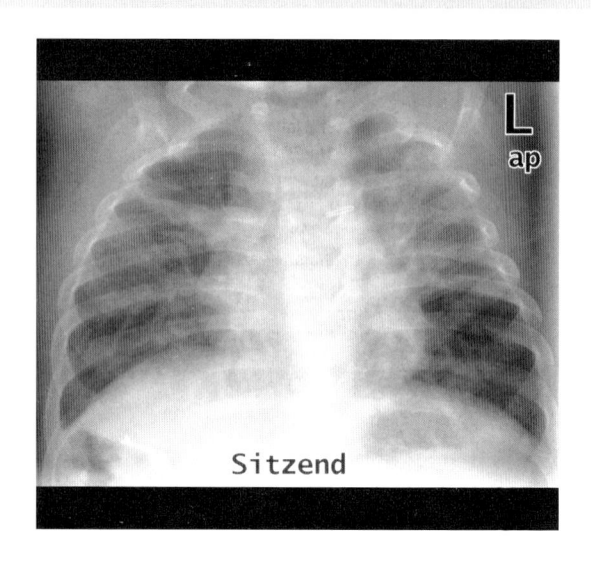

Schulkind
- Mykoplasma pneumoniae (häufigster Keim, Anstieg der KBR ist beweisend, meist mit bihilärer Lymphadenopathie; im Frühstadium interstitielles Muster, später alveolär)
- Influenza A
- Haemophilus influenzae
- Streptokokken
- Staphylokokken (s. o.)
- Klebsiellen

Typische Fehler

Ohne Anamnese und klinischer Korrelation Verwechslung mit den Differenzialdiagnosen leicht möglich.

Ausgewählte Literatur

Barr FE et al. The Pharmacological Mechanism By Which Inhaled Epinephrine Reduces Airway Obstruction in RSV associated Bronchiolitis. J of Pediatrics 2000, 136: 699 – 700

Brooks AM et al. Predicting Deterioration in Previously Healthy Infants Hospitalized with Respiratory Syncytial Virus Infection. Pediatrics 1999, 104: 463 – 467

Kirks DR. Practical Pediatric Imaging: Diagnostic Radiology of Infants and Children. Philadelphia: Lippincott-Raven, 1998

Swischuk LE. Imaging of the Newborn, Infant, and Young Child. Philadelphia: Williams & Wilkins; 1997: 111 – 116

Swischuk LE. Emergency Imaging of the Acutely Ill or Injured Children. Philadelphia: Williams & Wilkins; 2000: 1 – 15

Lobärpneumonie/Segmentpneumonie

Kurzdefinition

- **Epidemiologie**
  Im Kleinkindesalter (unter 2 Jahre) selten.
- **Ätiologie/Pathophysiologie/Pathogenese**
  Komplikation bei unterem Luftwegsinfekt • Hämatogen • Aspiration • Meist umschriebener Alveolarraum betroffen • Häufigster Erreger: Streptococcus pneumoniae (70%) • Seltenere Erreger: Haemophilus influenzae, Mycoplasma pneumoniae, Moraxella catarrhalis, Chlamydia pneumoniae, Staphylococcus aureus.

Zeichen der Bildgebung

- **Röntgen-Thorax**
  1 Ebene reicht meist aus • Teils konfluierende alveoläre Verdichtungen • Homogene segmentale oder lobäre Verdichtungen • Kann auch kugelförmig sein und eine Raumforderung vortäuschen („Rundpneumonie") • Volumenvermehrung des betroffenen Lungenlappens • Verlagerung des angrenzenden Lappenspalts • Beschränkung meist auf einen Lungenlappen • Begleitender Pleuraerguss möglich • Positives Bronchopneumogramm • Im Verlauf nach Staphylokokken-Pneumonie Pneumatozelenbildung möglich.
- **CT**
  Bei unkomplizierter Pneumonie meist nicht erforderlich • Empyem: Verdickung und KM-Anreicherung in parietaler Pleura, extrapleuralen Weichteilen und subkostalem Fettgewebe • Lungenabszess: luft-/flüssigkeitsgefüllte Höhle mit KM-anreichernder, dicker Wand • Kavitäre Nekrose: Luft-/flüssigkeitsgefüllte Areale ohne Wandanreicherung in pneumonischen Lungenabschnitten mit geringer Dichte • Einsatz zur perkutanen Drainage von Empyem oder Lungenabszess.
- **Sonographie**
  Periphere Pneumonie: echoarmes Areal in luftgefüllter Lunge • Parapneumonischer Erguss: echofreie Flüssigkeit im Pleuraspalt • Komplizierter Erguss/Empyem: Pleuraverdickung, Septierung, Fibrinfäden, echoreiche Ergussanteile.

Klinik

- **Typische Präsentation**
  Dyspnoe • Zyanose • Anstoßende Atmung • Fieber • Husten • Leukozytose • CRP-Anstieg • Rasselndes Atemgeräusch über dem betroffenen Lungenabschnitt.
- **Therapeutische Optionen**
  Antibiose.
- **Verlauf und Prognose**
  Rückbildung meist innerhalb von 2 Wochen • Röntgenverlaufskontrolle nicht zwingend erforderlich (evtl. bei kompliziertem klinischen Verlauf).
- **Komplikationen**
  Parapneumonischer Erguss • Pleuraempyem • Pneumatozele • Einschmelzende Pneumonie (kavitäre Nekrose) • Lungenabszess.

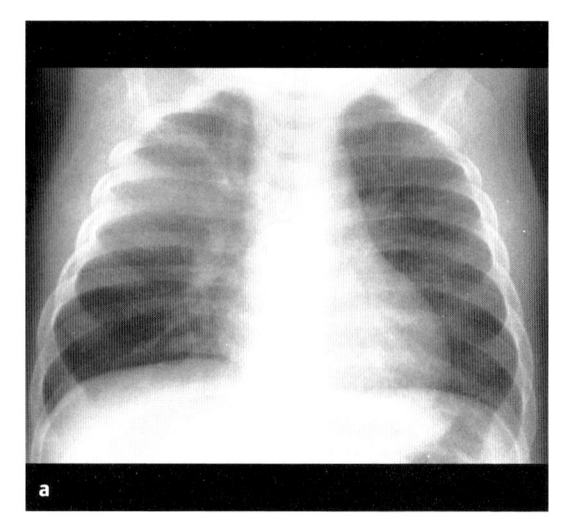

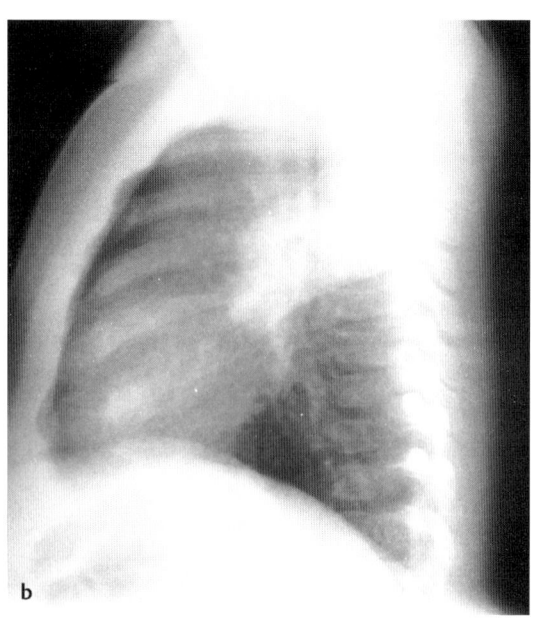

Lobärpneumonie/Segmentpneumonie

Abb. 18 Oberlappensegmentpneumonie. Röntgen-Thorax in 2 Ebenen: Homogene Verschattung des posterioren Oberlappensegments rechts. Kein begleitender Erguss, keine signifikanten Belüftungsstörungen oder Lungenüberblähungen.

Differenzialdiagnose

Raumforderungen anderer Genese
- z. B. bronchogene Zyste, Neuroblastom
- kein Bronchopneumogramm
- 2. Ebene evtl. hilfreich

Typische Fehler

Verwechselung von Entzündung mit Raumforderung möglich.

Ausgewählte Literatur

Donnelly LF. Fundamentals of pediatric radiology. Philadelphia: Saunders; 2001
Virkki R et al. Differentiation of bacterial and viral pneumonia in children. Thorax 2002; 57: 438–441
Wunsch R et al. Thorax. In: Kinderradiologie. In: Benz-Bohm G (ed.). Stuttgart: Thieme; 2005: 164–170

1 Tuberkulose

Kurzdefinition

▶ **Epidemiologie**
Inzidenz 2,3/100 000 Kinder ● Am stärksten gefährdet sind Kinder unter 5 Jahren.

▶ **Ätiologie/Pathophysiologie/Pathogenese**
Erreger: Mycobacterium tuberculosis ● Lunge ist häufigster Manifestationsort (72%) ● Tröpfcheninfektion ● Inkubationszeit: Wochen bis Monate ● Stadien: Primär- und Post-Primärtuberkulose.
Primärtuberkulose: Kinder ● Inhalierte Bakterien gelangen in Bronchioli und Alveolen ● Entzündungsherd ● Primärkomplex: Primärherd im Lungenparenchym (Ghon-Herd), zentripetale Lymphangiitis und regionale Lymphadenitis im Lungenhilus.
- unkomplizierter Verlauf: Lungenparenchym- und Lymphknotenherde werden fibrös umgewandelt und verkalken
- komplizierter Verlauf (z. B. Säuglinge, Kleinkinder, immunsupprimierte Patienten): lymphogene, hämatogene und kanalikuläre Aussaat ● Ausbreitung in die gesamte Lunge (Miliartuberkulose) und andere Organe

Postprimärtuberkulose: Jugendliche und Erwachsene ● Meist Jahre nach der Primärinfektion durch Reaktivierung bei Abwehrschwäche oder Reinfektion ● Generalisierungs- und Organstadium.

Zeichen der Bildgebung

▶ **Röntgen-Thorax**
Primärstadium:
Solitäres, kleinfleckiges Infiltrat in der Lungenperipherie (v. a. Lungenmittelfelder) bei frischem Primärherd ● Ipsilaterale polyzyklische Verplumpung des Hilus oder Mediastinalverbreiterung durch paratracheale Lymphknotenvergrößerung ● Evtl. streifige Verdichtung zwischen Hilus und Primärherd ● Epiphänomene bei vergrößerten Hiluslymphknoten: lokales Emphysem, Teil- oder Totalatelektasen, Retentionspneumonie ● Pleuraerguss (10%) ● Bei unzureichender zellvermittelter Immunität primär progrediente Pneumonie mit massiver mediastinaler Lymphadenopathie und Infiltration der mittleren und unteren Lungenabschnitte ● Miliartuberkulose durch lympho- und hämatogene Streuung nach Erstinfektion (v. a. bei Säuglingen): feinnoduläres Muster in beiden Lungen, hiläre und mediastinale Lymphknotenvergrößerungen.

Postprimärstadium:
Solitäre tuberkulöse Herde im Lungenapex: Simon-Spitzenherd ● Assmann-Frühinfiltrat ● Evtl. Pleuritis exsudativa.
- Miliartuberkulose: Mikronoduläre Herde, v. a. in den Oberlappen, kranial mehr als kaudal ● Ein- oder beidseitiger Pleuraerguss ● Selten hiläre oder mediastinale Lymphknoten
- Tuberculosepsis Landouzi: sehr selten ● Bei Immundefekt ● Multiple ausgedehnte Nekrosen ohne Gewebereaktion

Organstadium:
- exsudative Tuberkulose: fleckförmige/flächenhafte Infiltrate ● Prädilektion im apikalen und posterioren Oberlappensegment und apikalen Unterlappensegment
- kavernöse Tuberkulose: lufthaltige, dünnwandige Kavernen

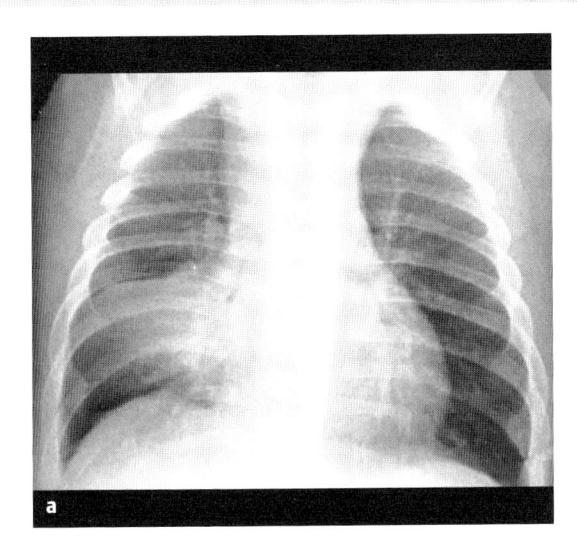

Abb. 19 Tuberkulose. Röntgen-Thorax a. p. (**a**), KM-angehobene axiale CT (**b**): Kleinkind mit Primärtuberkulose und primär progredienter Pneumonie. Flächiges Infiltrat im rechten Mittellappen (**a**, **b**) mit Einschmelzungen (**b**).

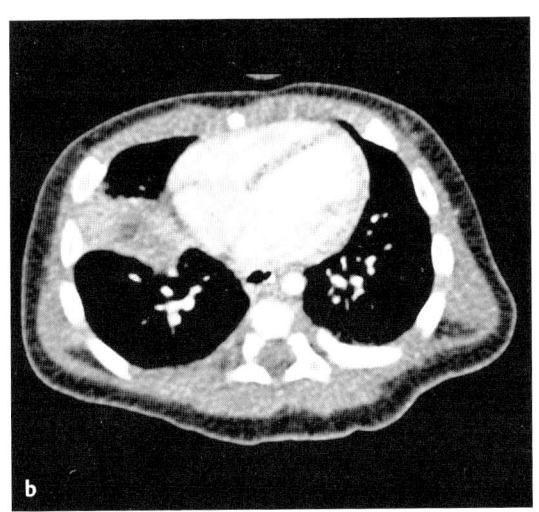

Abb. 20 6 Monate alter Säugling mit Miliartuberkulose. Röntgen-Thorax a. p.: Disseminiert verteilte feinnoduläre Herde in beiden Lungen. Vorwiegend rechts Hiluslymphknotenvergrößerung.

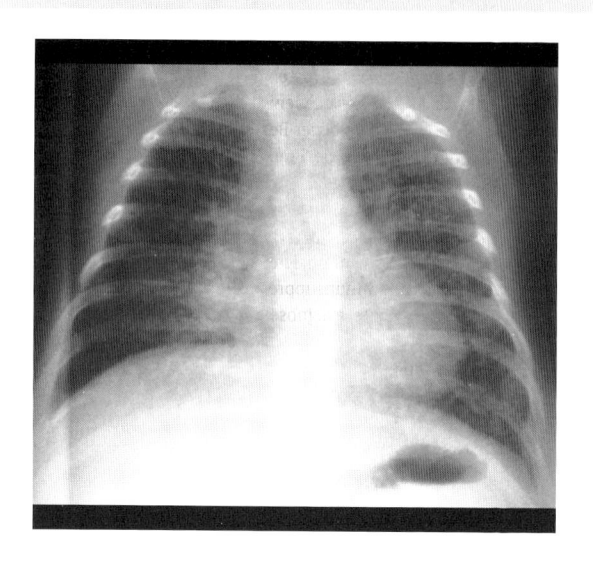

fibrozirrhotische Tuberkulose: Pleurakuppenschwielen ● Apikale narbige streifen- oder bandförmige Parenchymverdichtungen ● Narbige Hilusverziehung ● Verkalkungen ● Evtl. bullöses Emphysem ● Bronchiektasen ● Lungenschrumpfung

▶ **CT (mit KM)**
Methode der Wahl bei unklaren Fällen ● Sehr sensitiv zum Nachweis von hilären und mediastinalen Lymphknotenvergrößerungen
Primärstadium: Evtl. Bronchuskompression und Trachealverziehung durch Lymphknoten ● Lymphknoteneinschmelzung (hypodens nach KM) ● Lymphknotenverkalkungen ● Bei primär progredienter tuberkulöser Pneumonie Infiltrationen mit Einschmelzungen ● Bei Miliartuberkulose multiple, scharf begrenzte, diffus verteilte intrapulmonale Noduli.
Postprimärstatdium: Infiltrationen ● Noduli ● Kavernen ● Bronchialwandverdickung.

▶ **MRT**
Evtl. zum Ausschluss einer Aussaat in andere Organe.

▶ **Sono**
Nachweis und Quantifizierung von Pleuraergüssen.

Klinik

▶ **Typische Präsentation**
Primärtuberkulose: Oft subklinisch ● Milde Infektzeichen ● Selten Erythema nodosum ● Selten pulmonale Symptome (Husten, Auswurf, Superinfektion mit Fieber) durch komprimierende Lymphknoten ● Selten progressive Erkrankung mit Lappeninfiltration, Kavernenbildung und Pleuritis.

Postprimärtuberkulose: Anorexie • Abgeschlagenheit • Gewichtsverlust • Schüttelfrost • Nachtschweiß • Husten • Hämoptoe • Thoraxschmerzen • Lymphknoten: meist am Hals, auch Leiste, wenig dolente Schwellung, evtl. mit Fistelung.
Miliartuberkulose: Plötzlicher Beginn mit Fieber • Unspezifische septische Zeichen • Erst relativ spät pulmonale Symptome.

▶ **Therapeutische Optionen**
Isoniazid • Rifampicin • Pyrazinamid • Ethambutol • Streptomycin • Prothonamid.

▶ **Verlauf und Prognose**
Meist Krankheitsstillstand nach Primärkomplex • Schwererer Verlauf bei Säuglingen, Kleinkindern und Immunsuppremierten • Prognose variiert je nach klinischer Manifestation • Schlechte Prognose bei disseminierter Tuberkulose, Miliartuberkulose, Meningitis.

▶ **Komplikationen**
Pleuraerguss • Pneumothorax • Atelektasen • Bronchiektasen • Bronchusstenose • Endobronchiale Tbc • Miliartuberkulose • Perikarderguss • Konstriktive Perikarditis • Cor pulmonale • Hämatogene Aussaat mit Befall von Skelett, Darm, Niere, ZNS, Auge (selten).

Differenzialdiagnose

virale Pneumonie	– beidseitige, selten einseitige perihiläre Zeichungsvermehrung – Bronchialwandverdickung – Überblähung, Atelektasen
bakterielle Pneumonie	– konfluierende alveoläre Verdichtungen – homogene segmentale oder lobäre Verdichtungen – Pleuraerguss möglich
Pilzinfektionen	– lobäre, interstitielle oder bronchopneumonische Infiltrationen – Pleuraerguss selten – Pleuraerguss und Brustwandbeteiligung sprechen für Aktinomykose oder Nokardiose
Morbus Hodgkin	– schornsteinförmige Mediastinalverbreiterung – hiläre Lymphome nicht obligat – Gefäßkompression häufig – Bronchialobstruktion selten – Pleuraerguss selten
Non-Hodgkin-Lymphom	– mediastinale Raumforderung, meist einseitig – oft unscharfe Begrenzung nach pulmonal
Sarkoidose	– bihiläre/mediastinale Lymphadenopathie – interstitielle granulomatöse Veränderungen

1 Tuberkulose

Typische Fehler

- Bei einseitiger Hiluslymphknotenvergrößerung bei Kleinkindern an Tuberkulose denken.
- Rückbildung eines tuberkuloseverdächtigen Infiltrats innerhalb von 3–6 Wochen spricht gegen eine Tuberkulose.
- Bei Tuberkuloseverdacht zusätzlich seitliche Röntgenaufnahme des Thorax anfertigen (hiläre Lymphknotenvergrößerungen besser erkennbar). In unklaren Fällen CT.

Ausgewählte Literatur

Marais BJ, Gie RP, Schaaf HS, Starke JR, Hesseling AC, Donald PR, Beyers N. A proposed radiological classification of childhood intra-thoracic tuberculosis. Pediatr Radiol 2004; 34: 886–894

Schmitt HJ. Mycobakteriosen. In: Lentze, Schaub, Schulte, Spranger (eds.). Pädiatrie: Grundlagen und Praxis. Berlin: Springer; 2003: 752–760

Starke JR. Diagnosis of tuberculosis in children. Pediatr Infect Dis J 2000; 19: 1095–1096

Wunsch R, Glöbl H. Tuberkulose. In: Benz-Bohm G (ed.). Kinderradiologie. Stuttgart: Thieme; 2005: 168–170

Mukoviszidose (zystische Fibrose, CF)

Kurzdefinition

▶ **Epidemiologie**
Häufigste angeborene Stoffwechselerkrankung in Europa (Inzidenz 1/2500) ● Geschlechterverhältnis 1:1 ● Bei Afrikanern und Asiaten sehr selten ● Risiko bei heterozygoten Eltern: 25%, bei erkrankter Mutter 1/50.

▶ **Ätiologie/Pathophysiologie/Pathogenese**
Autosomal rezessiv bedingter Gendefekt (CFTR, Chromosom 7) ● Gestörter Chloridtransport ● Exokrine Drüsen bilden vermehrt zähen, hochviskösen Schleim ● Obstruktion der Alveolen und Bronchiolen ● Air-trapping mit überblähten Lungenabschnitten ● Rezidivierende bakterielle Superinfektion ● Bronchiektasen.

Zeichen der Bildgebung

▶ **Röntgen-Thorax**
Bei Neugeborenen unauffällige Lunge ● Frühestes Zeichen: fokale und/oder globale Überblähung ● Später Bronchialwandverdickung ● Lineare Verdichtungen durch peribronchiale interstitielle Entzündungen ● Bronchiektasen: rundliche Fleckschatten (mukopurulent gefüllte Bronchiektasen („mucoid impaction") oder Ringschatten (leere Bronchiektasen) ● Fleckige Infiltrate bei bakterieller Superinfektion ● Atelektasen ● Bullaebildung ● Vergrößerte Hili (Lymphknotenvergrößerungen/pulmonale Hypertonie) ● Interstitielles Emphysem ● Oberlappen häufiger betroffen als andere Lungenabschnitte ● Cor pulmonale mit Zeichen der Rechtsherzbelastung (Spätstadium).

▶ **CT (HR-CT)**
Der Röntgenaufnahme überlegen, v.a. im Frühstadium ● Frühe Charakteristika: „mosaic perfusion pattern" und Air-trapping (Exspiration!) ● Bronchialwandverdickung ● Interstitielle streifige entzündliche Verdichtungen ● Bronchiektasen (zylindrisch, sacciform) ● Sekretverhalt ● Frische Infiltrate ● Atelektasen ● Bullae ● Emphysem ● Hiläre Lymphadenopathie ● Bei Komplikationen z.B. Nachweis oder Ausschluss einer Aspergillose oder Abszessbildung ● Evtl. vor Lungentransplantation.

Klinik

▶ **Typische Präsentation**
Erstmanifestation in 10–15% Obstruktion des Magen-Darm-Trakts (z.B. Mekonium-Ileus) ● Rezidivierende pulmonale Infekte ● Obstruktion ● Chronischer Husten ● Gedeihstörung ● Sinusitis ● Gallenblasensteine ● Pankreasinsuffizienz mit Diabetes mellitus und Steatorrhö ● Leberzirrhose.

▶ **Therapeutische Optionen**
Mukolytika ● Antibiose ● Physikalische Therapie zum Abhusten des zähen Schleims ● Erhöhung der Kalorienzufuhr ● Pankreasenzyme ● Insulin ● Bronchialarterienembolisation bei Hämoptysen ● Lungentransplantation.

▶ **Verlauf und Prognose**
Je nach Krankheitsverlauf ● Entscheidender Faktor ist meist der pulmonale Befund ● Mittlere Lebenserwartung: über 40 Jahre.

Mukoviszidose (zystische Fibrose, CF)

Abb. 21 Mukoviszidose. Röntgen-Thorax a. p.: Vollbild der Mukoviszidose. Deutliche Lungenüberblähung beidseits, ausgeprägte, teils mukopurulent gefüllte Bronchiektasen, beidseits fibrotisch-narbige Veränderungen der Lunge, bihiläre Lymphadenopathie. Keine frischen pneumonischen Infiltrate. Kein Cor pulmonale.

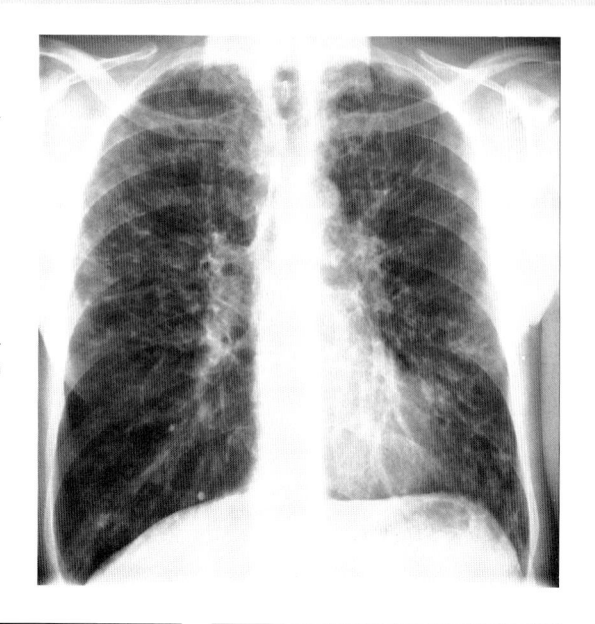

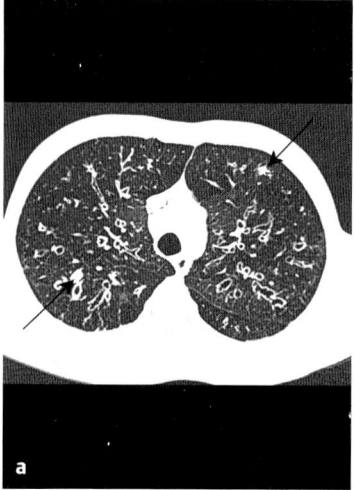

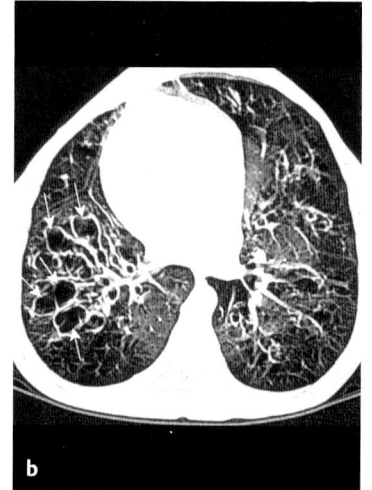

Abb. 22 Mukoviszidose. HR-CT: Bronchialwandverdickungen, interstitielle Zeichnungsvermehrung. Zylinderförmige, teils schleimgefüllte Bronchiektasen (**a**, Pfeile). Bei einem anderen Patienten haben sich ausgeprägte sackförmige Bronchiektasen, vor allem im rechten Unterlappen (**b**, Pfeile) entwickelt. „Mosaic perfusion pattern" als Zeichen des Air-trappings (**b**).

▶ **Komplikationen**

Pneumothorax • Einschmelzende Pneumonie • Aspergillose • Hämoptysen • Cor pulmonale • Pulmonale Hypertonie • Mekonium-Ileus-Äquivalent (distales intestinales Obstruktionssyndrom) • Leberzirrhose mit portaler Hypertonie • Pankreasinsuffizienz.

Differenzialdiagnose

Asthma	– Allergieanamnese
	– reversible Lungenobstruktion mit Bronchialwandverdickung, Überblähung, Air-trapping, Atelektasen
	– seltener Bronchiektasen mit „mucoid impaction" bei Komplikation durch allergische bronchopulmonale Aspergillose
primäre Ziliendyskinesie	– kongenitale Dysfunktion des Flimmerepithels
	– rezidivierende sinubronchiale Infektionen
	– Situs inversus (Karthagener-Syndrom: Situs inversus totalis, Bronchiektasen, Sinusitis)
	– schwächer ausgeprägte Lungenveränderungen
rezidivierende Aspiration	– häufig bei neuromuskulärer Erkrankung
	– Bronchiektasen häufig im Unterlappen und posterioren Lungensegmenten

Typische Fehler

Verkennen der Frühzeichen der Mukoviszidose als asthmatoide Erkrankung.

Ausgewählte Literatur

Khoshoo V et al. Meconium ileus equivalent in children and adults. Am J Gastroenterol 1994; 89: 153–157

Moskowitz SM et al. Cystic fibrosis lung disease: genetic influences, microbial interactions, and radiological assessment. Pediatr Radiol 2005; 35: 739–757

Rossi UG et al. Radiology of chronic lung disease in children. Arch Dis Child 2005; 90: 601–607

Wunsch R et al. Thoracic findings in pediatric patients with cystic fibrosis. Radiologe 2003; 43: 1103–1108

Fremdkörperaspiration

Kurzdefinition

- **Epidemiologie**
  Prädilektionsalter: 5. Lebensmonat bis 4. Lebensjahr.
- **Ätiologie/Pathophysiologie/Pathogenese**
  Aspiration eines Fremdkörpers (ca. 10% röntgendicht) in das Tracheobronchialsystem • Häufigste aspirierte Fremdkörper sind Erdnüsse, Karottenstücke, Plastikspielzeugteile • Evtl. Ventilmechanismus, dann Überblähung des betroffenen Lungenabschnitts • Bei komplettem Bronchusverschluss Atelektase des betroffenen Lungenabschnitts • Bevorzugt im Hauptbronchus • Annähernd seitengleiche Häufigkeit • Aspirierte Nahrung kann Wasser aufnehmen und aufquellen • Öl, Salz und Proteinbestandteile (Erdnuss!) können die Mukosa reizen und zu Ödem und Granulationsgewebe führen.

Zeichen der Bildgebung

- **Röntgen-Thorax**
  Kann in Inspiration völlig unauffällig sein • Daher immer auch Aufnahme in Exspiration • Meist obstruktives Emphysem • Volumen der betroffenen Lunge kann auch normal oder vermindert sein • Asymmetrische Lungentransparenz • Atelektasen • Infiltrate • Pneumothorax/Pneumomediastinum.
- **Durchleuchtung**
  Bei Durchleuchtung und auf Zielaufnahmen Mediastinalpendeln (in Exspiration zur gesunden Seite) • Paradoxe Zwerchfellbeweglichkeit • Überblähung der betroffenen Seite in Exspiration deutlicher.
- **Dekubitusaufnahmen**
  Nur wenn Exspirationsaufnahmen nicht möglich sind • Aufnahme in Rechts- bzw. Linksseitenlage mit horizontalem Strahlengang • Die „untere" Lunge ist normalerweise schlechter belüftet • Bei Ventilmechanismus durch aspirierten Fremdkörper „kollabiert" die untere Lunge nicht.
- **CT**
  In unklaren Fällen dünnschichtige CT (MDCT) • Fremdkörper kann mit hoher Sensitivität dargestellt werden • Darstellung der Spätfolgen einer Fremdkörperaspiration (chronische Bronchitis, Bronchiolitis obliterans, Bronchiektasen) • Evtl. Erkennung der Differenzialdiagnosen.
- **MRT**
  In Ausnahmefällen indiziert (Erdnussaspiration, erfolglose Suche mit Bronchoskopie) • Erdnüsse stellen sich aufgrund des Fettgehalts in T1w signalreich dar und grenzen sich gut gegen das signalarme Lungengewebe ab.

Klinik

- **Typische Präsentation**
  Husten • Dyspnoe • Zyanose • Fieber • Therapierefraktärer Stridor • Kann symptomlos sein.
- **Therapeutische Optionen**
  Bronchoskopische Extraktion.

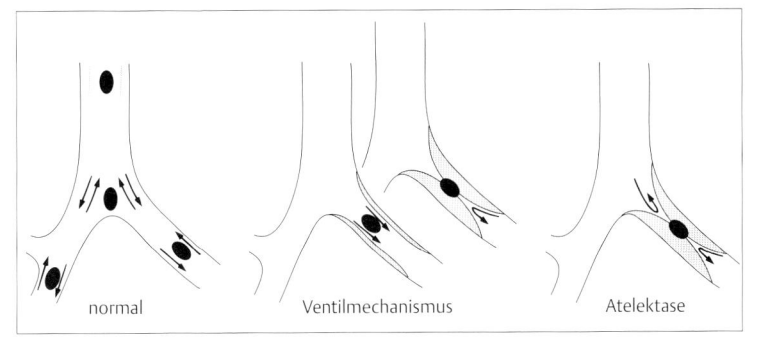

Abb. 23 Folgen einer Fremdkörperaspiration in Abhängigkeit von der Lage und der Größe des Fremdkörpers (aus Benz-Bohm G. Kinderradiologie. Stuttgart: Thieme; 2005).

▶ **Komplikationen**
Therapieresistente oder rezidivierende Pneumonie ● Atelektasen ● Pneumothorax/Pneumomediastinum bei Bronchialwandruptur.

Differenzialdiagnose

Asthma bronchiale	– Anamnese – symmetrische Überblähung beider Lungenhälften – Bronchialwandverdickungen – Atelektasen
Bronchiolitis obliterans	– Überblähung mit Abflachung der Zwerchfellkuppen – peribronchiale Infiltrate – Atelektasen – im HRCT „mosaic perfusion pattern", Bronchiektasen
Swyer-James Syndrom	– Sonderform der Bronchiolitis obliterans – einseitige Transparenzerhöhung der Lunge – Volumen der betroffenen Seite normal oder verkleinert
Tracheobronchial-kompression von außen	– pulmonale Gefäßschlinge – doppelter Aortenbogen – rechts deszendierende Aorta
endobronchialer Tumor	– Karzinoid

Typische Fehler

- Fremdkörper kann so klein sein, dass er weder in Inspiration noch in Exspiration eine Obstruktion verursacht.
- Beidseitige Aspiration mit seitengleicher Belüftung.
- Wandernde Fremdkörper zeigen wechselnde Befunde.

Abb. 24 Fremdkörperaspiration. Röntgen-Thorax a. p. Zielaufnahmen unter Durchleuchtungskontrolle in Inspiration (**a**) und Exspiration (**b**): Deutliche Überblähung der rechten Lunge mit Mediastinalpendeln zur kontralateralen Seite, paradoxe Zwerchfellbeweglichkeit in Exspiration. Aspiration einer Erdnuss in den rechten Hauptbronchus mit Ventilmechanismus.

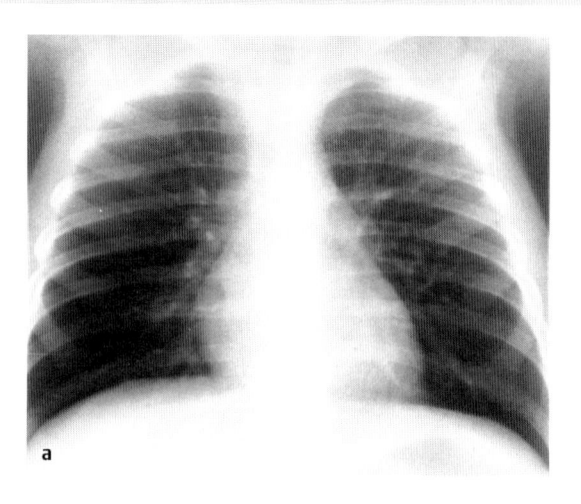

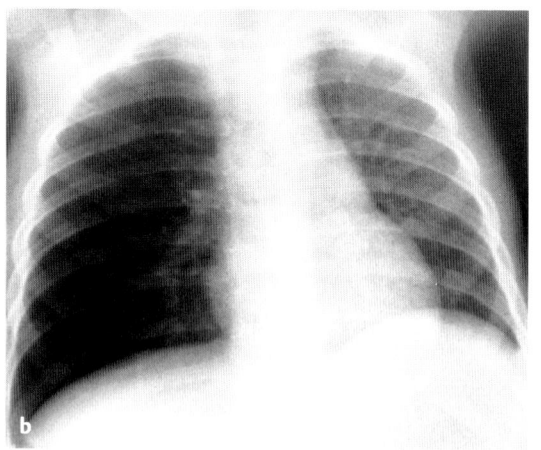

Ausgewählte Literatur

Donnelly LF et al. The multiple presentations of foreign bodies in children. Am J Roentgenol 1998; 170: 471–477

Imaizumi H et al. Definitive diagnosis and location of peanuts in the airways using magnetic resonance imaging techniques. Ann Emerg Med 1994; 23: 1379–1382

Kosucu P et al. Low-dose MDCT and virtual bronchoscopy in pediatric patients with foreign body aspiration. AJR Am J Roentgenol 2004; 183: 1771–1777

Wunsch R et al. Thorax. In: In: Benz-Bohm G (ed.). Kinderradiologie. Stuttgart: Thieme; 2005: 171–173

Mediastinales Teratom

Kurzdefinition

▶ **Epidemiologie**
¼ der Tumoren im vorderen Mediastinum bei Kindern ● Extragonadale Teratome finden sich am zweithäufigsten im vorderen Mediastinum ● Gehäuft bei Klinefelter-Syndrom ● Meist erst im Kleinkindes- und Schulalter entdeckt.

▶ **Ätiologie/Pathophysiologie/Pathogenese**
Verstreute, omnipotente primitive Keimzellen ● Besteht aus allen drei Keimblättern ● Kann z. B. Haare, Knochen und Fett enthalten.
- reifes Teratom (solide),
- zystisches Teratom (Dermoidzyste),
- unreifes Teratom,
- malignes Teratom (Teratokarzinom, bei Kindern selten),
- gemischtes Teratom.

Zeichen der Bildgebung

▶ **Röntgen-Thorax**
Gut abgrenzbar ● Im vorderen oberen Mediastinum ● Kann unterschiedliche Dichte haben ● Verkalkungen in 20–43 % (häufiger bei benigner Variante) ● Lobulierung spricht für Malignität ● Der Nachweis eines Zahnes ist pathognomonisch ● Pleuraerguss deutet auf Malignität hin.

▶ **CT**
Tumor mit gemischter Dichte ● Sehr sensitiv zum Nachweis von Fett, Kalk und zystischen Komponenten ● Septale oder periphere KM-Anreicherung ● Oft nicht vom Thymus zu unterscheiden ● Lobulierung deutet auf Malignität hin ● Bei maligner Variante evtl. Infiltration der Nachbarstrukturen und Metastasen.

▶ **MRT**
Besonders geeignet, den zystischen Charakter darzustellen (signalreich in T2w) ● Mit In- und Outphase-Sequenzen Nachweis kleinster Mengen fetthaltigen Gewebes möglich ● Keine Strahlenbelastung.

Klinik

▶ **Typische Präsentation**
Oft symptomlos und Zufallsbefund ● Symptome bei großen Tumoren mit raumforderndem Charakter ● Husten ● Dyspnoe ● Thoraxschmerzen ● Pulmonale Infektion ● Bei Neugeborenen selten, dann schweres Atemnotsyndrom.

▶ **Therapeutische Optionen**
Resektion ● Bei maligner Variante Radiochemotherapie.

▶ **Verlauf und Prognose**
Heilung (5-Jahre-Überlebensrate 100 %).

▶ **Komplikationen**
Kompression und Verlagerung der benachbarten Strukturen ● Blutungen aus dem Tumor oder durch Gefäßarrosionen ● Luftnot durch rasche Größenzunahme ● Fistelbildung ● Entartung: bei älteren Kindern zu ca. 10 % maligne.

Mediastinales Teratom

Abb. 25 Mediastinales Teratom. Röntgen-Thorax a. p. (**a**) und seitlich (**b**): Ausgeprägte Raumforderung des vorderen oberen Mediastinums, deutliche Verbreiterung des Mediastinalschattens beidseits.

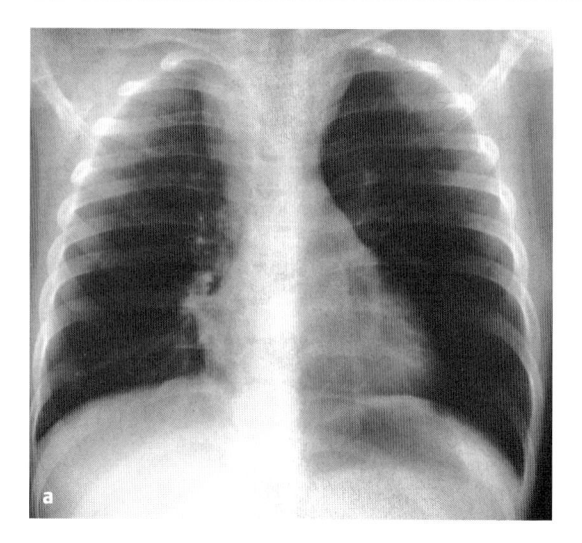

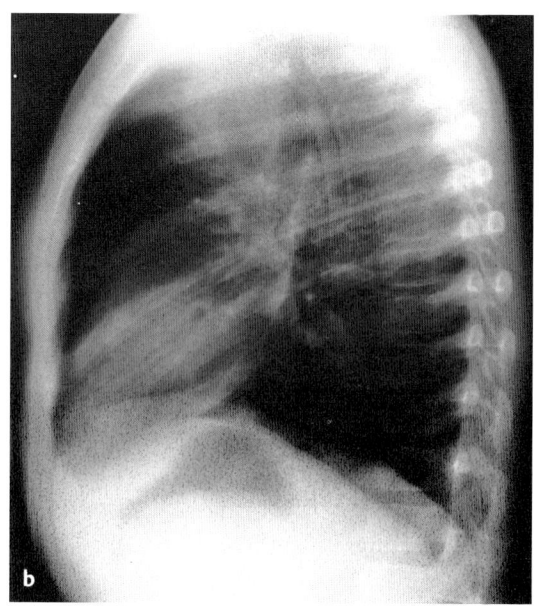

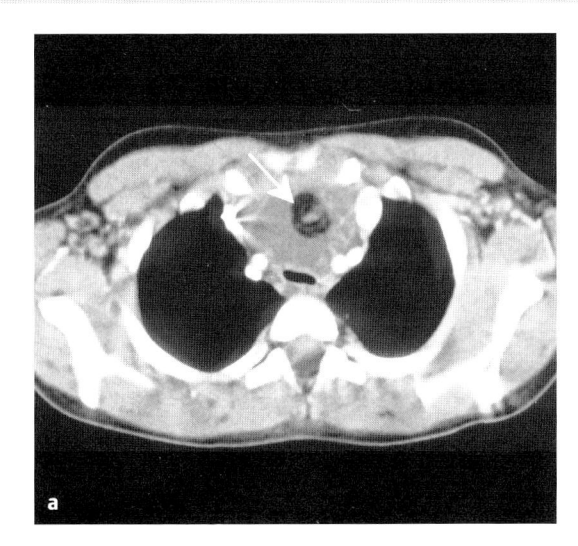

Abb. 26 KM-angehobene CT des Thorax: Die große mediastinale Raumforderung ist deutlich erkennbar. Ausgeprägte Verlagerung der mediastinalen Gefäßstrukturen. Der Tumor enthält pathognomonischerweise Fett (**a**, großer Pfeil) und Verkalkungen (**b**, kleine Pfeile).

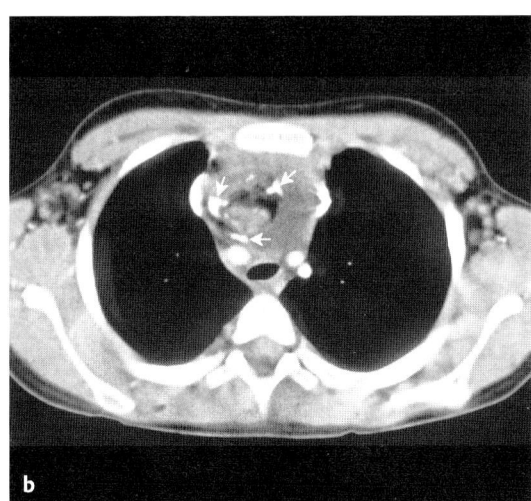

Mediastinales Teratom

Differenzialdiagnose

Thymus	– homogene Dichte
	– typische Konfiguration
	– typische Sonomorphologie
	– altersabhängige Größe
Thymom	– bei Kindern sehr selten (5.–6. Lebensdekade)
	– Klinik mit Myasthenia gravis
retrosternale Struma	– bei Kindern selten
	– regressive Veränderungen
	– Kontinuität zur Schilddrüse
mediastinales Lymphom	– evtl. extrathorakale Manifestationen
	– „Schornsteinkonfiguration" des Mediastinums
	– meist homogene Dichte im CT, evtl. mit KM-Aufnahme
	– keine Verkalkungen

Typische Fehler

Verwechslung mit Thymus oder Thymom möglich.

Ausgewählte Literatur

Drevelegas A et al. Mediastinal germ cell tumors: a radiologic-pathologic review. Eur Radiol 2001; 11: 1925–1932

Erasmus JJ, McAdams HP, Donnelly LF, Spritzer CE. MR imaging of mediastinal masses. Magn Reson Imaging Clin N Am 2000; 8: 59–89

Jeung MY et al. Imaging of cystic masses of the mediastinum. Radiographics 2002; 22: 79–93

Thorakales Neuroblastom

Kurzdefinition

▶ **Epidemiologie**
8 % aller Krebserkrankungen im Kindesalter ● Nach den Hirntumoren die häufigsten soliden Tumoren ● Hauptmanifestation im Säuglings- und Kleinkindesalter (88 % der Patienten sind unter 4 Jahre) ● Geschlechterverhältnis m : w = 1,3 : 1.

▶ **Äthiologie/Pathophysiologie/Pathogenese**
Embryonaler, sporadisch auftretender Tumor des sympathischen Nervensystems ● Genetische Faktoren ● Bei Ausreifung Ganglioneuroblastom, Ganglioneurom ● 15 % im Thorax ● 20 % im hinteren Mediastinum ● 50 % bei Diagnosestellung bereits metastasiert (Lymphknoten, Knochenmark, Knochen, Leber, Haut) ● In 90 % Katecholamin-Metaboliten im Urin ● Stadieneinteilung s. Neuroblastom des Urogenitaltrakts.

Zeichen der Bildgebung

▶ **Röntgen-Thorax**
Paravertebral ● Rundlich ● Glatt begrenzt ● Rippen- oder Wirbelkörperarrosion ● Pedikelarrosion ● Erweiterung des Interkostalraums ● Verkalkungen.

▶ **MRT**
Primäre Methode zum lokalen Staging ● T2w meist inhomogen hyperintens ● T1w hypointens ● Reichert stark KM an ● Evtl. intraspinales Wachstum (Sanduhrtumoren) ● Myelonkompression ● Evtl. intrakranielle Metastasen.

▶ **CT**
Staging ● Meist große inhomogene Raumforderung mit KM-Anreicherung ● In 50 % Einblutungen und Nekrosen ● Bis zu 85 % feinfleckige Verkalkungen ● Organverdrängung ● Gefäßummauerung ● Keine Gefäßinvasion ● Lymphadenopathie ● Metastasen ● Einbruch in den Spinalkanal.

▶ **Szintigraphie**
MIBG-Szintigraphie ● Primarius- und Fernmetastasen ● Bei Knochenbefall evtl. Tc-Szintigraphie.

▶ **Sonographie**
Echoinhomogene Raumforderung ● Eher zur abdominalen Diagnostik geeignet.

Klinik

▶ **Typische Präsentation**
Meist asymptomatisch ● Milde Atemwegsobstruktion ● Stridor ● Chronischer Husten ● Dysphagie ● Knochenschmerzen ● Kopfschmerzen ● Fieber ● Gewichtsverlust ● Lymphknotenschwellungen ● Bei intraspinalem Wachstum neurologische Symptomatik ● Bei Ausdehnung nach zervikal Horner-Syndrom.

▶ **Therapeutische Optionen**
Chirurgische Therapie ● Chemotherapie ● Bestrahlung ● Bei disseminierter Erkrankung Knochenmark- oder Stammzelltransplantation.

Thorakales Neuroblastom

Abb. 27 Thorakales Neuroblastom. Röntgen-Thorax a. p.: 4 Jahre altes Mädchen. Große, glatt begrenzte Raumforderung in der linken Lungenspitze. Hickman-Katheter in situ.

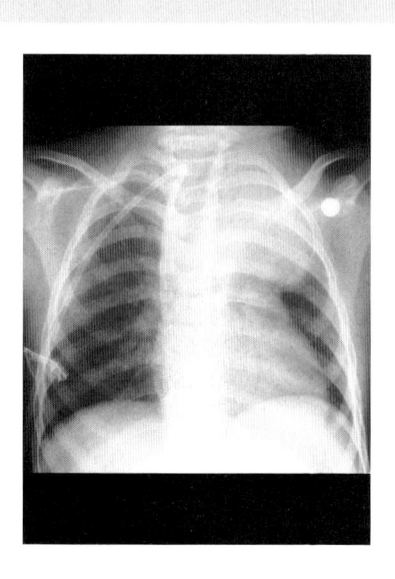

- **Verlauf und Prognose**
  Abhängig vom Alter (Kinder < 1 Jahr bessere Prognose), vom Stadium der Erkrankung, der Lage und von genetischen Faktoren des Tumors (schlechte Prognose bei n-myc-Onkogen Amplifizierung) • Thorakales Neuroblastom hat bessere Prognose als abdominales Neuroblastom.
- **Komplikationen**
  Neurologische Komplikationen (bis zum Querschnitt) bei intraspinalem Tumorwachstum • Infekte unter Therapie • Therapiebedingte Spätschäden • Rezidiv.

Differenzialdiagnose

posteriore Pneumonie	– keine Rippenarrosionen
	– keine intraspinale Raumforderung
	– positives Pneumobronchogramm
bronchogene Zyste	– paraspinale Lage möglich
	– zystische Dichtewerte
Lymphom	– eher im vorderen Mediastinum (Hodgkin)
	– meist homogene Dichte, keine Verkalkungen
Lungensequester	– typischerweise im Unterlappen
	– Lufteinschlüsse bei Superinfektion
thorakale Spondylodiszitis	– Verbreiterung des paravertebralen Weichteilgewebes
	– Höhenminderung des Bandscheibenfachs
	– unscharfe Begrenzung der Endplatten

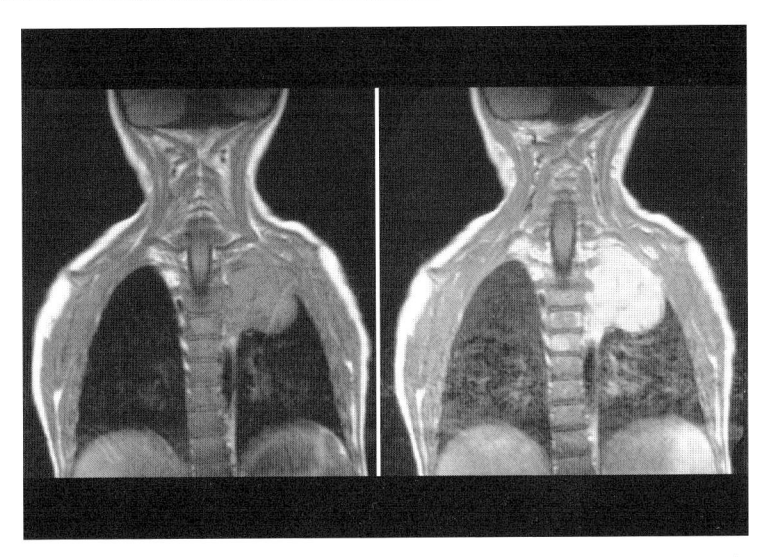

Abb. 28 Koronare T1w MRT vor und nach KM-Gabe: Hypointense, stark KM anreichernde Raumforderung im hinteren Mediastinum.

Typische Fehler

- Auf Verbreiterung des paravertebralen Begleitschattens, Erweiterung der Neuroforamina und Pedikelarrosionen achten.
- Verwechslung mit Pneumonie.
- Feinfleckige intratumorale Verkalkungen Diagnose weisend.

Ausgewählte Literatur

Kushner BH. Neuroblastoma: A disease requiring a multitude of imaging studies. J Nucl Med 2004; 45: 1172–1288

Mehta K et al. Imaging neuroblastoma in children. Crit Rev Comput Tomogr 2003; 44: 47–61

Pfluger T et al. Integrated imaging using MRI and 123 I metaiodobenzylguanidine scintigraphy to improve sensitivity and specificity in the diagnosis of pediatric neuroblastoma. AJR 2003; 181: 1115–1124

Strollo DC et al. Primary mediastinal tumors: part II. Tumors of the middle and posterior mediastinum. Chest 1997; 112: 1344–1357

Thorakales Hodgkin-Lymphom

Kurzdefinition

▶ **Epidemiologie**
Selten vor dem 3. Lebensjahr ● Erkrankungsgipfel 15.–35. Lebensjahr und nach 65. Lebensjahr ● 5 % aller malignen Neoplasien im Kindesalter ● Geschlechterverhältnis m : w = 1,4 : 1.

▶ **Ätiologie/Pathophysiologie/Pathogenese**
Ätiologie unklar ● Evtl. virale Genese ● Keine erblichen Risikofaktoren.
- noduläres lymphozytenprädominantes Hodgkin-Lymphom
- klassisches Hodgkin-Lymphom mit 4 Subtypen (lymphozytenreicher Typ, nodulär sklerosierender Typ [75 % der Tumoren im vorderen Mediastinum], Mischtyp, lymphozytenarmer Typ)

Stadien (modifizierte Ann-Arbor-Klassifikation):
- I: Befall einer einzigen Lymphknotenregion
- II: Befall von 2 oder mehr Lymphknotenregionen auf einer Seite des Zwerchfells
- III: Befall von einer oder mehreren Lymphknotenregionen auf beiden Seiten des Zwerchfells
- IV: diffuser Organbefall, z. B. Knochenmark, Leber
- A: ohne definierte Allgemeinsymptome
- B: mit Fieber, Nachtschweiß, Gewichtsverlust

Zeichen der Bildgebung

▶ **Röntgen-Thorax**
Hiläre Lymphknotenvergrößerungen, teils polyzyklisch begrenzt ● „Schornsteinmediastinum" (verbreitertes oberes Mediastinum, beidseitig ausladend) ● Verlagerung oder Einengung der Trachea ● Evtl. begleitender Pleuraerguss ● Selten pulmonaler, rundherdartiger Befall.

▶ **CT**
Ausmaß der Lymphommanifestation ● Ummauerung der thorakalen Gefäße ohne frühe Kompression ● Sensitive Darstellung eines pulmonalen Befalls ● Primäre Methode zum thorakalen Staging und Restaging ● Histologische Klärung durch CT-gesteuerte Punktion (Stanzbiopsie, Sternberg-Reed-Zellen).

▶ **Sono**
Zur Untersuchung der peripheren Lymhknotenstationen geeignet (z. B. Halssonographie) ● Initiales abdominales Staging.

▶ **MRT**
Keine Routineuntersuchung für das Thorax-Staging ● Mediastinaler Befall ● Empfohlen für zervikales und abdominales Staging ● Knöcherne Strukturen.

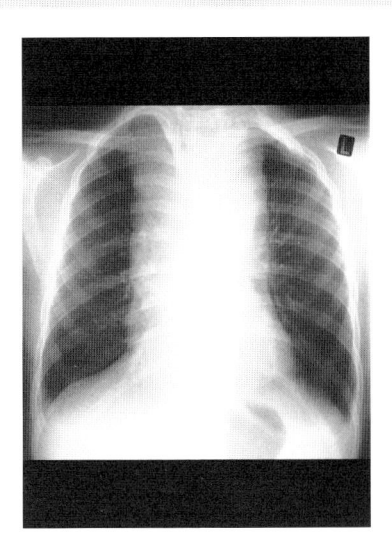

Abb. 29 Thorakales Hodgkin-Lymphom. Röntgen-Thorax a. p.: Ausgeprägte mediastinale Tumormassen mit typischer „Schornsteinkonfiguration".

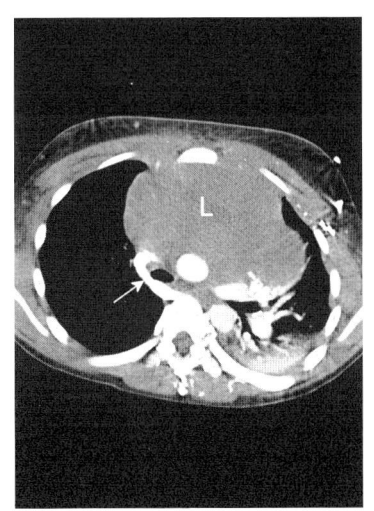

Abb. 30 KM-CT des Thorax: Massive mediastinale Lymphompakete (L), die die zentralen mediastinalen Gefäßleitstrukturen ummauern. Die V. cava superior wird komplett komprimiert mit venösem Kollateralfluss über die V. azygos (Pfeil) und Thoraxwandvenen.

Thorakales Hodgkin-Lymphom

Klinik

- **Typische Präsentation**
  Lymphknotenschwellungen • B-Symptomatik (Fieber, Gewichtsverlust, Nachtschweiß) • Obere Einflussstauung • Hämoptysen • Splenomegalie.
- **Therapeutische Optionen**
  Chemotherapie • Radiatio.
- **Verlauf und Prognose**
  90 % Heilung bei adäquater Therapie.
- **Komplikationen**
  Infekte unter Therapie • Evtl. Knochenmarktransplantation • Perikardinfiltration (evtl. mit Perikarderguss) • Thymusinfiltration • Rezidive.

Differenzialdiagnose

Non-Hodgkin-Lymphome	– mediastinaler Befall seltener (50 %)
	– häufig mittleres und/oder hinteres Mediastinum
	– evtl. pulmonaler Befall mit einschmelzenden Rundherden
	– Pleuraerguss
Thymom	– bei Kindern sehr selten (5.–6. Lebensdekade)
	– Myasthenia gravis
Teratom	– enthält typischerweise Kalk und Fett
T-Zell-Leukämie, T-Zell-Lymphom des Thymus	– mit der Bildgebung nicht sicher zu unterscheiden
	– häufiger mit Pleuraerguss

Typische Fehler

Verwechslung mit isolierten Lymphknotenvergrößerungen paratracheal, paraaortal oder hilär möglich (meist unspezifisch).

Ausgewählte Literatur

Luker GD, Siegel MJ. Mediastinal Hodgkin disease in children: response to therapy. Radiology 1993; 189: 737–740

Schwartz CL. Special issues in pediatric Hodgkin's disease. Eur J Haematol Suppl 2005; 66: 55–62

White KS. Thoracic imaging of pediatric lymphomas. J Thorac Imaging 2001; 16: 224–237

Arteria lusoria

Kurzdefinition

▶ **Epidemiologie**
Häufigste vaskuläre Fehlbildung des Aortenbogens • Inzidenz: 0,5% der Normalbevölkerung, 30% bei Morbus Down.

▶ **Ätiologie/Pathophysiologie/Pathogenese**
Fehlabgang der rechten A. subclavia distal der linken A. subclavia • Zieht meist hinter dem Ösophagus zur rechten Seite • Selten zwischen Trachea und Ösophagus • Selten retroösophageale Kreuzung der linken A. subclavia zur Gegenseite bei rechtem Aortenbogen • Einengung des Ösophagus (Dysphagie) • Einengung der Trachea (Stridor).

Zeichen der Bildgebung

▶ **Röntgen-Thorax**
Meist unauffällig.

▶ **Ösophagusbreischluck**
Typische Impression des Ösophagus von dorsal in Seitprojektion • Geringe Impression des Ösophagus in a. p. Projektion von links kaudal nach rechts kranial.

▶ **CT/MRT**
Exakte Darstellung der Gefäßanatomie und der umgebenden Mediastinalstrukturen • Evtl. begleitende Fehlbildungen • Konventionelle Angiographie nicht erforderlich.

Klinik

▶ **Typische Präsentation**
Meist symptomlos (Zufallsbefund) • Selten Dysphagie • Extrem selten Husten und Stridor durch Impression der Trachea.

▶ **Therapeutische Optionen**
Durchtrennung und Mobilisierung der rechten A. subclavia • Bei Beschwerden evtl. Reimplantation in die Aorta ascendens.

▶ **Komplikationen**
Bei Dysphagie mit Verweigerung der Nahrungsaufnahme Dystrophie • Bei Einengung der Trachea pulmonale Komplikationen.

Differenzialdiagnose

Fehlabgang der linken A. subclavia	– dorsale Impression
	– in a. p. Projektion Impression des Ösphagus von rechts kaudal nach links kranial
doppelter Aortenbogen	– beidseitige Impression des Ösophagus
	– meist ist der rechte Bogen kräftiger als der linke

Typische Fehler

Darstellung des Ösophagus bei Dystrophie unklarer Genese und evtl. bei rezidivierenden bronchopulmonalen Infekten nicht vergessen.

Abb. 31 Arteria lusoria. KM-angehobene CT: Rechts liegender Aortenbogen, rechts deszendierende Aorta. Die linke A. subclavia kreuzt dorsal der Trachea und des Ösophagus (Magensonde) nach links (Pfeil). Postoperative Lufteinschlüsse nach Sternotomie. Trachealtubus.

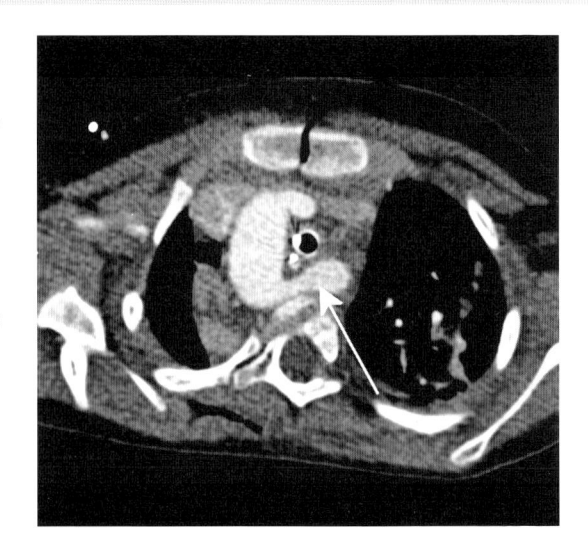

Ausgewählte Literatur

Bove T et al. Tracheobronchial compression of vascular origin. Review of experience in infants and children. J Cardiovasc Surg 2001; 42: 663–666

Donnelly LF et al. Aberrant subclavian arteries: cross-sectional imaging findings in infants and children referred for evaluation of extrinsic airway compression. AJR Am J Roentgenol 2002; 178: 1269–1274

Ulger Z et al. Arteria lusoria as a cause of dysphagia. Acta Cardiol 2004; 59: 445–447

Arcus aortae circumflexus duplex

Kurzdefinition

▶ **Epidemiologie**
 55% aller vaskulären Ringe. In der Regel bestehen keine zusätzlichen Fehlbildungen.
▶ **Ätiologie/Pathophysiologie/Pathogenese**
 Ausbleibende Rückbildung der 4. Kiemenbogenarterie ● 2 Aortenbögen aus 1 Aorta ● Vereinigung zu 1 deszendierenden Aorta ● Bei 75% links deszendierende Aorta ● Von jedem Bogen geht je eine A. carotis communis und A. subclavia ab ● Bei 80% linker Bogen kleiner, liegt weiter kaudal und verläuft ventral des Ösophagus und der Trachea ● Rechter Bogen verläuft meist dorsal des Ösophagus.

Zeichen der Bildgebung

▶ **Röntgen-Thorax**
 Trachealkompression (rechts meist stärker als links) ● Trachealeinengung und -verlagerung ● Evtl. prominente paratracheale Weichteile.
▶ **Ösophagusbreischluck**
 Breite, horizontale Impression auf Höhe BWK 3/4 ● In a. p. Projektion beidseits Einengung des Ösophagus ● Keine Standarddiagnostik mehr.
▶ **CT/MRT**
 Zur präoperativen Planung CTA oder MRA ● Darstellung der Gefäßanatomie ● Multiplanare Rekonstruktionen und 3D-Rekonstruktionen ersetzen konventionelle Angiographie.

Klinik

▶ **Typische Präsentation**
 Stridor ● Dyspnoe ● Rezidivierende Pneumonien im frühen Kindesalter, oft auch unmittelbar postpartal ● Selten Dysphagie ● Mitunter asymptomatisch.
▶ **Therapeutische Optionen**
 Thorakotomie mit Durchtrennung des kleineren Bogens.
▶ **Verlauf und Prognose**
 Persistierende Atemwegsprobleme durch Tracheomalazie (evtl. Aortopexie).
▶ **Komplikationen**
 Hochgradige Einengung der Trachea mit vitaler Gefährdung.

2 Arcus aortae circumflexus duplex

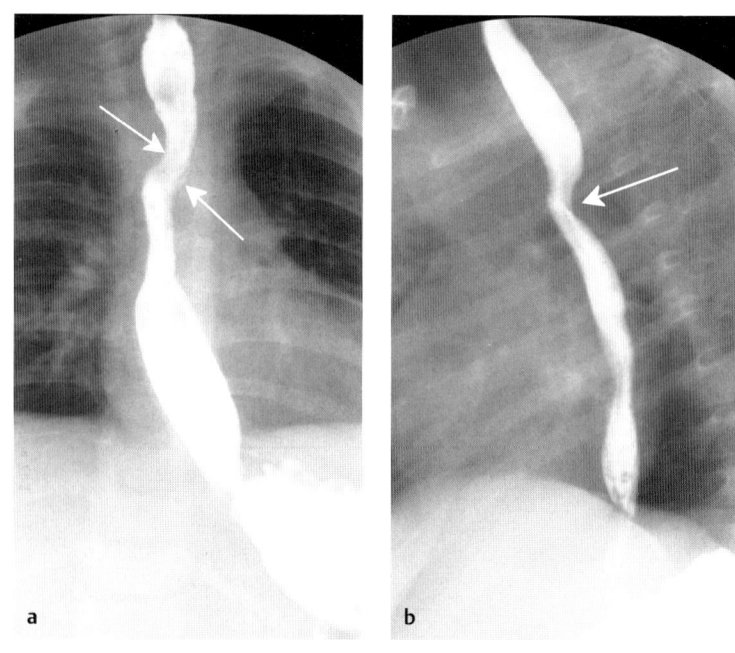

Abb. 32 Arcus circumflexus duplex aortae. Ösophagusbreischluck a.p. (**a**) und seitlich (**b**): Typische Pelottierung des Ösophagus in Höhe des Aortenbogens (Pfeile).

Differenzialdiagnose

rechter Aortenbogen mit links aberrierender A. subclavia	– kann meist nur mit Schnittbildgebung unterschieden werden
	– Aortenbogen retroösophageal rechts, gibt linke A. subclavia als letzten Ast des anomalen Bogens ab
	– Lig. arteriosum zieht von der deszendierenden Aorta zur linken Pulmonalarterie, dadurch Trachea und Ösophagus eingeengt
aberrierender Ursprung der linken Pulmonalarterie	– dorsale Trachealkompression im Röntgen-Thorax
mediastinaler Tumor	– weitere Abklärung mit Schnittbildgebung

Typische Fehler

- Verkennung einer A. lusoria bei nicht eindeutigem Röntgen-Thorax.
- Bei typischer Symptomatik immer weiterführende Diagnostik durchführen.

Ausgewählte Literatur

Cerillo AG et al. Sixteen-row multislice computed tomography in infants with double aortic arch. Int J Cardiol 2005; 99: 191–194

Funabashi N et al. Images in cardiovascular medicine. Double aortic arch with a compressed trachea demonstrated by multislice computed tomography. Circulation 2004; 110: 68–69

Yilmaz M et al. Vascular anomalies causing tracheoesophageal compression: a 20-year experience in diagnosis and management. Heart Surg Forum 2003; 6: 149–152

Aortenisthmusstenose (ISTHA)

Kurzdefinition

▶ **Epidemiologie**
5–8 % aller angeborenen Herzfehler • Geschlechterverhältnis: m : w = 4 : 1.

▶ **Ätiologie/Pathophysiologie/Pathogenese**
Stenose am Übergang vom Aortenbogen zur deszendierenden Aorta • Konzentrische Hypertrophie des linken Ventrikels durch Druckbelastung.

- präduktal: infantiler Typ • Längeres hypoplastisches Aortensegment distal des Abgangs des Truncus brachiocephalicus • Oft mit kardialen Anomalien kombiniert • Meist persistierender Ductus.
- postduktal: adulter Typ • Kurzstreckige Stenose distal des Abgangs des Ductus arteriosus Botalli • Normal keine Herzanomalien • Oft Zufallsbefund • Ductus meist verschlossen.

Arterielle Hypertonie der oberen Körperhälfte • Hypotonie distal der Stenose.
Kollateralen: Von der A. subclavia zu Interkostalarterien, A. spinalis anterior, A. mammaria interna, lateralen Thoraxgefäßen, Halsarterien.
Assoziierte Fehlbildungen: biskupidale Aortenklappe (25–50 %), intrakardiale Anomalien (bis 30 %, z. B. VSD), Turner-Syndrom (bis 36 %), zerebrale Aneurysmata, mykotisches Aneurysma distal der ISTHA, Shone-Komplex (supravalvuläre Mitralstenose, „Parachute"-Mitralklappe, Subaorten- und Aortenisthmusstenose), weitere Anomalien der supraaortalen Gefäße.

Zeichen der Bildgebung

▶ **Röntgen-Thorax**
Rippenusuren (> 10 Jahre) • Verbreiterung des oberen Mediastinums nach rechts (prästenotische Dilatation der Aorta ascendens) • „3"er-Zeichen (Einkerbung am linken oberen Mediastinalrand am Übergang Aortenbogen/Aorta descendens).
Symptomatische ISTHA: Zeichen der Herzinsuffizienz • Globale Kardiomegalie • Pulmonale Hyperämie • Pulmonalvenöse Stauung.
Asymptomatische ISTHA: Herzspitze normal oder angehoben • Supraaortale Gefäße dilatiert (Hypertonie).

▶ **Ösophagusbreischluck**
Heute kein Standard mehr („umgekehrtes 3er Zeichen", Epsilonzeichen).

▶ **Echokardiographie**
Lage und Ausdehnung der Stenose.

▶ **MRT**
- EKG-getriggerte T1w SE: Position und Ausdehnung der Stenose (parasagittal durch Aortenbogen) • axialer Durchmesser der Stenose (paraaxial).
- Cine-GE: Anatomie (parasagittal) • Systolischer Flussjet (schwarz) • Aortale Regurgitation (biskupidale Aortenklappe).
- Phasenkontrastangiographie: Flussgradient • Kollateralkreislauf.
- 3D KM-MRA: Ursprungsanomalien der vom Aortenbogen abgehenden Gefäße • Kollateralen.

▶ **Angiographie**
Nicht zwingend notwendig • Interventioneller Eingriff • Druckgradient.

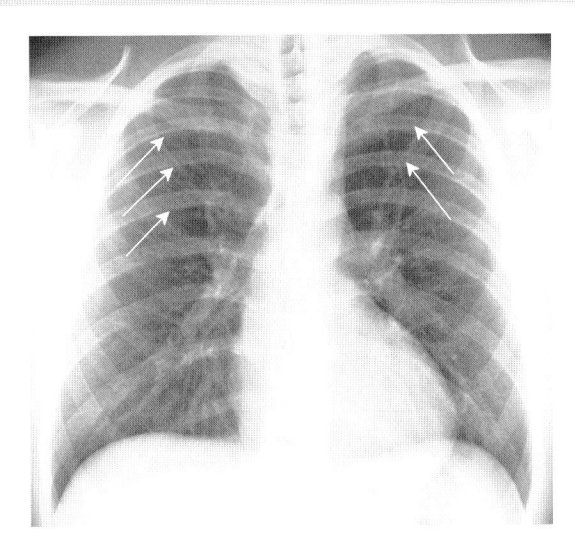

Abb. 33 Aortenisthmusstenose. Röntgen-Thorax a. p.: Mäßige Aortenisthmusstenose mit typischen Rippenusuren (Pfeile), die im Rahmen des Kollateralflusses über die Interkostalarterien entstehen.

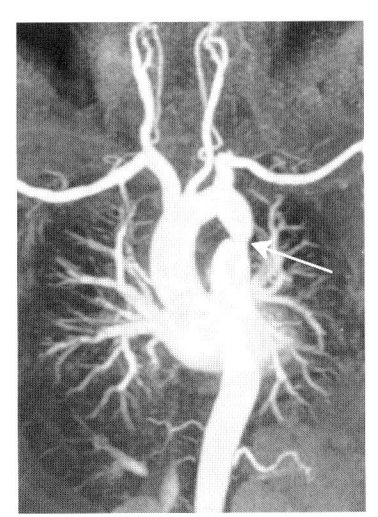

Abb. 34 MRT, MIP-Rekonstruktion einer KM-angehobenen 3D-MRA: Postduktale Aortenisthmusstenose (Pfeil).

Aortenisthmusstenose (ISTHA)

Klinik

▶ **Typische Präsentation**
Bei hochgradiger Stenose und fehlenden Kollateralen Herzinsuffizienz im Säuglingsalter ● Evtl. sehr lange asymptomatisch ● Strömungsgeräusch, auch zwischen Skapulae und über Aorta abdominalis ● Hypertonie der oberen Körperhälfte ● Manchmal Apoplex ● Kopfschmerzen ● Nasenbluten ● Rezidivierende Wadenschmerzen ● Abgeschwächte Femoralispulse ● Pulsationen oder systolisches Schwirren im Jugulum.

▶ **Therapeutische Optionen**
- Medikamentös: Bei Neugeborenen Prostaglandin zum Offenhalten des Ductus arteriosus Botalli ● Therapie der Herzinsuffizienz.
- Operativ: Duktusdurchtrennung ● Resektion des Aortenisthmus ● End-zu-End-Anastomose ● Evtl. Erweiterung des Aortenbogens (Patch oder Flap).
- Interventionell: Ballonangioplastie (palliativ oder bei Restenosen).

▶ **Verlauf und Prognose**
Mortalität: 11% vor dem 6. Lebensmonat ● OP-Risiko der isolierten postduktalen Aortenisthmusstenose: 0–3,5%.

▶ **Komplikationen**
Niereninsuffizienz durch Minderdurchblutung der unteren Körperhälfte.
Postoperativ: Reststenose (32%) ● Chronisch persistierende Hypertonie ● Mesenteriale Arteriitis ● Restenosierung bei OP im Neugeborenenalter häufig (15–20%) ● Postoperatives Aneurysma (24% nach Patch-Angioplastie).

Differenzialdiagnose

unterbrochener Aortenbogen	– vollständige Kontinuitätsunterbrechung
	– Blutfluss über PDA in Aorta descendens
Pseudokoarktation	– Knickbildung im Aortenbogen und Isthmus ohne Stenose
Takayasu-Arteriitis	– entzündlicher Prozess der Aortenwand
	– KM-Anreicherung der Gefäßwand
	– Beteiligung der supraaortalen Gefäße
	– bei chronischem Verlauf Engstellung/ Verschluss der Aorta und ihrer Äste

Typische Fehler

Typische Röntgenmorphologie fehlt häufig in der Frühphase ● Weitere Bildgebung erforderlich.

Ausgewählte Literatur

Dähnert W. Radiology review manual. Coarctation of Aorta. Philadelphia: Lippincott Williams & Wilkins; 2002: 622–623

Didier D et al. Coarctation of the aorta: pre- and postoperative evaluation with MRI and MR angiography: correlation with echocardiography and surgery. Int J Cardiovasc Imaging 2005; 3: 1–19

Fiore AC et al. Comparison of angioplasty and surgery for neonatal aortic coarctation. Ann Thorac Surg 2005; 80: 1659–1665

Uddin MJ et al. Surgical management of coarctation of the aorta in infants younger than five months: a study of 51 Patients. Ann Cardiovasc Surg 2000; 6: 252–257

Pulmonale Schlinge

Kurzdefinition

▶ **Epidemiologie**
3–6% aller Aortenbogenfehlbildungen.
▶ **Ätiologie/Pathophysiologie/Pathogenese**
Ätiologie unklar ● Fehlerhafte Entwicklung der 6. Kiemenbogenarterie ● Linke Pulmonalarterie entspringt aus der rechten Pulmonalarterie ● Linke Pulmonalarterie zieht zwischen Trachea und Ösophagus oberhalb des rechten Hauptbronchus nach links.

Zeichen der Bildgebung

▶ **Röntgen-Thorax**
Dorsale Trachealkompression im distalen Abschnitt oder direkt präkarinal ● Distale Trachea oder rechter Hauptbronchus evtl. nach ventral verlagert ● Kaudalisierung des linken Hilus ● Evtl. asymmetrisches Lungenvolumen ● Emphysem oder Atelektase der rechten und/oder linken Lungenhälfte durch Kompression der Bronchien.
▶ **Ösophagusbreischluck**
Ventrale Kompression des Ösophagus ● Gehört nicht zur Standarddiagnostik.
▶ **CT/MRT**
Zur präoperativen Planung CTA oder MRA ● Darstellung der pulmonalen Schlinge und der Trachealkompression ● Multiplanare Rekonstruktionen und 3D-Rekonstruktionen ersetzen konventionelle Angiographie.

Klinik

▶ **Typische Präsentation**
Stridor ● Dyspnoe ● Rezidivierende Pneumonien im frühen Kindesalter, oft auch unmittelbar postpartal ● Selten Dysphagie ● Kann asymptomatisch sein.
▶ **Therapeutische Optionen**
Reimplantation des aberrierenden Gefäßes.
▶ **Verlauf und Prognose**
Häufig bleiben Symptome postoperativ bestehen (Hypo- oder Dysplasie der Trachea und Hauptbronchien).
▶ **Komplikationen**
Oft assoziiert mit anderen kongenitalen Erkrankungen, z. B. Herzfehler (PDA, ASD).

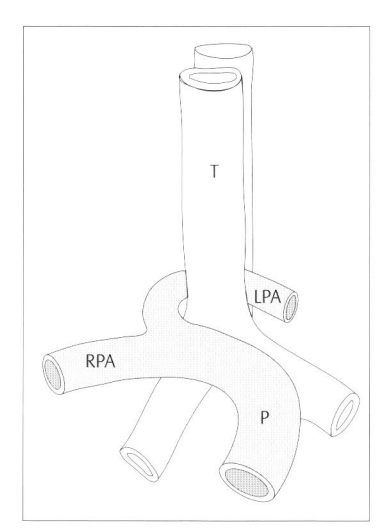

Abb. 35 Pulmonale Schlinge. Schematische Darstellung der Gefäßanatomie von ventral.
LPA: linke Pulmonalarterie
P: A. pulmonalis
RPA: rechte Pulmonalarterie
T: Trachea
(aus Benz-Bohm G. Kinderradiologie. Stuttgart: Thieme; 2005)

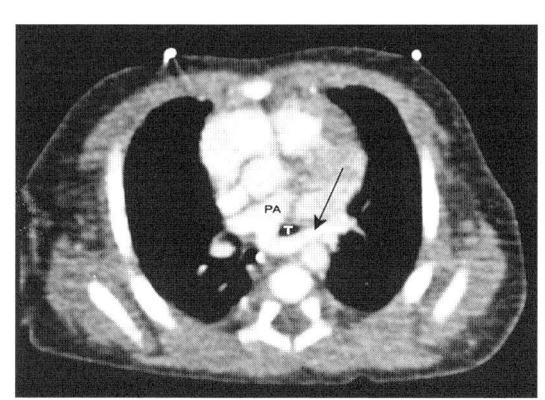

Abb. 36 KM-angehobene CT nach KM-Gabe: Aus der rechten Pulmonalarterie (PA) entspringende linke pulmonale Schlinge (Pfeil), die zwischen Trachea (T) und Ösophagus (markiert mit Magensonde) nach links verläuft.

Differenzialdiagnose

rechter Aortenbogen mit links aberrierender A. subclavia	– kann meist nur mit Schnittbildgebung unterschieden werden – Aortenbogen retroösophageal rechts, gibt linke A. subclavia als letzten Ast des anomalen Bogens ab – Lig. arteriosum zieht von der deszendierenden Aorta zur linken Pulmonalarterie, dadurch Trachea und Ösophagus eingeengt
doppelter Aortenbogen	– Trachealkompression, rechts meist ausgeprägter als links – Trachealeinengung und Verlagerung von dorsal
mediastinaler Tumor	– weitere Abklärung mit Schnittbildgebung

Typische Fehler

Verkennung bei nicht eindeutigem Röntgen-Thorax.

Ausgewählte Literatur

Bove T et al. Tracheobronchial compression of vascular origin. Review of experience in infants and children. J Cardiovasc Surg 2001; 42: 663–666

Sebening C et al. Vascular tracheobronchial compression syndromes – experience in surgical treatment and literature review. Thorac Cardiovasc Surg 2000; 48: 164–174

Woods RK et al. Vascular anomalies and tracheoesophageal compression: a single institution's 25-year experience. Ann Thorac Surg 2001; 72: 434–439

Ebstein-Anomalie

Kurzdefinition

- **Epidemiologie**
  Unter 1 % aller angeborenen Herzfehler ● Keine Geschlechterbevorzugung ● Tritt meist spontan auf ● Fraglich gehäuft bei Kindern von Müttern mit Lithium-Einnahme im 1. Trimenon.

- **Ätiologie/Pathophysiologie/Pathogenese**
  Verlagerung der septalen und posterolateralen Segel der Trikuspidalklappe in den rechten Ventrikel ● Meist Trikuspidalinsuffizienz ● Rechter Ventrikel atrialisiert und klein ● Evtl. nur Ausflussbahn erhalten ● Geringe Auswurfmenge in das Pulmonalgefäßsystem ● Bei 50 % offenes Foramen ovale oder ASD II ● Widerstandserhöhung der Lungenstrombahn bestimmt Ausmaß des Rechts-links-Shunts ● Volumenbelastung des rechten Herzens ● Evtl. Dysfunktion des linken Ventrikels.

Zeichen der Bildgebung

- **Röntgen-Thorax**
  Rechts betonte Herzvergrößerung ● Evtl. „Bocksbeutelform" ● Schmales Gefäßband ● Hypoplastisches Pulmonalissegment ● Je nach Ausprägung eines Rechts-links-Shunts reduzierte Lungendurchblutung.

- **Echokardiographie**
  Verlagerte Trikuspidalklappe mit Atrialisierung des rechten Ventrikels ● Offenes Foramen ovale oder ASD II mit Shunt-Fluss ● Trikuspidalregurgitationen.

- **MRT**
  - EKG-getriggerte T1w SE, lange Achse: Darstellung der Anatomie
  - Cine-GE, SSFP: Klappenmorphologie und -funktion ● Volumetrie
  - Phasenkontrastangiographie: Shunt-Fluss.

- **Angiographie**
  Selten notwendig für primäre Diagnose.

Klinik

- **Typische Präsentation**
  50 % als Neugeborene unauffällig ● Zyanose ● Rechtsherzinsuffizienz ● Herzrhythmusstörungen (typischerweise Vorhofflimmern) ● Systolikum und Diastolikum über 4. ICR links parasternal ● Geringe körperliche Belastbarkeit.

- **Therapeutische Optionen**
  Medikamentöse Therapie der Herzrhythmusstörungen ● Rekonstruktion oder Ersatz der Trikuspidalklappe ● Korrektur begleitender Herzfehler (z. B. Verschluss eines Vorhofseptumdefekts).

- **Verlauf und Prognose**
  Abhängig von hämodynamischer Situation ● Evtl. beschwerdefrei.

- **Komplikationen**
  Plötzlicher Herztod bei atrialen Arrhythmien ● Gekreuzte Embolie bei Vorhofseptumdefekt mit Apoplex.

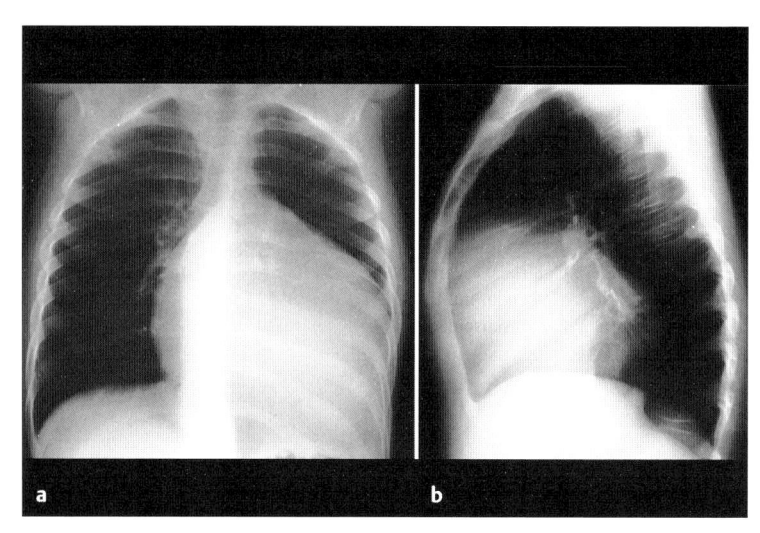

Abb. 37 Ebstein-Anomalie (ohne operative Korrektur). Röntgen-Thorax a.p. (**a**) und seitlich (**b**): Massive Rechtsherzvergrößerung mit angedeuteter Bocksbeutelform, mäßig reduzierte Lungengefäßzeichnung.

Differenzialdiagnose

großer Perikarderguss	– azyanotisch
	– Unterscheidung mit Sonographie
großer ASD	– azyanotisch
	– erhöhte Lungendurchblutung
	– Links-rechts-Shunt auf Vorhofebene
multivalvuläres Vitium/Trikuspidalinsuffizienz	– Echokardiographie wegweisend

Typische Fehler

Verwechslung mit Perikarderguss oder multivalvulärem Vitium.

Ausgewählte Literatur

Ammash NM et al. Mimics of Ebstein's anomaly. Am Heart J 1997; 134: 508–513

Celermajer DS et al. Outcome in neonates with Ebstein's anomaly. J Am Coll Cardiol 1992; 19: 1041–1046

Cohen LS et al. A reevaluation of risk of in utero exposure to lithium. JAMA 1994; 271: 146–150

Gutberlet M et al. Prä- und postoperative Beurteilung der ventrikulären Funktion, Muskelmasse und Klappenmorphologie bei der Ebstein-Anomalie mit der Magnetresonanztomographie. Fortschr Röntgenstr 2000; 172: 436–442

Fallot-Tetralogie

Kurzdefinition

▶ **Epidemiologie**
7–10% aller angeborenen Herzfehler ● Bevorzugung des männlichen Geschlechts ● Häufigster zyanotischer Herzfehler ● Gehäuft beim Down- und Noonan-Syndrom und anderen Chromosomenanomalien.

▶ **Ätiologie/Pathophysiologie/Pathogenese**
Pulmonalstenose ● VSD ● Dextroposition der Aorta (reitende Aorta) ● Rechtsherzhypertrophie ● Rechts-links-Shunt ● Rechtsventrikuläre Ausflusstraktobstruktion (wird mit dem Alter stärker) ● Verminderte Lungendurchblutung kann teils ausgeglichen werden durch PDA oder multiple aortopulmonale Kollateralen ● Anomalien der Koronargefäße (10%) ● Biskuspidale Pulmonalklappe (49%) ● Stenose der linken Pulmonalarterie (40%).

Zeichen der Bildgebung

▶ **Röntgen-Thorax**
Herzkonfiguration bei Säuglingen meist unauffällig ● Später typische Holzschuhform (Herzspitze angehoben und abgerundet) ● Leere Pulmonalisbucht ● Verminderte Lungengefäßzeichnung ● Später Zunahme der Lungengefäßzeichnung ● rechter Aortenbogen mit rechts deszendierender Aorta (25%) ● Nach Blalock-Taussig-OP Anastomose mit lateral konvexem Rand im oberen Mediastinum (a. p.).

▶ **Echokardiographie**
Sicheres Verfahren zur Diagnosestellung ● Darstellung der Herzanomalien ● Nachweis des Shunt-Flusses.

▶ **MRT**
- EKG-getriggerte T1w SE, axial: präoperativ Pulmonalisanatomie ● Postoperativ Durchgängigkeit des Blalock-Taussig-Shunts.
- Cine-GE/SSFP, kurze Achse: rechtsventrikuläre Funktion.
- Phasenkontrast-MRA: rechtsventrikuläre Funktion ● Regurgitation.
- 3D-kontrastangehobene MRA: Anatomie ● Kollateralen/MAPCAs ● Koronarien.

▶ **Angiographie**
Koronararterienanatomie ● Ballonangioplastie der Pulmonalisstenose ● Darstellung der Kollateralen.

Klinik

▶ **Typische Präsentation**
Postpartal systolisches Herzgeräusch ● Zunächst azyanotisches Kind ● Spätestens nach dem 1. Lebensjahr Zyanose ● Entwicklungsverzögerung ● Polyglobulie ● Trommelschlägelfinger ● Uhrglasnägel ● Arrhythmien ● Ohnmachts- und Krampfanfälle ● Typischerweise geht Kind in Hockposition.

Fallot-Tetralogie

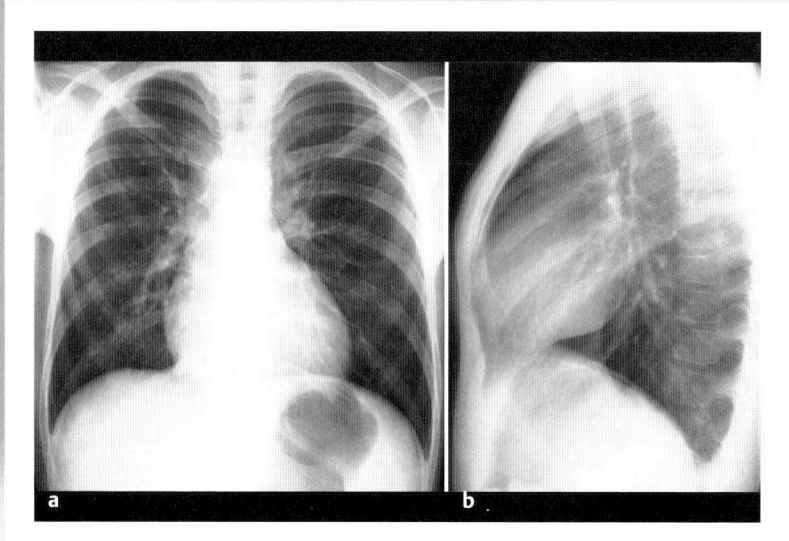

Abb. 38 Fallot-Tetralogie. Röntgen-Thorax p. a. (**a**) und seitlich (**b**): Rechtsventrikuläre Hypertrophie, vergrößerte retrosternale Kontaktfläche in der seitlichen Aufnahme. Leere Pulmonalisbucht, Dextroposition des Aortenbogens. Die zentrale Lungengefäßzeichnung ist nicht signifikant vermindert.

▶ **Therapeutische Optionen**

Endokarditisprophylaxe • Blalock-Taussig-Shunt (palliativ): End-zu-Seit-Anastomose zwischen der A. subclavia und der Pulmonalarterie • Modifizierter Blalock-Taussig-Shunt (palliativ): Interposition einer Kunststoffprothese • Zentraler aortopulmonaler Shunt zwischen Aorta ascendens und Pulmonalarterie (palliativ) • Operative Korrektur: Beseitigung der rechtsventrikulären Ausflusstraktobstruktion und VSD-Verschluss.

▶ **Verlauf und Prognose**

10% der nicht behandelten Patienten wird älter als 20 Jahre • Gute Prognose bei frühzeitiger operativer Korrektur • Langzeitergebnis je nach rechtsventrikulärer Dysfunktion.

▶ **Komplikationen**

Hypoxämische Anfälle • Gekreuzte Embolien (z. B. Gehirn) • Bakterielle Endokarditis • Rechtsherzinsuffizienz mit Herzversagen.

Differenzialdiagnose

Pulmonalarterienatresie mit VSD und MAPCAs	– Unterscheidung mit Echokardiographie
Trikuspidalatresie mit VSD	– Unterscheidung mit Echokardiographie

Typische Fehler

Meist eindeutige Diagnosestellung möglich.

Ausgewählte Literatur

Gutberlet M et al. Einsatz moderner Schnittbildverfahren in der Diagnostik von Herzklappenerkrankungen. Z Kardiol 2001; 90 Suppl 6: 2 – 12

Haramati LB et al. MR imaging and CT of vascular anomalies and connections in patients with congenital heart disease: significance in surgical planning. Radiographics 2002; 22: 337 – 349

Tongsong T et al. Prenatal sonographic diagnosis of tetralogy of Fallot. J Clin Ultrasound 2005; 33: 427 – 431

Wu ET et al. Balloon Valvuloplasty as an Initial Palliation in the Treatment of Newborns and Young Infants with Severely Symptomatic Tetralogy of Fallot. Cardiology 2005; 105: 52 – 56

Transposition der großen Gefäße (TGA)

Kurzdefinition

- **Epidemiologie**
  4–6% aller angeborenen Herzfehler ● m : w = 2 : 1.
- **Ätiologie/Pathophysiologie/Pathogenese**
  Kongenitaler Herzfehler mit primärer Zyanose ● Aorta entspringt aus dem anatomisch rechten Ventrikel, Pulmonalarterie aus dem anatomisch linken Ventrikel ● Aorta liegt ventral der Pulmonalarterie und meist rechts (dexter = d-Transposition) ● Parallelschaltung vom kleinen und großen Kreislauf ● Volumenbelastung des linken Ventrikels, Druckbelastung des rechten Ventrikels ● Überleben postpartal nur möglich bei Shunt (offenes Foramen ovale, ASD II, VSD, PDA) ● Oft zusätzlich linksventrikuläre Ausflussbahnobstruktion (Subpulmonalstenose) ● Oft zusätzlich Koronararterienanomalien.
  - d-TGA mit intaktem Ventrikelseptum (50%) = d-TGA simplex
  - d-TGA mit VSD (25%)
  - d-TGA mit Pulmonalstenose mit/ohne VSD (25%)

Zeichen der Bildgebung

- **Röntgen-Thorax**
  Unauffällige a. p. Aufnahme möglich ● Pulmonalissegment fehlt ● Oberes Gefäßband schmal ● Herzvergrößerung („liegende Eiform") ● Bei VSD Lungengefäßzeichnung vermehrt ● Bei Subpulmonalstenose Lungengefäßzeichnung vermindert.
- **Echokardiographie**
  Sichere und schnelle Diagnosestellung.
- **MRT**
  EKG-getriggerte T1w SE, Cine-GE/SSFP und 3D kontrastangehobene MRA ● Darstellung der großen Gefäße ● Offenes Foramen ovale, PDA und VSD darstellbar ● Evtl. Subpulmonalstenose ● Insbesondere zur Abklärung postoperativer Komplikationen.
- **Angiographie**
  Präoperativ nicht zwingend notwendig ● Evtl. Druckmessung ● Evtl. bei Palliativeingriff (Rashkind-Manöver).

Klinik

- **Typische Präsentation**
  Schwere Zyanose ● Keine Besserung trotz Sauerstoffgabe ● Nur geringe Dyspnoe.
- **Therapeutische Optionen**
  Palliativ: Durch Prostaglandin E_1 kann der Ductus arteriosus Botalli offen gehalten werden ● Rashkind-Manöver: Notfall-Septostomie auf Vorhofebene mit Ballon unter angiographischer Kontrolle.
  Operativ: Anatomische Korrektur („arterial switch") ● Evtl. VSD-Verschluss ● Wenn der rechtsventrikuläre Druck deutlich unter dem Systemdruck liegt, dann zunächst Pulmonalisbanding und Blalock-Taussig-Shunt ● Vorhofumkehr nach Mustard oder Senning („atrial switch") bei Diagnose nach dem 6. Lebensmonat oder selten bei kom-

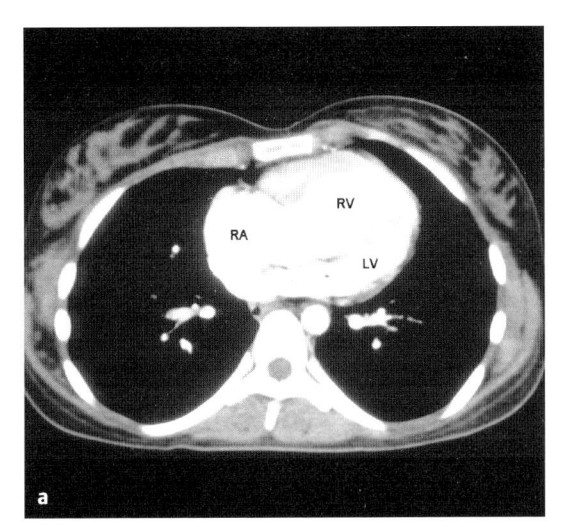

Abb. 39 Transposition der großen Gefäße. Thorax-CT nach KM-Gabe. TGA mit Korrektur auf Vorhofebene: Hypertrophierter rechter Ventrikel (RV), aus dem nach kranial die Aorta (AA: Aorta ascendens, AD: Aorta descendens) entspringt. Der Pulmonalishauptstamm (TP) entspringt aus dem Ausflusstrakt des linken Ventrikels (LV).

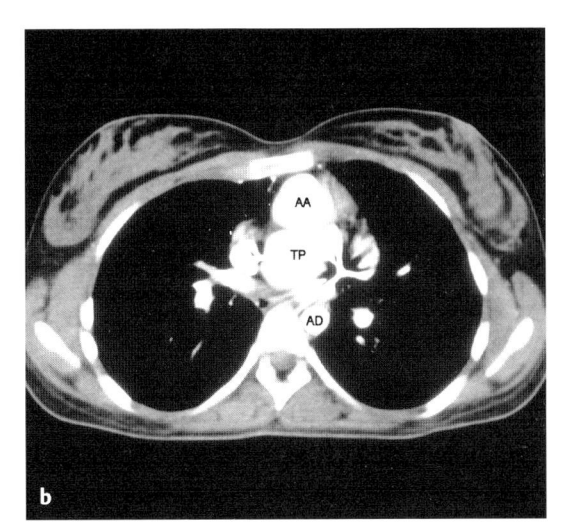

pliziertem Abgang/Verlauf der Koronarien ● Bei d-TGA mit Subpulmonalstenose intraventrikuläre Korrektur nach Rastelli mit RV-Konduit.
Postoperativ: Endokarditisprophylaxe bei Restdefekten.

▶ **Verlauf und Prognose**
Überlebensrate ohne operative Korrektur: 70% nach 1 Woche, 50% nach 1 Monat, 11% nach 1 Jahr ● Operationsletalität: anatomische Korrektur: 15%, Vorhofumkehr: 5%, intraventrikuläre Korrektur: 10–30% ● Langzeitprognose von Koronararterienanomalien abhängig.

▶ **Komplikationen**
Rechtsventrikuläres Versagen bei großem VSD ● Herzrhythmusstörungen ● Atriale Thromben.

Differenzialdiagnose

Fallot-Tetralogie	– Pulmonalstenose
	– rechtsventrikuläre Hypertrophie
	– VSD
	– über dem VSD „reitende" Aorta
„double outlet right ventricle" (DORV)	– Aorta und Pulmonalarterie entspringen aus dem rechten Ventrikel
	– Befundsicherung mit Echokardiographie
Pulmonalatresie	– zyanotisches Herzvitium mit und ohne VSD möglich
	– evtl. Darstellung von MAPCAs
	– reduzierte Lungengefäßzeichnung
Lungenvenenfehleinmündung	– Schneemannfigur des oberen Mediastinums
	– kleines Herz
	– Zeichen der pulmonalvenösen Stauung

Typische Fehler

Verwechslung mit anderen kongenitalen zyanotischen Herzfehlern möglich.

Ausgewählte Literatur

AWMF online Leitlinien. Kongenitale Herzfehler mit primärer Zyanose. Gesellschaft für Thorax-, Herz- und Gefäßchirurgie. AWMF-Leitlinien-Register Nr. 011/010

Donnelly LF et al. Plain-film assessment of the neonate with D-transposition of the great vessels. Pediatr Radiol 1995; 25: 195–197

Gutberlet M et al. Arterial switch procedure for D-transposition of the great arteries: quantitative midterm evaluation of hemodynamic changes with cine MR imaging and phase-shift velocity mapping-initial experience. Radiology 2000; 214: 467–475

Kampmann C et al. Late results after PTCA for coronary stenosis after the arterial switch procedure for transposition of the great arteries. Ann Thorac Surg 2005; 80: 1641–1646

Ventrikulärer Septumdefekt (VSD)

Kurzdefinition

- **Epidemiologie**
  Häufigste kongenitale Herzerkrankung (25–30%).
- **Ätiologie/Pathophysiologie/Pathogenese**
  - perimembranöser Defekt (70–80%): im membranösen Ventrikelseptum ▪ Defekt grenzt an das septale Segel der Trikuspidalklappe und/oder der Aortenklappe an
  - muskulärer Defekt: einzeln oder multipel („Swiss-cheese"-Defekt) ▪ Rein muskulär begrenzt (mittventrikulär/apikal)
  - „doubly committed" VSD: im Konusseptum unterhalb der Aorten- und Pulmonalklappe
  - AV-Kanaltyp („Inlet-Typ"): im Einlassseptum des rechten Ventrikels

  Volumenbelastung des rechten Ventrikels und des linken Vorhofes ▪ Bei 50% der Patienten ist der VSD mit weiteren Herzgefäßfehlern kombiniert.

Zeichen der Bildgebung

- **Röntgen-Thorax**
  Bei kleinem VSD unauffälliger Befund ▪ Kardiomegalie ▪ Vermehrte Lungengefäßzeichnung und prominentes Pulmonalissegment je nach Größe des VSD ▪ Bei pulmonaler Hypertonie typischer Kalibersprung der Hilusgefäße ▪ Bei pulmonaler Hypertonie und Eisenmenger-Reaktion nimmt die Herzgröße wieder ab (geringerer Shunt-Fluss).
- **Echokardiographie**
  Sichere und schnelle Diagnosestellung ▪ Charakterisiert die Ausdehnung und Form des VSD ▪ Beurteilung der Klappenfunktion.
- **MRT**
  EKG-getriggerte T1w SE ▪ Vierkammerblick: Septumdefekt gut abgrenzbar ▪ Cine-GE (retrospektiv getriggert): Klappenfunktion und Shunt-Fluss (quantifizierbar mit Phasenkontrastangiographie, Flussvolumen in Aorta und Pulmonalarterie).
- **Angiographie**
  Angiokardiographie zur Verifizierung des echokardiographischen Befundes ▪ Zum Ausschluss weiterer Anomalien.

Klinik

- **Typische Präsentation**
  Typisches systolisches Pressstrahlgeräusch über 4. ICR links parasternal ▪ Evtl. präkordiales Schwirren palpabel.
- **Therapeutische Optionen**
  Hämodynamisch wirksame Defekte werden verschlossen (angiographisch/interventionell oder offen chirurgisch) ▪ Bei nicht beherrschbarer Herzinsuffizienz wird der VSD in jedem Alter als dringliche Korrektur operiert ▪ Große Defekte werden im Säuglingsalter, mittelgroße Defekte elektiv im Vorschulalter verschlossen ▪ Bei Defekten nahe der Aortenklappe mit Prolaps einer Klappentasche und Aorteninsuffizienz Verschluss unabhängig von der hämodynamischen Bedeutung des VSD.

Ventrikulärer Septumdefekt (VSD)

Abb. 40 Ventrikulärer Septumdefekt Röntgen-Thorax a.p.: Vergrößertes Herz, deutlich vermehrte, zentral betonte Lungengefäßzeichnung. Echokardiographisch gesicherter VSD.

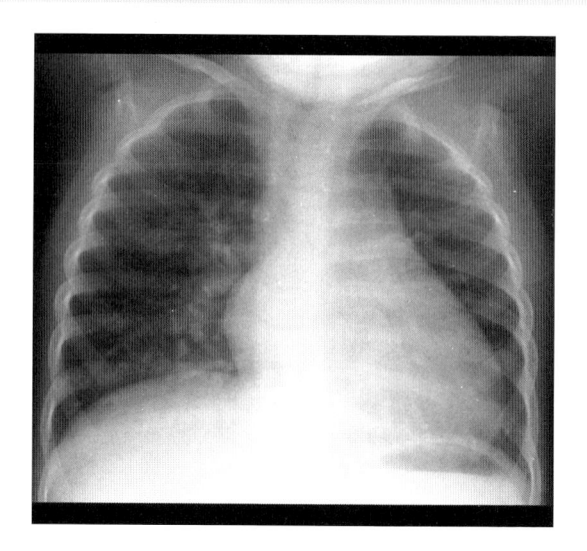

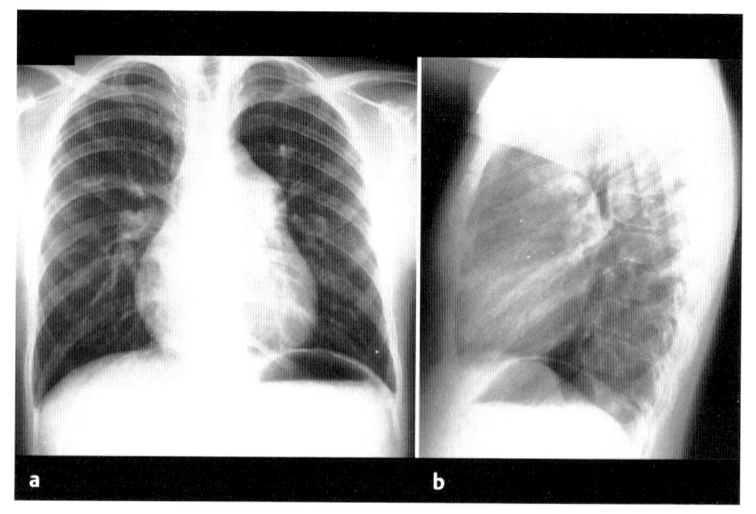

Abb. 41 16-jähriger Patient mit unbehandeltem VSD und ASD. Röntgen-Thorax in 2 Ebenen: Echokardiographisch gesicherte Shunt-Umkehr („Eisenmenger-Reaktion"). Verminderte zentrale Lungengefäßzeichnung, vergrößertes Pulmonalissegment, Kalibersprung der zentralen Pulmonalarterien („Hilusamputation") als zusätzlicher Hinweis auf eine pulmonalarterielle Hypertonie. Retrosternale Kontaktfläche deutlich vergrößert (Rechtsherzvergrößerung).

▶ **Verlauf und Prognose**

Im 1. Lebensjahr häufig Verkleinerung des Defekts, evtl bis zum Spontanverschluss (40% in den ersten 2 Jahren) ● Bei großem VSD Gefahr einer fixierten pulmonalen Hypertonie ● Lebenslang Risiko einer bakteriellen Endokarditis.

▶ **Komplikationen**

Eisenmenger-Reaktion mit Umkehrung des Links-rechts-Shunts durch fixierte pulmonale Hypertonie (10% bei großem, nicht korrigierten VSD nach 2 Jahren) ● Perikardiotomiesyndrom mit Perikarderguss (steril) und Pleuraergüssen (gute Prognose, Ätiologie unklar).

Differenzialdiagnose

ASD	– vermehrte Lungengefäßzeichnung
	– Kardiomegalie nicht obligat
	– vergrößerte zentrale Pulmonalarterien
	– rechtsventrikuläre Herzvergrößerung
PDA	– Links-rechts-Shunt
	– häufig bei Frühgeborenen
	– zunehmende pulmonale Verdichtungen bei IRDS (trotz Surfactantgabe)

Typische Fehler

Konventionell radiographisch keine sichere Unterscheidung der einzelnen Links-rechts-Shunt-Vitien möglich, insbesondere in der frühen Phase.

Ausgewählte Literatur

AWMF online. Leitlinien zur Diagnostik und Therapie in der Pädiatrischen Kardiologie – Ventrikelseptumdefekt. Leitlinien-Register Nr. 023/012

Masura J et al. Percutaneous closure of perimembranous ventricular septal defects with the eccentric Amplatzer device: multicenter follow-up study. Pediatr Cardiol 2005; 26: 216–219

Wang ZJ et al. Cardiovascular shunts: MR imaging evaluation. Radiographics 2003; 23: 181–194

Yoo SJ et al. Magnetic resonance imaging of complex congenital heart disease. Int J Card Imaging 1999; 15: 151–160

Atrialer Septumdefekt (ASD)

Kurzdefinition

▶ **Epidemiologie**
Der ASD II macht 8–12 % aller angeborenen Herzfehler aus ● Geschlechterverhältnis: w : m = 3 : 1.

▶ **Ätiologie/Pathophysiologie/Pathogenese**
Häufig kombiniert mit anderen Herzfehlern (z. B. Pulmonalstenose) ● Evtl. Kombination mit Mitralstenose (Lutembacher-Syndrom) ● Offenes Foramen ovale ist kein echter Herzfehler ● Bei Druckerhöhung im RA kann es jedoch hierüber zu einem Rechts-links-Shunt kommen.

- Ostium secundum Defekt (ASD II, 60–70 %): in 25 % kombiniert mit partieller Pulmonalvenenfehleinmündung in die VCS oder den rechten Vorhof
- Sinus venosus Defekt (5 %): in 90 % kombiniert mit partieller Pulmonalvenenfehleinmündung in die VCS oder den rechten Vorhof
- Ostium primum Defekt (ASD I, 30 %): Bestandteil des atrioventrikulären Septumdefekts

Hämodynamik: Links-rechts-Shunt mit Volumenbelastung des rechten Ventrikels ● Erst im späten Kindesalter pulmonale Hypertonie mit Möglichkeit der Eisenmenger-Reaktion.

Zeichen der Bildgebung

▶ **Röntgen-Thorax**
Vergrößerte retrosternale Kontaktfläche ● Anhebung der Herzspitze ● Rechter Ventrikel wird später auch links randbildend ● Herzgröße kann je nach Shunt-Volumen auch normal sein ● Prominentes Pulmonalishauptstammsegment ● Schmale Aorta ● Pulmonale Hyperämie.

▶ **Echokardiographie**
Lage und Ausdehnung des Defekts ● Shunt-Volumen ● Paradoxe Bewegung des ventrikulären Septums durch Volumenbelastung des RV.

▶ **MRT**
EKG-getriggerte T1w SE ● Vierkammerblick: Septumdefekt gut abgrenzbar ● Cine-GE (retrospektiv getriggert): Klappenfunktion und Shunt-Fluss (quantifizierbar mit Phasenkontrastangiographie, Flussvolumen in Aorta und Pulmonalarterie).

▶ **Angiographie**
Nicht zwingend notwendig ● Interventioneller Eingriff (mit direktem Verschluss) ● Druckgradientenbestimmung.

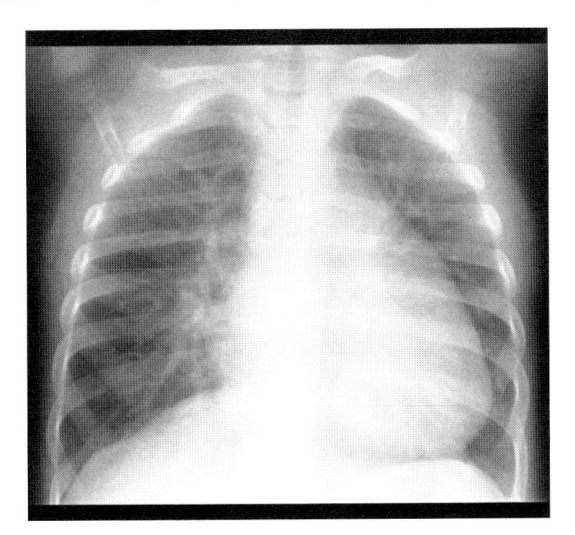

Abb. 42 Atrialer Septumdefekt (ASD II). Röntgen-Thorax a. p.: Rechtsventrikuläre Herzvergrößerung, angehobene Herzspitze, prominentes Pulmonalissegment, pulmonale Hyperämie.

Klinik

▶ **Typische Präsentation**
Kann asymptomatisch sein ● Erhöhte Infektanfälligkeit ● (Belastungs-) Dyspnoe ● Herzinsuffizienzzeichen (Hepatomegalie, Gedeihstörungen und Dyspnoe) im Säuglings- und Kleinkindesalter selten ● Arrhythmie ● Thrombembolien (gekreuzte Embolien mit Apoplex) ● Herzgeräusch (gespaltener 2. Herzton).

▶ **Therapeutische Optionen**
Operativ: direkter Verschluss des ASD (bei größeren Defekten Patchplastik) ● Interventionell (ASD II): Defektverschluss mit Verschlusssystem.

▶ **Verlauf und Prognose**
Mortalität: 4% in den ersten 3 Lebensdekaden ● Sehr gute Prognose nach Septumverschluss ● Lebenslanges Risiko einer bakteriellen Endokarditis.

▶ **Komplikationen**
Pulmonale Hypertonie mit Eisenmenger-Reaktion ● Paradoxe Embolien (z.B. mit Hirnabszessen) ● Herzrhythmusstörungen.

2 Atrialer Septumdefekt (ASD)

Differenzialdiagnose

Ventrikelseptumdefekt – s. Kapitel VSD

PDA
- Links-rechts-Shunt
- häufig bei Frühgeborenen
- zunehmende pulmonale Verdichtungen bei HMD (trotz Surfactantgabe)

Typische Fehler

Konventionell radiographisch keine sichere Unterscheidung der Links-rechts-Shunt-Vitien möglich, v. a. in der frühen Phase.

Ausgewählte Literatur

AWMF online. Leitlinien zur Diagnostik und Therapie in der Pädiatrischen Kardiologie – Vorhofseptumdefekt. Leitlinien-Register Nr. 023/012

Beerbaum P et al. Atrial septal defects in pediatric patients: noninvasive sizing with cardiovascular MR imaging. Radiology 2003; 228: 361–369

Fischer G et al. Experience with transcatheter closure of secundum atrial septal defects using the Amplatzer septal occluder: a single centre study in 236 consecutive patients. Heart 2003; 89: 199–204

Hundley WG et al. Assessment of left-to-right intracardiac shunting by velocity-encoded, phase-difference magnetic resonance imaging. A comparison with oximetric and indicator dilution techniques. Circulation 1995; 91: 2955–2960

Persistierender Ductus arteriosus Botalli (PDA)

Kurzdefinition

- **Epidemiologie**
  10% aller angeborenen Herzfehler ● Geschlechterverhältnis: m : w = 1 : 2.
- **Ätiologie/Pathophysiologie/Pathogenese**
  Persistierende 6. Kiemenbogenarterie, die die linke Pulmonalarterie mit der Aorta verbindet (direkt distal des Abgangs der linken A. subclavia) ● Pränatal physiologische Verbindung mit Umgehung des Lungenkreislaufs ● Funktionaler Verschluss spätestens nach 48 Stunden durch muskuläre Kontraktion ● Anatomischer Verschluss durch subintimale Fibrose und Thrombose ● Links-rechts-Shunt je nach Druckgradient zwischen großem und kleinem Kreislauf sowie Ductusdurchmesser und -länge ● Kann bei zusätzlichem Herzfehler überlebenswichtig sein (z.B. Pulmonalatresie) und offen gehalten werden mit Prostaglandin E_1.

Zeichen der Bildgebung

- **Röntgen-Thorax**
  Pulmonalissegment vergrößert ● Vermehrte, zentral betonte Lungengefäßzeichnung ● Kardiomegalie (Betonung des LA und LV) ● Aorta ascendens und Aortenbogen vergrößert ● Verschattung des aortopulmonalen Fensters ● Sekundäre Eintrübung der Lunge bei IRDS.
- **Echokardiographie**
  Anatomische Darstellung ● Funktionelle Einschätzung.
- **MRT**
  EKG-getriggerte T1w SE (black-blood), parasagittal: PDA gut abgrenzbar ● Cine-GE/SSFP: Rechtsventrikuläre Funktion bei Eisenmenger-Reaktion mit pulmonaler Hypertonie ● 3D kontrastangehobene MRA: Darstellung der Anatomie.
- **Angiographie**
  Nicht zwingend notwendig ● Interventioneller Eingriff.

Klinik

- **Typische Präsentation**
  Meist asymptomatisch ● Kontinuierliches, systolisch-diastolisches Geräusch mit Punktum max. über 1.–2. ICR links parasternal ● In 15% der Fälle Herzinsuffizienz im Säuglingsalter (Dyspnoe, Gedeihstörung).
- **Therapeutische Optionen**
    - medikamentös: Indometacin zum Verschluss ● Evtl. Endokarditisprophylaxe
    - operativ: wenn kein interventioneller oder medikamentöser Verschluss eines symptomatischen Ductus möglich, dann operative Durchtrennung
    - interventionell: Embolisation (Rezidivgefahr)
- **Verlauf und Prognose**
  Exzellente Prognose nach Verschluss ● Nach interventionellem Verschluss Gefahr eines Rest- oder Rezidiv-Shunts.

Persistierender Ductus arteriosus Botalli (PDA)

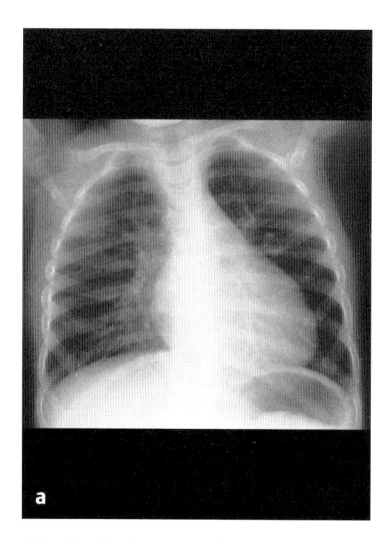

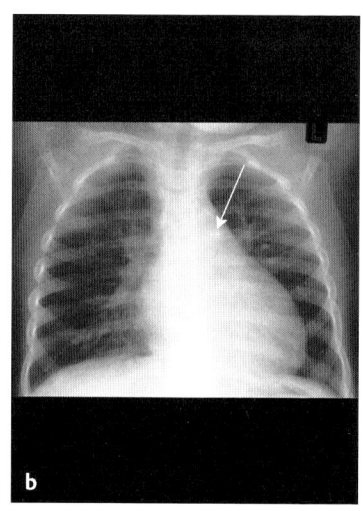

Abb. 43 Persistierender Ductus arteriosus Botalli. Röntgen-Thorax a. p.: Mäßige Kardiomegalie, zentral betonte vermehrte Lungengefäßzeichnung (**a**). Nach interventionellem Verschluss (**b**) röntgendichtes Verschlussmaterial in Projektion auf das aortopulmonale Fenster (Pfeil). Die pulmonale Hyperämie ist gering rückläufig.

▶ **Komplikationen**

Herzinsuffizienz (sehr selten) • Shunt-Umkehr mit Zyanose bei pulmonaler Hypertonie • Endokarditisgefahr.

Differenzialdiagnose

VSD	– s. Kapitel VSD
ASD	– Lungengefäßzeichnung vermehrt
	– Kardiomegalie nicht obligat
	– vergrößerte zentrale Pulmonalarterien
	– rechtsventrikuläre Herzvergrößerung

Typische Fehler

Sekundäre Eintrübung der Lungen bei Frühgeborenen mit IRDS wird als primäre pulmonale Problematik gedeutet (immer auch an PDA denken).

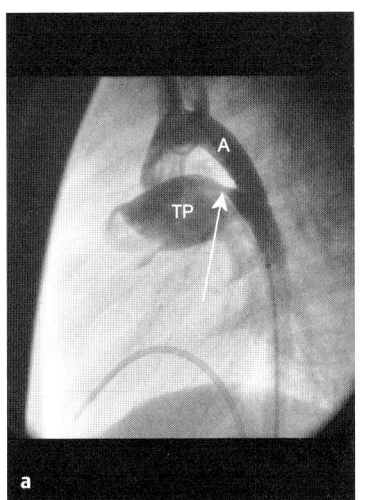

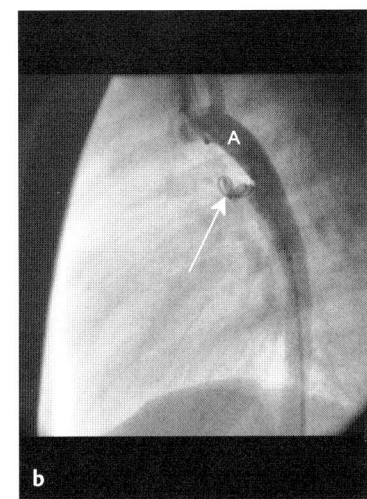

Abb. 44 DSA. Typischer Befund eines PDA (**a**). Der Pigtail-Katheter liegt in der thorakalen Aorta (A). Nach KM-Injektion Darstellung des Links-rechts-Shunts, Kontrastierung des Truncus pulmonalis (TP). Postinterventionelle DSA (**b**) nach Verschluss des Ductus mit Metallspiralen (Pfeil).

Ausgewählte Literatur

Breuer J et al. Interventioneller Verschluss des persistierenden Ductus botalli und verschiedener Gefäßmalformationen. Monatsschr Kinderheilkd 2001; 149: 1000–1010

Hofbeck M et al. Safety and efficacy of interventional occlusion of patent ductus arteriosus with detachable coils: a multicenter experience. Eur J Pediatr 2000; 159: 331–337

Dähnert W. Radiology review manual. Patent Ducuts Arteriosus. Philadelphia: Lippincott Williams & Wilkins; 2003: 640

Lungenvenenfehleinmündung

Kurzdefinition

- **Epidemiologie**
  Etwa 1–3% aller angeborener Herzfehler.
- **Ätiologie/Pathophysiologie/Pathogenese**
  Syn.: „total anomalous pulmonary venous connection" (TAPVC) ● Verbindung zwischen Pulmonalvenen und großen Körpervenen ● Assoziiert mit anderen Anomalien (z.B. ASD, offenes Foramen ovale, CCAM)
  Totale Lungenvenenfehleinmündung (TAPVC):
    - Typ I: suprakardial (50%); Drainage in die V. anonyma
    - Typ II: kardial (28%); Drainage in Koronarvenensinus oder in den rechten Vorhof
    - Typ III: infrakardial (17%); Drainage in das Abflussgebiet der V. portae oder über einen offenen Ductus venosus in die V. cava inferior
    - Typ IV: gemischt (5%); Kombination aus Typ I–III

  Partielle Lungenvenenfehleinmündung (PAPVR): Nur ein Teil der Lungenvenen mündet in systemvenöse Strukturen ● Ein anderer Teil mündet regelrecht in den linken Vorhof ● Links-rechts-Shunt mit Volumenbelastung ● Assoziierte Fehlbildung: Aspleniesyndrom (Rechtsisomerismus).

Zeichen der Bildgebung

- **Röntgen-Thorax**
  Schneemannfigur (Verbreiterung des oberen Mediastinums durch dilatierte V. cava superior und eine linke vertikale Lungenvene, Typ I) ● Kardiomegalie (Typ I und II) ● Kleines Herz und Lungenödem (Typ III) ● Schmales Mediastimum (Typ II und III) ● Vermehrte Lungengefäßzeichnung.
- **Echokardiographie**
  Keine venöse Drainage in den linken Vorhof.
- **CT**
  Dosisadaptierte KM-angehobene Untersuchung ● Direkte Darstellung der Lungenvenen ● Verdickte Interlobärsepten ● Verdickung der Bronchialwände ● Milchglasartige pulmonale Eintrübungen.
- **MRT**
  Axiale und koronare balanced FFE-Sequenz (SSFP) ● Direkte Darstellung der venösen Anatomie ● Zeitlich und örtlich hoch aufgelöste koronare, KM-angehobene MRA mit T1w GE (mit Subtraktionen der einzelnen Phasen) ● Phasenkontrastangiographie.
- **Angiographie**
  Selten notwendig ● Nach operativer Korrektur evtl. zur Darstellung und interventionellen Therapie von Stenosen der Pulmonalvenen.

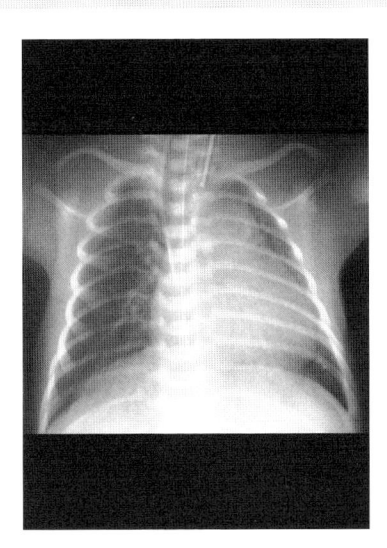

Abb. 45 Totale Lungenvenenfehleinmündung in den rechten Vorhof (Typ II, kardialer Typ), assoziierter ASD. Röntgen-Thorax a. p.: Rechtsventrikulär betonte Herzvergrößerung, zentral betont vermehrte Lungengefäßzeichnung.

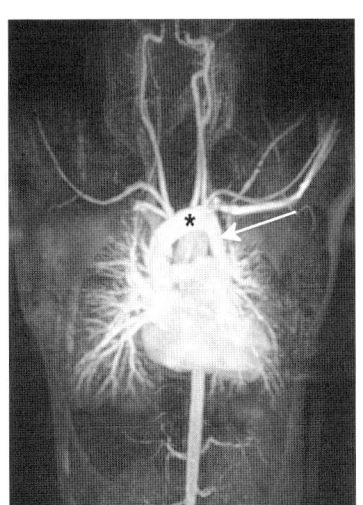

Abb. 46 Kontrastangehobene MRA des Thorax: Partielle Lungenvenenfehleinmündung der linken Lungenvenen über eine Vertikalvene (Pfeil) in die V. anonyma (*).

Abb. 47 DSA: KM-Gabe über Katheter in der rechten A. pulmonalis. Venöse KM-Phase. Fehleinmündung der linken Lungenvenen über eine linke Vertikalvene (Pfeil) in die kaliberstarke V. anonyma sinistra (VA). Im weiteren Verlauf Drainage über die V. cava superior (VCS) in den rechten Vorhof (RA). Die rechten Lungenvenen münden regelrecht in den linken Vorhof (LA).

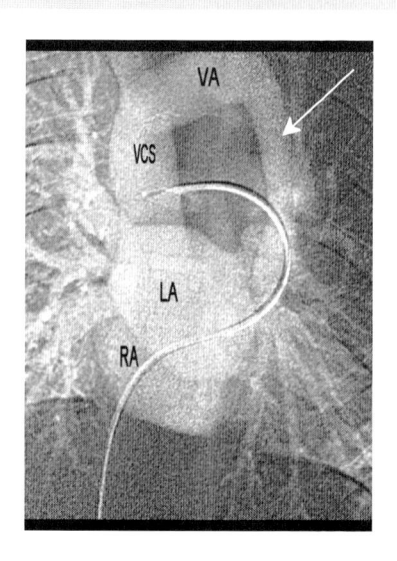

Klinik

▶ **Typische Präsentation**
- Pulmonalvenöse Obstruktion: Innerhalb der ersten Lebensstunden oder Lebenstage akute Notfallsituation ● Zyanose ● Dyspnoe ● Pulmonale Hypertonie.
- Ohne relevante pulmonalvenöse Obstruktion: Vermehrter pulmonaler Blutfluss ● Pulmonale Hypertonie ● Tachypnoe ● Herzinsuffizienzzeichen ● Dystrophie.
- Bei geringer Druckerhöhung in der Pulmonalarterie: Symptome evtl. gering ● Zyanose nicht vorhanden oder mild.

▶ **Therapeutische Optionen**
Obstruktive Formen müssen sofort korrigiert werden ● Nicht obstruktive Formen werden elektiv operiert (Verbindung der Lungenvenen direkt mit dem linken Vorhof).

▶ **Verlauf und Prognose**
Ohne Korrektur sind die obstruktiven Formen letal.

▶ **Komplikationen**
Obstruktion an der Anastomose (5–10%).

Differenzialdiagnose

Scimitar-Syndrom	– Hypoplasie der rechten Lunge
	– Dextroposition des Herzens
	– Hypoplasie der rechten Pulmonalarterie
	– arterielle Versorgung des rechten Unterlappens aus der Aorta abdominalis
	– venöse Drainage der rechten Lunge in die V. cava inferior (Vene hat typische „Türkensäbelform" rechts parakardial
ASD	– insbesondere der Typ II ist rein radiographisch nicht sicher zu unterscheiden
Cor triatriatum	– septale Trennung der Pulmonalveneneinmündung in den linken Vorhof (mit Fensterung)

Typische Fehler

Partielle Lungenvenenfehleinmündungen sind häufig asymptomatisch.

Ausgewählte Literatur

Hyde JAJ et al. Total anomalous pulmonary venous connection: Outcome of surgical correction and management of recurrent venous obstruction. Eur J Cardiothorac Surg 1999; 15: 735–741

Michielon G et al. Total anomalous pulmonary venous connection: Long-term appraisal with evolving technical solutions. Eur J Cardiothor Surg 2002; 22: 184–191

Ricci M et al. Management of pulmonary venous obstruction after correction of TAPVC: risk factors for adverse outcome. Eur J Cardiothorac Surg 2003; 24: 28–36

Fibromatosis colli

Kurzdefinition

▶ **Epidemiologie**
Meist Neugeborene mit Geburtstrauma (Beckenendlage, Vakuumextraktion, Zangengeburt) ● Häufigkeit < 0,4% der Neugeborenen.

▶ **Äthiologie/Pathophysiologie/Pathogenese**
Traumatisch bedingte Drucknekrose und oder venöse Abflussbehinderung des M. sternocleidomastoideus ● Zunächst Muskelödem ● Später Degeneration von Muskelfasern mit nachfolgender Fibrose ● Meist einseitig ● Rechts (73%) häufiger als links (22%).

Zeichen der Bildgebung

▶ **Sono**
Fokale, spindelförmige, seltener diffuse Auftreibung des M. sternocleidomastoideus ● Echogenität von echoreich (49%) bis echoarm ● Echotextur heterogen (49%) oder homogen (51%) ● Selten Verkalkungen.

▶ **CT**
Sehr selten indiziert ● Isodense Auftreibung des M. sternocleidomastoideus ● Gelegentlich Verdrängung von Nachbarstrukturen ● Keine signifikante Kompression oder Ummauerung.

▶ **MRT**
Selten notwendig ● T2w hypointense Auftreibung (Fibrose) des M. sternocleidomastoideus ● Gelegentlich Verdrängung von Nachbarstrukturen ● Keine Infiltration.

Klinik

▶ **Typische Präsentation**
In den ersten 2 Lebenswochen auftretende derbe, schmerzlose Schwellung im mittleren Bereich des M. sternocleidomastoideus ● Kann an Größe noch innerhalb von 2–4 Wochen zunehmen ● In 14–20% assoziierter Schiefhals.

▶ **Therapeutische Optionen**
Krankengymnastik mit Dehnung der Halsmuskulatur ● Sehr selten operative Versorgung notwendig.

▶ **Verlauf und Prognose**
Meist spontane Rückbildung innerhalb von 4–8 Monaten.

▶ **Komplikationen**
Meist keine.

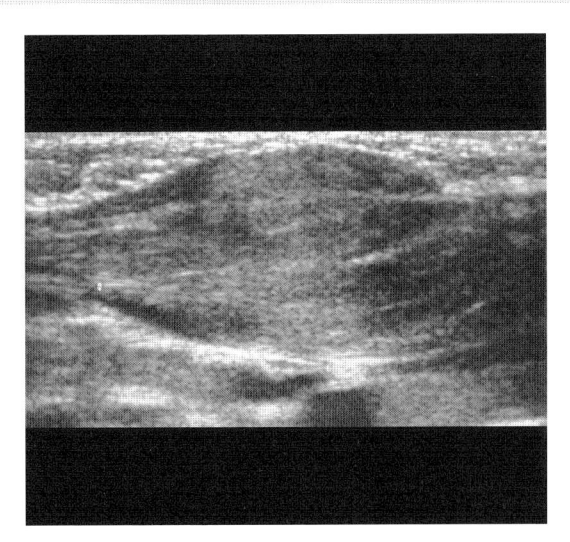

Abb. 48 Fibromatosis colli. Sonographie: Spindelförmige, überwiegend echoreiche Auftreibung des rechten M. sternocleidomastoideus.

Differenzialdiagnose

Lymphom	– Raumforderungen, Lymphknotenvergrößerung entlang der zervikalen Gefäß-Nerven-Scheide
Rhabdomyosarkom	– solide Raumforderung – häufig Infiltration von Nachbarstrukturen (z. B. Schädelbasis, Meningen)
Neuroblastom	– echoinhomogene Raumforderung mit Verkalkungen
Halszyste	– Läsion ventral des M. sternocleidomastoideus – je nach Zysteninhalt echofrei bis echogen – keine Binnenvaskularisierung im Doppler

Typische Fehler

Verwechslung mit Hämatom oder solider Raumforderung ▪ Punktion zur Histologiegewinnung unnötig.

Ausgewählte Literatur

Ablin DS et al. Ultrasound and MR imaging of fibromatosis colli (sternomastoid tumor of infancy). Pediatr Radiol 1998; 28: 230–233

Bedi DG et al. Fibromatosis colli of infancy: variability of sonographic appearance. J Clin Ultrasound 1998; 26: 345–348

Snitzer EL et al. Magnetic resonance imaging appearance of fibromatosis colli. Magn Reson Imaging 1997; 15: 869–871

Vazquez E et al. US, CT, and MR imaging of neck lesions in children. Radiographics 1995; 15: 105–122

Halszysten

Kurzdefinition

- **Epidemiologie**
  Kommt in jedem Lebensalter vor ● Bevorzugt bei Kindern oder Jugendlichen ● Keine Geschlechterbevorzugung.
- **Ätiologie/Pathophysiologie/Pathogenese**
  - mediane Halszyste: Zellen des obliterierten Ductus thyreoglossus werden aktiviert ● Evtl. Fistel zur Epidermis ● Liegt direkt in der Mittellinie zwischen Foramen caecum lingulae und Schilddrüsenisthmus
  - laterale Halszyste: Entsteht aus der 2. Schlundtasche ● Liegt im Kieferwinkel ventral des M. sternocleidomastoideus

Zeichen der Bildgebung

- **Sono**
  Zystische Läsion median und infrahyoidal (mediane Halszyste) oder ventral des M. sternocleidomastoideus (laterale Halszyste) ● Komprimierbar ● Je nach Zysteninhalt echofreie bis echogene Binnenstruktur ● Lagebeziehung zu den umgebenden Strukturen ● Evtl. Zystenpunktion ● Duplexsonographisch allenfalls randständige Gefäße, keine Binnenvaskularisierung ● Dorsale Schallverstärkung ● Laterale Beugungsechos.
- **CT**
  Meist nicht erforderlich.
- **MRT**
  Nur erforderlich bei klinisch und sonographisch unklarem Befund ● Zysteninhalt in T2w Sequenzen hyperintens ● Keine KM-Aufnahme (T1w Sequenzen) ● Am Rand und bei Sekundärinfektion mäßige KM-Aufnahme möglich ● Sensitivste Methode zur Darstellung von Fisteln (fettsupprimierte T2w Sequenz).

Klinik

- **Typische Präsentation**
  Zervikal kugelige Schwellung ● Bei Palpation Fluktuation ● Verschieblich ● Mitbewegung beim Schluckakt ● Bei Fistel evtl. Sekretentleerung.
- **Therapeutische Optionen**
  - mediane Halszyste: Grundsätzlich Exstirpation von Zyste und Fistel einschließlich Os hyoideum ● Evtl. Gangresektion bis zum Foramen caecum.
  - laterale Halszyste: Grundsätzlich Exstirpation von Zyste und Fistel ● Evtl. Resektion der homolateralen Tonsille.

  Bei Infektion präoperative Antibiose.
- **Verlauf und Prognose**
  Meist Heilung nach Operation.
- **Komplikationen**
  Rezidive möglich ● Superinfektion ● Postoperative Komplikationen ● Fistelbildung.

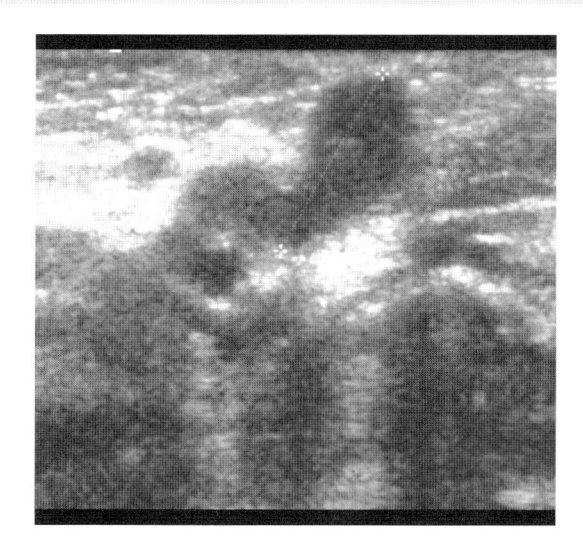

Abb. 49 Laterale Halszyste. Sonographie: Neugeborenes mit kleiner kutaner Fistelöffnung am Hals, aus der sich trübes Sekret entleert. Ovale, echoarme, zystische Läsion, einzelne kleine echoreiche Binnenechos.

Differenzialdiagnose

Dermoidzyste	– liegt im Mundboden
Lymphangiom	– flüssigkeitsäquivalente, meist septierte Areale, evtl. mit Einblutungen
	– häufig ausgedehnterer Prozess ohne klare Lagebeziehungen nach median oder lateral
zervikale Thymuszyste	– liegt kaudal des Os hyoideum, nahe den Gefäßen
	– kann isoliert vorkommen
	– kann Beziehung zum Thymus haben
	– kann mit mediastinalen Thymuszysten kombiniert vorkommen
Nebenschilddrüsenzyste	– meist Erwachsenenalter
	– Lagebeziehung zur Schilddrüse
zervikale bronchogene Zyste	– bis mehrere Zentimeter große Zyste
	– Verlagerung und Pelottierung der Trachea möglich
Laryngozele	– direkte Lagebeziehung zum Larynx
	– Größenänderung beim Saug-Press-Manöver
	– Tracheazielaufnahme

Typische Fehler

Verwechselung mit Differenzialdiagnosen möglich.

Ausgewählte Literatur

Benson MT et al. Congenital anomalies of the branchial apparatus: embryology and pathologic anatomy. Radiographics 1992; 12: 943–960

Dähnert W. Radiology review manual. Congenital cystic lesions of neck. Philadelphia: Lippincott Williams & Wilkins; 2003: 355

Mohan PS et al. Thyroglossal duct cysts: a consideration in adults. Am Surg 2005; 71: 508–511

Zervikale Lymphadenitis

Kurzdefinition

▶ **Epidemiologie/Ätiologie/Pathophysiologie/Pathogenese**
Entzündliche Schwellung der zervikalen Lymphknoten durch bakterielle oder virale Infektion ● Sehr häufig bei Kindern im Rahmen von oberen Luftwegsinfekten, Tonsillitis, Pharyngitis oder Zahnentzündung ● Kann einzelne oder mehrere Lymphknotengruppen betreffen ● Ein- oder beidseitig ● In mehr als 80% submandibuläre Lymphknoten und tiefe zervikale Lymphknotenstationen entlang der Gefäß-Nerven-Scheide betroffen.

Zeichen der Bildgebung

▶ **Sonographie**
Lymphknotenvergrößerung über 1,0 cm (axialer Durchmesser) ● Ovale Konfiguration bleibt erhalten ● Glatte Berandung ● Echoreicher Hilus, echoarmer Kortex ● Bei Einschmelzung echoarmes/echofreies Zentrum, evtl. mit echoreichen Schwebeechos ● Dopplersonographie bei Einschmelzung: hyperperfundierter Rand (Gefäßverdrängung) und nicht perfundiertes Areal in der Einschmelzung.

▶ **CT**
Evtl. bei Lymphknotenabszedierung präoperativ ● Kontrastangehobenes CT ● Vergrößerte oval äre Lymphknoten ● Bei Einschmelzung hypodense/flüssigkeitsisodense Raumforderung mit Randanreicherung.

▶ **MRT**
Als strahlensparende Alternative zur CT ● Morphologische Kriterien und KM-Verhalten wie CT.

Klinik

▶ **Typische Präsentation**
Schmerzhafte, palpable Lymphknotenschwellung ● Fluktuation bei Einschmelzung ● Fieber ● Evtl. Schiefhals bei einseitigem Befall.

▶ **Therapeutische Optionen**
Antiphlogistische, antibiotische Therapie ● Bei Einschmelzung chirurgische Exstirpation.

▶ **Verlauf und Prognose**
Meist problemloser Verlauf mit Ausheilung ● Verzögerter Heilungsverlauf bei Abszedierung.

▶ **Komplikationen**
Weichteilphlegmone ● Einschmelzung ● Jugularvenenthrombose ● Sepsis.

Zervikale Lymphadenitis

Abb. 50 Zervikale Lymphadenitis. Sonographie: Ovaler, über 2 cm großer, echoarmer Lymphknoten in der Gefäß-Nerven-Scheide rechts.

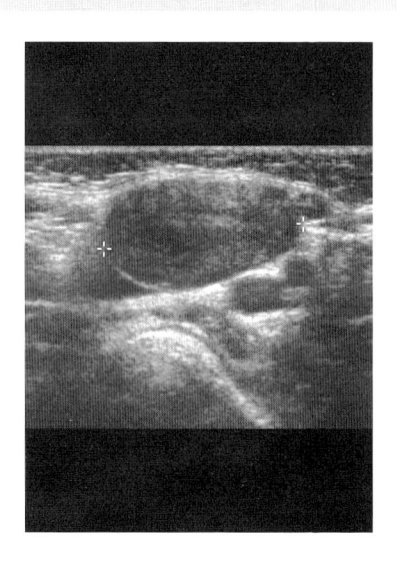

Abb. 51 Abszedierende zervikale Lymphadenitis. Dopplersonographie: Am Rand durch verdrängte Gefäße hyperperfundierter Lymphknoten, sehr echoarmes, nicht perfundiertes Zentrum (zentrale Einschmelzung).

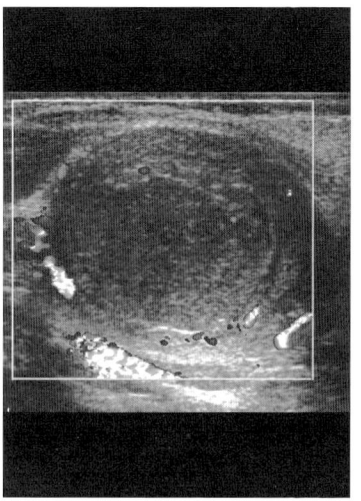

Differenzialdiagnose

Lymphom	– meist schmerzlose Lymphknotenschwellung
	– häufig eher rundlich konfigurierte, sehr echoarme Lymphknoten ohne echoreichen Lymphknotenhilus
	– Lymphknotenkonglomerate, Nekrosen
	– Systemerkrankung
Tuberkulose/atypische Mycobacteriose	– meist beidseitige Lymphknotenschwellung
	– Nekrosen, Verkalkungen
	– derbe, druckindolente Lymphknoten, bei Nekrosen auch fluktuierend

Typische Fehler

Verwechslung mit maligner Systemerkrankung.

Ausgewählte Literatur

Ahuja AT et al. Sonographic evaluation of cervical lymph nodes. AJR Am J Roentgenol 2005; 184: 1691–1699

Chu WCW et al. Inflammatory lesions of the neck and airways. In: King SJ, Boothroyd AE (eds.). Pediatric ENT Radiology. Medical Radiology. Diagnostic Imaging. Berlin, Heidelberg: Springer; 2002: 245–255

Papakonstantinou O et al. High-resolution and color Doppler ultrasonography of cervical lymphadenopathy in children. Acta Radiol 2001; 42: 470–476

Retropharyngealabszess

Kurzdefinition

▶ **Epidemiologie**
Typisches Alter: 6.–12. Lebensmonat.

▶ **Ätiologie/Pathophysiologie/Pathogenese**
Lymphdrainage aus Nasopharynx, Mittelohr und Gaumentonsillen verläuft über retropharyngeale Lymphknoten, sodass aus diesen Regionen Infektionen weitergeleitet werden können ● Abszedierende Lymphadenitis der retropharyngealen Lymphknoten nach vorhergehender Infektion im Pharynxbereich ● Komplikation einer Tonsillitis mit Peritonsillarabszess ● Penetrierende Verletzung bei Intubation oder Sondierung.

Zeichen der Bildgebung

▶ **Röntgen-HWS seitlich**
Nicht die Methode der Wahl ● Verbreiterung des prävertebralen Fettstreifens ● Evtl. Lufteinschlüsse.

▶ **Sono**
Retropharyngealer Flüssigkeitsverhalt ● Diffuse ödematöse Imbibierung der Weichteile mit Echogenitätsanhebung ● Lymphadenitis colli ● Evtl. vergrößerte Tonsille mit Asymmetrie des Pharynx.

▶ **CT**
KM-angehobenes CT mit Spätaufnahmen zur Darstellung eines Abszesses ● Periphere KM-Anreicherung mit hypodensem, annähernd flüssigkeitsisodensem zentralen Areal ● Ausdehnung des Prozesses ● Asymmetrie und Verdickung der retropharyngealen Weichteile ● Lymphadenitis colli ● Evtl. vergrößerte Tonsille mit Asymmetrie des Pharynx.

▶ **MRT**
Morphologie und KM-Verhalten wie CT ● Im Vergleich zum CT entzündliche Beteiligung der angrenzenden Strukturen besser darstellbar ● Höherer Weichteilkontrast.

Klinik

▶ **Typische Präsentation**
Fieber ● Kruppartiger Husten ● Behinderung der Nasenatmung ● Dysphagie mit Absonderung der Nahrung durch die Nase ● Vorwölbung der Rachenhinterwand ● Kloßige Sprache ● Evtl. Schonhaltung des Kopfs (Torticollis) ● Nackensteifigkeit ● Erhöhte Temperatur ● Bei fortschreitender Absenkung des Abszesses Larynxödem ● Zervikale Lymphadenopathie.

▶ **Therapeutische Optionen**
Paramediane Inzision ● Antibiose.

▶ **Verlauf und Prognose**
Bei rechtzeitiger Diagnose keine Komplikationen.

▶ **Komplikationen**
Ausdehnung des Retropharyngealabszesses nach mediastinal (Mediastinitis) ● Jugularvenenthrombose ● Sepsis.

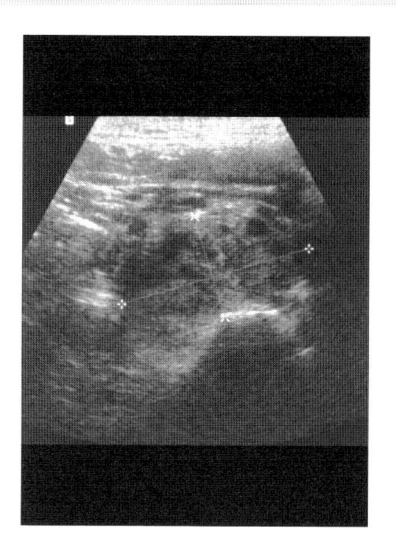

Abb. 52 Retropharyngealabszess. Sonographie des Halses: Vergrößerte linke Tonsille mit Einschmelzungen.

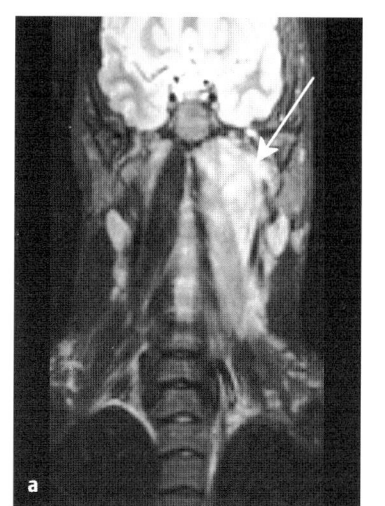

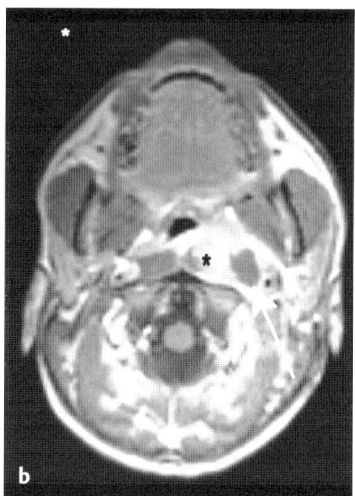

Abb. 53 MRT des Halses (STIR koronar [**a**] und T1w SE axial nach KM-Gabe [**b**]): Ausgedehnte Entzündung des linken Retropharyngealraums mit Abszessbildung (Pfeil) bei Tonsillitis. Ausgeprägte Entzündungsreaktion auch in der tiefen, prävertebralen Muskulatur (* M. longus cervicalis).

Retropharyngealabszess

Differenzialdiagnose

diffuse retropharyngeale Entzündung	– kein Abszess
Lymphangiom	– flüssigkeitsäquivalente Areale mit Septierungen – Ausdehnung meist nicht auf Retropharyngealraum beschränkt – Klinik
Epiglottitis	– vergrößerte Epiglottis – symmetrische subglottische Einengung
Halszyste	– keine Lymphadenitis colli – Klinik – Lage der zystischen Veränderung (meist median oder lateral/subkutan)

Typische Fehler

Laterale Röntgenaufnahme der HWS in Exspiration und Inklination kann verbreiterten Retropharyngealraum vortäuschen.

Ausgewählte Literatur

Al-Sabah B et al. Retropharyngeal abscess in children: 10-year study. J Otolaryngol 2004; 33: 352–355

Craig FW et al. Retropharyngeal abscess in children: clinical presentation, utility of imaging, and current management. Pediatrics 2003; 111: 1394–1398

Philpott CM et al. Paediatric retropharyngeal abscess. J Laryngol Otol 2004; 118: 919–926

Weber AL et al. CT and MR imaging evaluation of neck infections with clinical correlations. Radiol Clin North Am 2000; 38: 941–968

Hashimoto-Thyreoiditis

Kurzdefinition

▶ **Epidemiologie**
Häufigste Ursache einer Struma und erworbenen Hypothyreose bei Kindern und Jugendlichen ▪ Betrifft meist Jugendliche in der Pubertät ▪ m : w = 1 : 3.

▶ **Ätiologie/Pathophysiologie/Pathogenese**
Multifaktorielle und polygene Ätiologie ▪ Genetische Prädisposition (HLA DR4, DR5) ▪ Gehäuft bei Ullrich-Turner-Syndrom und Trisomie 21 ▪ Suppressordefekt der T-Zellen ▪ Gewebeuntergang durch Antikörper gegen Schilddrüsenantigene.

Zeichen der Bildgebung

▶ **Sono**
Schilddrüse vergrößert ▪ Kleinfleckig diffuses echoarmes Muster durch lymphozytäre Infiltration ▪ Farbdoppler: Hypervaskularisierung und Hyperämie.

▶ **Szintigraphie**
Variable Befunde ▪ Diffuse Hyperplasie ▪ Multinoduläre Struma ▪ Solitäre Schilddrüsenknoten.

Klinik

▶ **Typische Präsentation**
Schmerzlose Struma ▪ Evtl. Schluckbeschwerden ▪ Bei Produktion von stimulierenden Antikörpern vorübergehende hyperthyreote Stoffwechsellage möglich (Hashimoto-Toxikose) ▪ Bei primär atrophischer Verlaufsform mit Hypothyreose Wachstumsverlangsamung, Entwicklungsverzögerung und Leistungsknick ▪ Diagnose durch Nachweis von Schilddrüsenautoantikörpern.

▶ **Therapeutische Optionen**
L-Thyroxin.

▶ **Verlauf und Prognose**
In 20% selbstlimitierender Verlauf mit Rückkehr zur Euthyreose ▪ Unter Therapie meist leichter Verlauf ▪ Im Erwachsenenalter (z. B. bei Schwangerschaft) erneute Dekompensation möglich.

▶ **Komplikationen**
Enzephalopathie ▪ B-Zell Lymphom der Schilddrüse.

Differenzialdiagnose

Morbus Basedow	– isthmusbetonte Vergrößerung der Schilddrüse – echoarme Herde
akute Thyreoiditis	– schmerzhafte Schilddrüse – Hyperthyreose – echoarme Areale
Struma diffusa et nodosa	– vergrößerte Schilddrüse mit echoarmen Knoten – zystische Läsionen, Verkalkungen bei regressiven Veränderungen

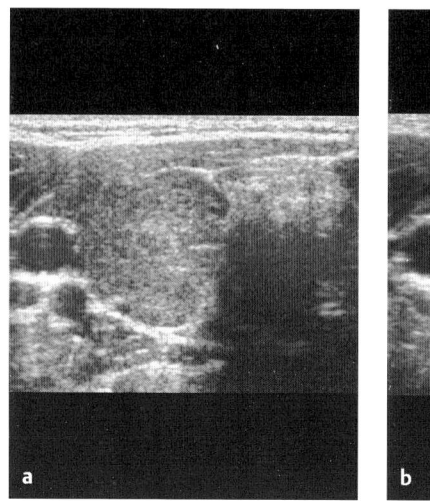

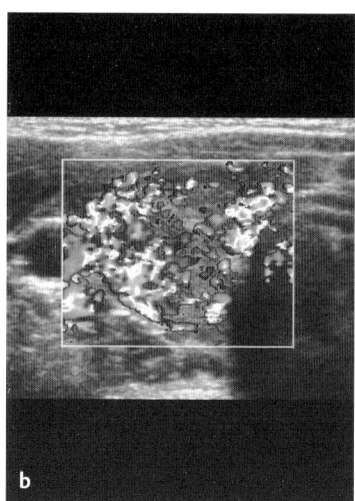

Abb. 54 Hashimoto-Thyreoiditis. B-Mode Sonographie (**a**) und Farbdopplersonographie (**b**) des rechten Schilddrüsenlappens. Kleinfleckig echoarmes Muster des Schilddrüsenparenchyms (**a**), Hypervaskularisierung und Hyperämie (**b**).

Typische Fehler

Übersehen der kleinfleckigen echoarmen lymphozytären Infiltration • Verzicht auf Farbdopplersonographie • Verwechslung mit Iodmangelstruma.

Ausgewählte Literatur

Bennedbaek FN et al. The value of ultrasonography in the diagnosis and follow-up of subacute thyroiditis. Thyroid 1997; 7: 45–50

Roth C et al. Autoimmune thyroiditis in childhood-epidemiology, clinical and laboratory findings in 61 patients. Exp Clin Endocrinol Diabetes 1997; 105 Suppl 4: 66–69

Set PA et al. Sonographic features of Hashimoto thyroiditis in childhood. Clin Radiol 1996; 51: 167–169

Yarman S et al. Scintigraphic varieties in Hashimoto's thyroiditis and comparison with ultrasonography. Nucl Med Commun 1997; 18: 951–956

Mekoniumpfropfsyndrom

Kurzdefinition

- **Epidemiologie**
  Meist bei Frühgeborenen ▪ Seltener bei Neugeborenen ▪ Assoziiert mit mütterlichem Diabetes und mütterlicher Einnahme von Magnesiumsulfat.
- **Ätiologie/Pathophysiologie/Pathogenese**
  Neuralplexus in der Dickdarmwand des Colon descendens noch nicht voll ausgereift ▪ Dadurch funktioneller Darmverschluss ▪ Vorübergehende funktionelle Störung ▪ Keine Assoziation mit Mukoviszidose.

Zeichen der Bildgebung

- **Röntgen-Abdomen**
  Tiefsitzender Ileus ▪ Dilatierte Dünn- und Dickdarmschlingen ▪ Colon ascendens und transversum Mekonium gefüllt.
- **Sono**
  Dilatierte Dünndarmschlingen ▪ Rechtes Hemikolon mit Mekonium gefüllt ▪ Pendelperistaltik oder fehlende Peristaltik.
- **Kolonkontrasteinlauf**
  Mekoniumzylinder wird von KM umspült ▪ Multiple Füllungsdefekte ▪ „Small left colon" mit enggestelltem Colon descendens ▪ Kalibersprung an der linken Kolonflexur ▪ Normalkalibriges oder dilatiertes vorgeschaltetes Kolon.
- **CT**
  Nicht erforderlich.

Klinik

- **Typische Präsentation**
  Kein oder spärlicher spontaner Mekoniumabgang in den ersten 3 Lebenstagen ▪ Symptome einer tiefen intestinalen Obstruktion ▪ Aufgetriebenes Abdomen ▪ Sichtbare Peristaltik ▪ Erbrechen.
- **Therapeutische Optionen**
  Rektale Ausräumung ▪ Kolonkontrasteinlauf (KKE) mit wasserlöslichem, nicht-ionischem KM.
- **Verlauf und Prognose**
  Nach Ausspülen des Mekoniumpropfs Heilung ▪ Ursachenabklärung.
- **Komplikationen**
  Kolonperforation mit Mekoniumperitonitis ▪ Mekoniumzystenbildung.

Differenzialdiagnose

Mekoniumileus	– Mikrokolon
	– Verschluss ist meist im terminalen Ileum
	– assoziiert mit Mukoviszidose

4 Mekoniumpfropfsyndrom

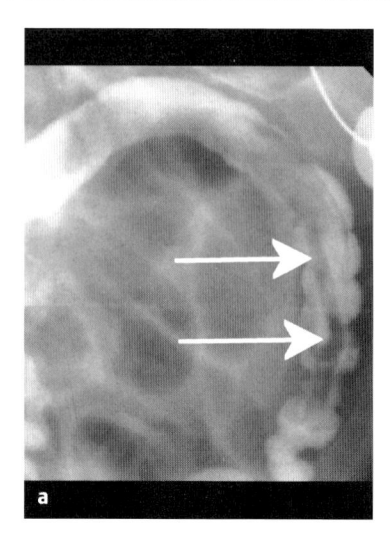

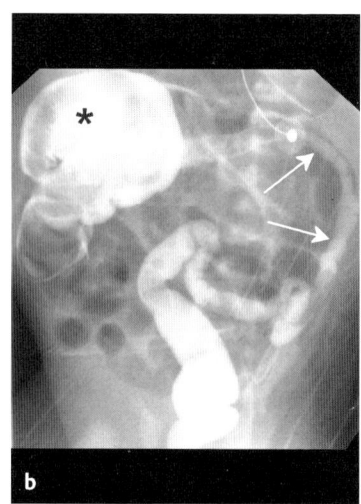

Abb. 55 Mekoniumpfropfsyndrom. Rektaler KM-Einlauf. KM-Aussparung (Pfeile) im Colon descendens (Mekoniumzylinder, **a**). In der Übersichtsaufnahme (**b**) ist das schmalkalibrige linke Hemikolon, das „small left colon" (Pfeile) und das normkalibrige rechte Hemikolon (*) erkennbar.

Morbus Hirschsprung	– typischerweise segmentale rektosigmoidale Engstellung
	– Kalibersprung des Kolons mit weitgestelltem proximalen Kolon
Ileumatresie	– Mikrokolon
	– Dünndarmschlingen distal der Atresie sind enggestellt

Typische Fehler

Vor KKE digitale rektale Untersuchung und Sonographie, um eine anorektale Fehlbildung auszuschließen • Oft ist es bei Neugeborenen unmöglich, auf der Abdomen-Übersichtsaufnahme zwischen Dünn- und Dickdarm zu unterscheiden, da noch nicht die typische Haustrierung zu erkennen ist • Mekoniumpfröpfe mit Lufteinschlüssen dürfen nicht mit einer Pneumatosis intestinalis verwechselt werden.

Ausgewählte Literatur

Burge D et al. Meconium plug obstruction. Pediatr Surg Int 2004; 20: 108–110
Casaccia G et al. The impact of cystic fibrosis on neonatal intestinal obstruction: the need for prenatal/neonatal screening. Pediatr Surg Int 2003; 19: 75–78
Emil S et al. Meconium obstruction in extremely low-birth-weight neonates: guidelines for diagnosis and management. J Pediatr Surg 2004; 39: 731–737

Nekrotisierende Enterokolitis (NEC)

Kurzdefinition

▶ **Epidemiologie**
Betrifft v.a. Frühgeborene mit niedrigem Gestationsalter und geringem Geburtsgewicht ● Selten Reifgeborene mit Morbus Hirschsprung, anderer Darmobstruktion (z.B. Atresie) oder Herzfehlern.

▶ **Ätiologie/Pathophysiologie/Pathogenese**
Multifaktorielles Geschehen (Stress, Asphyxie, Hypoxie) ● Passagere Durchblutungsstörung des Gastrointestinaltrakts ● Dadurch Destruktion der Mukosa ● Invasion pathogener Keime und Endotoxine ● Betroffen v.a. terminales Ileum und Colon ascendens ● Duodenum meist nicht betroffen (andere Gefäßversorgung) ● Unreifer Darm wird durch die orale Nahrungsaufnahme geschädigt ● Indometacin führt zur Verminderung der Darmperfusion und erhöht das Risiko für eine NEC.

Tabelle 3 Häufige Erreger der NEC

Bakterien	Viren	Pilze
Clostridien	Rotaviren	Candida-Spezies
E. coli	CMV	
Pseudomonas aeruginosa	Coronaviren	
Klebsiellen		
Enterobacter		
Staphylokokken		

Zeichen der Bildgebung

▶ **Röntgen-Abdomen**
Rückenlage ● Evtl. 2. Ebene in Linksseitenlage oder Rückenlage mit horizontalem Strahlengang.
- 1. Phase: Generalisierte Dilatation aller Darmabschnitte ● Ausschließliche Dünndarmblähung (70%) ● Unregelmäßige Dünndarmblähung ● Ileusvollbild ● Distanzierung der Darmschlingen als Hinweis auf ein Wandödem
- 2. Phase: Pneumatosis intestinalis (intramurale Luft bei ⅔ der Kinder), zuerst und am häufigsten im terminalen Ileum ● Subserös linear ● Submukös zystisch, perlschnurartig
- 3. Phase: Pneumoportogramm mit typischem zentrifugalen Verteilungsmuster durch resorbiertes Darmgas (Luft in der Pfortader)
- 4. Phase: Distanzierung der Darmschlingen als Hinweis auf Aszites ● Konturverlust der Darmwand ● Konstant stehende Darmschlingen als Hinweis auf eine Peritonitis ● Freie Luft

4 Nekrotisierende Enterokolitis (NEC)

Abb. 56 Nekrotisierende Enterokolitis. Röntgen-Abdomenübersicht im Liegen (Vergrößerung) bei einem Frühgeborenen: Der lineare Typ einer Pneumatosis intestinalis ist besondere im rechten Hemikolon zu erkennen (große Pfeile). Luft in Projektion auf das Pfortadersystem (kleiner Pfeil).

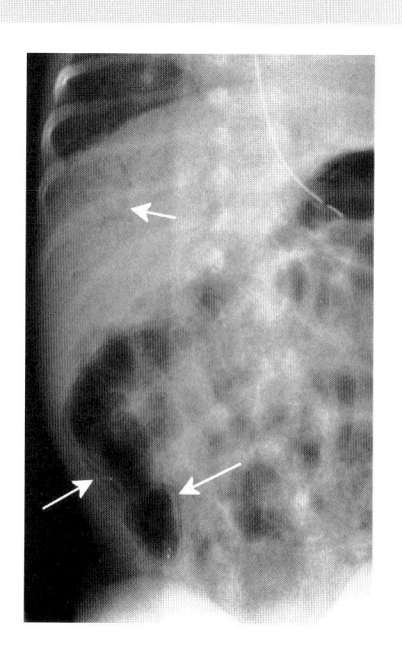

- **Sono**
  Verdickte Darmwände • Freie Flüssigkeit • Luft in der Darmwand • Luftreflexe in der Pfortader.
- **Doppler-Sono**
  Charakteristisches Dopplerspektrum mit zahlreichen Spikes in der Pfortader (Artefakte durch Gasbläschen) • Maximale Flussgeschwindigkeit in der A. mesenterica superior kann erniedrigt sein.
- **CT**
  Nicht erforderlich.

Klinik

- **Typische Präsentation**
  Beginn am 5.–10. Lebenstag • Tachykardie • Tachypnoe • Anämie • Geblähtes Abdomen • Später ausgeprägter Ileus • Blutige Stühle • Galliges Erbrechen.
- **Therapeutische Optionen**
  Parenterale Ernährung • Antibiotika • Operation bei Darmperforation oder klinischer Verschlechterung.
  Prävention einer NEC: Betamethason-Prophylaxe bei drohender Frühgeburt • Orale Immunglobuline • Milch mit HCl ansäuern.
- **Verlauf und Prognose**
  Bei Darmperforation Sepsis • Kurzdarmsyndrom nach Darmoperation • Letalität 20–30%.

▶ **Komplikationen**

Enteroenterale Fistelbildung • Darmperforation bei 12–32% • Darmstriktur tritt nach 4–12 Wochen auf in ca. 10–30% der Fälle (30% multipel, 80% Colon descendens) • Selten lymphatische Hyperplasien und Enterozysten.

Differenzialdiagnose

Pneumatosis intestinalis anderer Genese	– bei allen Darmerkrankungen mit Zirkulationsstörungen möglich
	– auch bei nicht primären Darmerkrankungen möglich (Barotrauma, Chemotherapie)
Mekoniumileus	– kein oder nur sehr geringes Absetzen von Mekonium
	– keine Pneumatosis
Pneumoportogramm anderer Genese	– nach Legen eines Nabelvenenkatheters
Volvulus	sekundäre Darmischämie mit Pneumatosis intestinalis
neuronale intestinale Dysplasie (Typ A und B)	– Entwicklungsanomalie des Plexus submucosus
	– Unreife des sympathischen Nervensystems, des Plexus myentericus und der arteriellen Gefäße

Typische Fehler

Bei NEC ist die KM-Untersuchung auch mit nicht-ionischen KM kontraindiziert • Die Pneumatosis intestinalis darf nicht als Schweregrad der NEC fehlgedeutet werden • Pneumatosis intestinalis und hepatis sind nur temporäre Befunde, daher muss bei klinischem Verdacht hiernach in kurzen Abständen gefahndet werden.

Ausgewählte Literatur

Dwight P et al. Entero-enteric fistula following mild necrotizing enterocolitis. Eur J Pediatr Surg 2005; 15: 137–139

Halac E et al. Prenatal and postnatal corticosteroid therapy to prevent neonatal necrotizing enterocolitis: a controlled trial. J Pediatr 1990; 117: 132–138

Kim WY et al. Sonographic evaluation of neonates with early-stage necrotizing enterocolitis. Pediatr Radiol 2005; 35: 1056–1061

Neu J. Neonatal necrotizing enterocolitis: an update. Acta Paediatr 2005; 94: 100–105

Tarrado X et al. Comparative study between isolated intestinal perforation and necrotizing enterocolitis. Eur J Pediatr Surg 2005; 15: 88–94

Non-, Malrotation des Darms

Kurzdefinition

▶ **Epidemiologie**
Inzidenz 0,2 % ● Häufigkeitsgipfel vor dem 2. Lebensmonat.
▶ **Ätiologie/Pathophysiologie/Pathogenese**
Kongenitale Fehlrotation des Darmes während der fetalen Entwicklung ● Evtl. akute oder chronische, partielle oder totale Obstruktion ● Malrotation auch bei fehlender Adhärenz des Kolons und der Mesenterialwurzel an der dorsalen Abdominalwand möglich mit Zug auf die mesenterialen Gefäße.
Normale Darmrotation: 3-mal 90° = 270° entgegen dem Uhrzeigersinn um die A. mesenterica superior (Nabelschleife).
Nonrotation: Häufigste Lageanomalie des Darms ● Normal gerichtete, aber nur einfache 90°-Drehung ● Dünn- und Dickdarm haben ein gemeinsames Mesenterium (Mesenterium ileocolicum commune).
Malrotation I: Normal gerichtete, aber nur 2fache 90°-Drehung ● Pars inferior duodeni dreht sich hinter die Mesenterialgefäßachse ● Fehlende Fixation der kurzen Mesenterialwurzel ● Evtl. Ladd-Bänder.
Malrotation II: Wechsel der Drehrichtung ● Zuerst normal gerichtete 90°-Drehung ● Anschließend inverse Drehung um 90° oder 180° ● Duodenum liegt prävaskulär vor der A. mesenterica superior ● Zäkum und Colon transversum liegen hinter dem Mesenterialstiel.
Assoziierte Fehlbildungen: Kongenitale Zwerchfellhernie ● Omphalozele ● Gastroschisis ● Duodenalstenose, -atresie, seltener Dünndarmatresie ● Kongenitale Herzfehler ● Asplenie-/Polysplenie-Syndrom ● Situs inversus.

Zeichen der Bildgebung

▶ **Röntgen-Abdomen**
Kann unauffällig sein ● „Double-bubble"-Zeichen bei funktioneller Obstrukion (DD: Duodenalstenose) ● Zeichen der Passagestörung ● Bei Meteorismus evtl. Lageanomalie erkennbar.
▶ **Magen-Darm-Passage**
Nonrotation: Flexura duodenojejunalis rechts der Wirbelsäule und tiefer als Bulbus duodeni ● Rechtsposition des gesamten Dünndarms ● Spiraliger Verlauf des Dünndarms.
Malrotation I: Kompression des Duodenums durch hochstehendes Zäkum (Coecum altum) und Colon ascendens möglich ● Fixation des Zäkums durch peritoneale Bänder (Ladd-Bänder) zur hinteren Bauchwand möglich ● Dann evtl. funktionelle Duodenalstenose.
Malrotation II: Meist keine Kompression des Duodenums ● Bild variiert je nach Ausprägung der inversen Rotation.

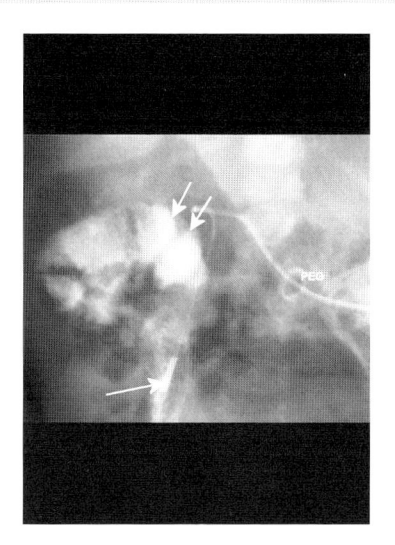

Abb. 57 Nonrotation. Magendarmpassage: Gabe von wasserlöslichem, nicht ionischem KM über den duodenalen Schenkel der PEG-Sonde (Pfeil). Atypische Lage der Flexura duodenojejunalis (Doppelpfeil) rechts der Wirbelsäule. Der Bulbus duodeni liegt kranial der Flexur.

▶ **Kolonkontrasteinlauf**
Nonrotation: Zäkum liegt vor oder links der Wirbelsäule • Linksposition des Kolons
Malrotation I: Hochstehendes Zäkum (Coecum altum) und Colon ascendens • Beide gering rechts der Mittellinie.
Malrotation II: Retroposition des Colon transversum • Füllungsdefekt im Querkolon durch Impresssion der Mesenterialwurzel • Mehrere Varianten bezüglich der Position des proximalen Kolons.
▶ **Duplexsonographie**
Malrotation I: Pars inferior duodeni liegt hinter den großen Mesenterialgefäßen.
Malrotation II: Pars inferior duodeni liegt ventral der großen Mesenterialgefäße • Fehllage der V. mesenterica ventral oder links der A. mesenterica superior (nicht obligat).
▶ **CT**
Insbesondere bei akutem Abdomen anwendbar mit Demonstration eines evtl. Volvulus mit Darmischämie.

Non-, Malrotation des Darms

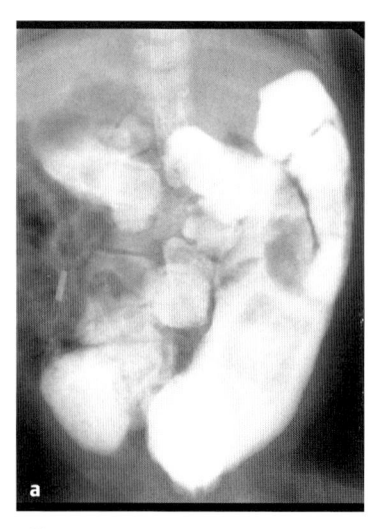

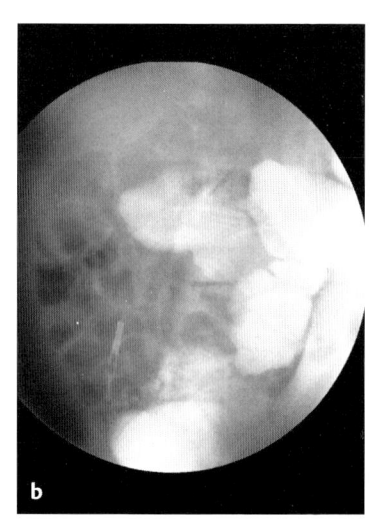

Abb. 58 Nonrotation. Kolonkontrasteinlauf: Das Kolon liegt überwiegend im linken Hemiabdomen (**a, b**). Die geblähten Dünndarmschlingen sind im rechten Hemiabdomen erkennbar (**b**).

Klinik

▶ **Typische Präsentation**
 Nabelkolik ● Galliges Erbrechen ● Mangelernährung ● Malabsorption bei Blutstau in den Mesenterialgefäßen ● 25–50% der Jugendlichen sind asymptomatisch.
▶ **Therapeutische Optionen**
 Notoperation bei Volvulus ● Ladd-Operation: Duodenum wird von den abnormen Peritonealfalten befreit ● Bei der Totalkorrektur wird das Mesenterium entfaltet, Gefäße und Darm werden in die normale Position gebracht.
▶ **Verlauf und Prognose**
 Dünndarmvolvulus mit Ischämie und Dünndarmnekrose meist innerhalb der ersten Lebenswochen.
▶ **Komplikationen**
 Invagination ● Verschleppung einer Appendizitis bei ungewöhnlicher Lage ● Duodenalstenose verstärkt durch peritoneale Bänder (Ladd-Bänder).

Differenzialdiagnose

physiologisch hohes Zäkum	– bei Neugeborenen – diagnostisch beweisend: obere MDP
gastroösophagealer Reflux	– Provokation in Kopftieflage – nicht-galliges Erbrechen
Duodenalatresie	– keine Luft distal des Duodenums
Duodenalstenose	– MDP zeigt Engstellung und regelrechte Position aller übrigen Darmabschnitte – funktionelle Duodenalstenose bei Malrotation I möglich
Pancreas anulare	– evtl. ERCP/MRCP zur Darstellung – Schnittbildgebung sichert die Diagnose – normale Lage des Dünn- und Dickdarms

Typische Fehler

Bei galligem Erbrechen immer an Malrotation denken • Bei unklarer Obstruktionssymptomatik immer Darstellung des duodenalen Schenkels mit genauer Beurteilung der Lage der Flexura duodenojejunalis • Bei Verdacht auf Malrotation duplexsonographische Darstellung der mesenterialen Gefäßachse einschließlich der Lage des Duodenums hierzu nicht vergessen • Keine MDP bei kompletter Obstruktion durchführen.

Ausgewählte Literatur

Aidlen J et al. Malrotation with midgut volvulus: CT findings of bowel infarction. Pediatr Radiol 2005; 35: 529–531

Millar AJ et al. Malrotation and volvulus in infancy and childhood. Semin Pediatr Surg 2003; 12: 229–236

Strouse PJ. Disorders of intestinal rotation and fixation ("malrotation"). Pediatr Radiol 2004; 34: 837–851

Weinberger E et al. Sonographic diagnosis of intestinal malrotation in infants: importance of the relative positions of the superior mesenteric vein and artery. Am J Roentgenol 1992; 159: 825–828

Volvulus (Dünndarm- und Dickdarmvolvulus)

Kurzdefinition

▶ **Epidemiologie**
Dünndarmvolvulus: Meist bei Neugeborenen und jungen Kindern ● In etwa 20 % assoziiert mit anderen gastrointestinalen Fehlbildungen (z. B. Duodenalatresie, Duodenalstenose oder Pancreas anulare).
Dickdarmvolvulus: Häufigste Form des Volvulus (40 % zökal) ● Altersgipfel zwischen dem 20. und 40. Lebensjahr ● 10 % der Dickdarmobstruktionen.

▶ **Ätiologie/Pathophysiologie/Pathogenese**
Akute mesenteriale Torquierung mit Strangulation der mesenterialen Arterien und Venen ● Dadurch Darmischämie und Infarzierung.

Zeichen der Bildgebung

▶ **Röntgen-Abdomen**
Zeichen eines Ileus je nach Höhe des Verschlusses ● Massive Luftfüllung der einbezogenen Darmabschnitte ● Typisches „Kaffeebohnenzeichen" beim Dickdarmvolvulus (überblähtes, weitgestelltes Dickdarmsegment mit zentraler Einschnürung am Mesoansatz) ● Ausschluss freier Luft ● Abnorm hohe Lage des Coecums beim Dünndarmvolvulus.

▶ **Sono**
Dilatierte Darmschlingen je nach Höhe der Obstruktion ● Typisches „whirlpool sign" mit schraubenförmigem Darmverlauf ● Ödematöse Darmwandverdickungen ● Freie Flüssigkeit.

▶ **Duplex-Sono**
V. mesenterica superior liegt bei Malrotation links der A. mesenterica superior ● Beim Dünndarmvolvulus torquierte Mesenterialgefäße, die spiralig im Uhrzeigersinn gedreht im Mesenterium liegen.

▶ **Kolonkontrasteinlauf**
Nur selten erforderlich, um bei Dickdarmvolvulus die Höhe des Verschlusses darzustellen ● Lagebestimmung des Zökalpols.

▶ **CT**
Meist nicht erforderlich ● Dilatierte Darmschlingen ● Schraubenförmiger Verlauf der involvierten Darmschlingen ● Mesenteriales Fettgewebe läuft zum Punkt der Torsion aus ● Darstellung der Gefäßanatomie (s. Duplex-Sono) ● Evtl. Lymphozelenbildung durch Abschnürung der mesenterialen Lymphgefäße.

Klinik

▶ **Typische Präsentation**
Typisch ist ein plötzliches galliges Erbrechen aus Wohlbefinden heraus („the deadly vomit") mit Schocksymptomatik ● Intermittierende obstruktive Symptomatik ● Blutig tingierte Stühle ● Resorptionsstörungen im Dünndarm durch Stau in den Mesenterialgefäßen.

▶ **Therapeutische Optionen**
Notfalloperation.

Volvulus (Dünndarm- und Dickdarmvolvulus)

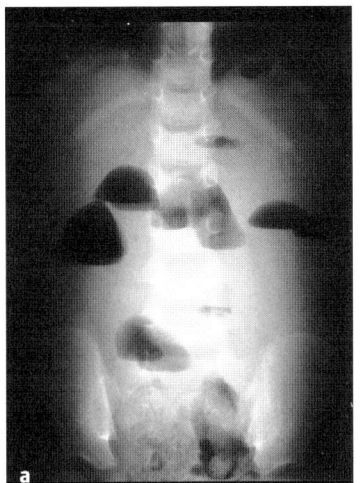

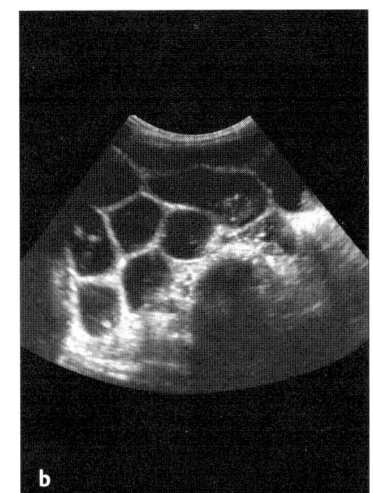

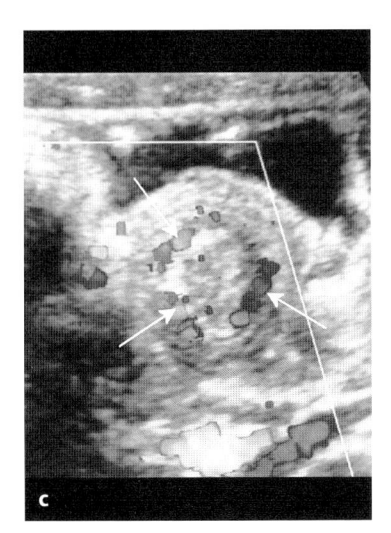

Abb. 59 Volvulus. Röntgenübersichtsaufnahme des Abdomens (**a**): Dilatierte Dünndarmschlingen mit Spiegelbildungen. Sonographie (**b**): Massiv weitgestellte proximale Dünndarmschlingen. Farbkodierte Duplexsonographie (**c**): „Whirlpool"-Zeichen mit spiraligem Verlauf der Viszeralgefäße (Pfeile).

▶ **Verlauf und Prognose**
Abhängig vom Zeitpunkt der Diagnosestellung ● Bei Darmischämie Gefahr des Kurzdarmsyndroms.

▶ **Komplikationen**
Darmperforation mit Peritonitis ● Kurzdarmsyndrom.

4 Volvulus (Dünndarm- und Dickdarmvolvulus)

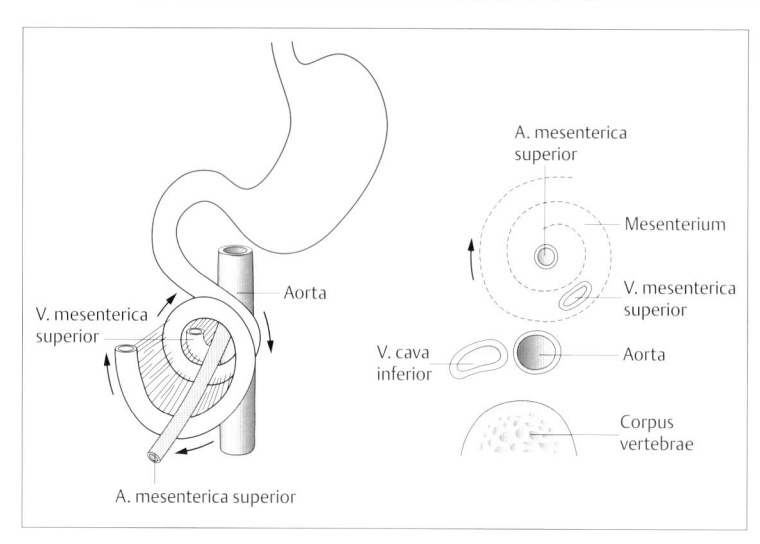

Abb. 60 „Whirlpool sign" bei Volvulus. Der Dünndarm dreht sich um die Mesenterialwurzel, hierdurch kommt es zur Fehllage der V. mesenterica superior links der A. mesenterica superior. (aus Benz-Bohm G. Kinderradiologie. Stuttgart: Thieme; 2005).

Differenzialdiagnose

Mekoniumileus	– Mikrokolon
	– Verschluss ist meist im Dünndarm
Morbus Hirschsprung	– typischerweise segmentale rektosigmoidale Engstellung
	– Kalibersprung des Kolons mit weitgestelltem proximalen Kolon
Ileumatresie	– Mikrokolon
	– Dünndarmschlingen distal der Atresie sind enggestellt
Malrotation des Darmes	– Befund je nach Malrotationsform

Typische Fehler

Bei uncharakteristischer oder wechselnder Symptomatik Fehldeutung als einfache Gastroenteritis möglich.

Ausgewählte Literatur

Brzezinska R. Intestinal emergencies in newborn infants. Radiologe 1997; 37: 432–438
Buonomo C. Neonatal gastrointestinal emergencies. Radiol Clin North Am 1997; 35: 845–864
Rodeck B. Acute abdominal pain in childhood. MMW Fortschr Med 2004; 146: 36–39

Ösophagusatresie

Kurzdefinition

▶ **Epidemiologie**
Inzidenz 1/3000–4000 Neugeborene ● Familiäre Häufung ● Assoziiert mit Morbus Down.

▶ **Ätiologie/Pathophysiologie/Pathogenese**
Differenzierungsstörung des primitiven Vorderdarms in Ösophagus, Trachea und Lunge in der 3.–6. Embryonalwoche ● Verschluss des Ösophagus mit (über 90%) oder ohne Fistel zur Trachea durch Störung der tracheoösophagealen Septierung ● Die untere Fistel beginnt dicht oberhalb der Trachealbifurkation ● Die H-Fistel ist eine Sonderform, da keine Diskontinuität im Sinne einer Atresie vorliegt.
Klassifizierung: Einteilung nach Vogt
- Typ I: Aplasie, weitgehend fehlender Ösophagus (selten)
- Typ II: Atresie ohne Fistel zur Trachea (7%)
- Typ IIIa: Atresie mit Fistel zwischen Trachea und oberem Ösophagusblindsack (1%)
- Typ IIIb: Atresie mit Fistel zwischen Trachea und unterem Ösophagusblindsack (87%)
- Typ IIIc: Atresie mit oberer und unterer Fistel (2%)
- Typ IV: ösophageale Fistel, H-Fistel ohne Atresie (3%)

VACTERL: Assoziation mit weiteren Fehlbildungen:
- V = vertebral: muskuloskelettale Fehlbildungen, z. B. Wirbelkörperanomalien (24%)
- A = anorektale Anomalien (20%)
- C = kardial, z. B. ASD, VSD, Aortenbogenanomalien (15–39%)
- TE = tracheoösophageal
- R = renal, z. B. Nierenagenesie (12%)
- L = limb (Extremitätenfehlbildungen)

Zeichen der Bildgebung

▶ **Röntgen-Thorax/Abdomen/Skelett**
Sondendarstellung ● Nach Sekretabsaugen Insufflation mit 1–2 ml Luft in den oberen Ösophagus zur Darstellung des weitgestellten, luftgefüllten proximalen Ösophagus ● Evtl. Darstellung des Ösophagus mit wasserlöslichem KM (ca. 0,5 ml), anschließend sofort absaugen ● Gasleeres Abdomen, wenn untere Fistel fehlt (Typ I, II, IIIa) ● Unphysiologischer Meteorismus bei unterer Fistel (Typ IIIb, IIIc, IV) ● Evtl. unterer Blindsack erkennbar durch Reflux von Luft aus dem Magen (Typ IIIb und IIIc, bei Gastrostomie auch bei Typ II, IIIa) ● Atelektasen ● Bei Aspiration Pneumonie ● Evtl. Begleitfehlbildungen an Wirbelsäule und Extremitäten.

▶ **Ösophagusbreischluck**
Bei unklarem Befund und bei Typ IV ● Immer wasserlösliches, nichtionisches KM verwenden ● Darstellung der Fistel gelingt nicht immer ● Fistel verläuft von der Vorderwand des Ösophagus schräg nach kranial zur Trachea (Seitaufnahme!).

▶ **Sono**
Magen nicht flüssigkeitsgefüllt darstellbar bei Typ I, II und IIIa ● Verminderte Darmfüllung bei Typ IIIb und IIIc.

4 Ösophagusatresie

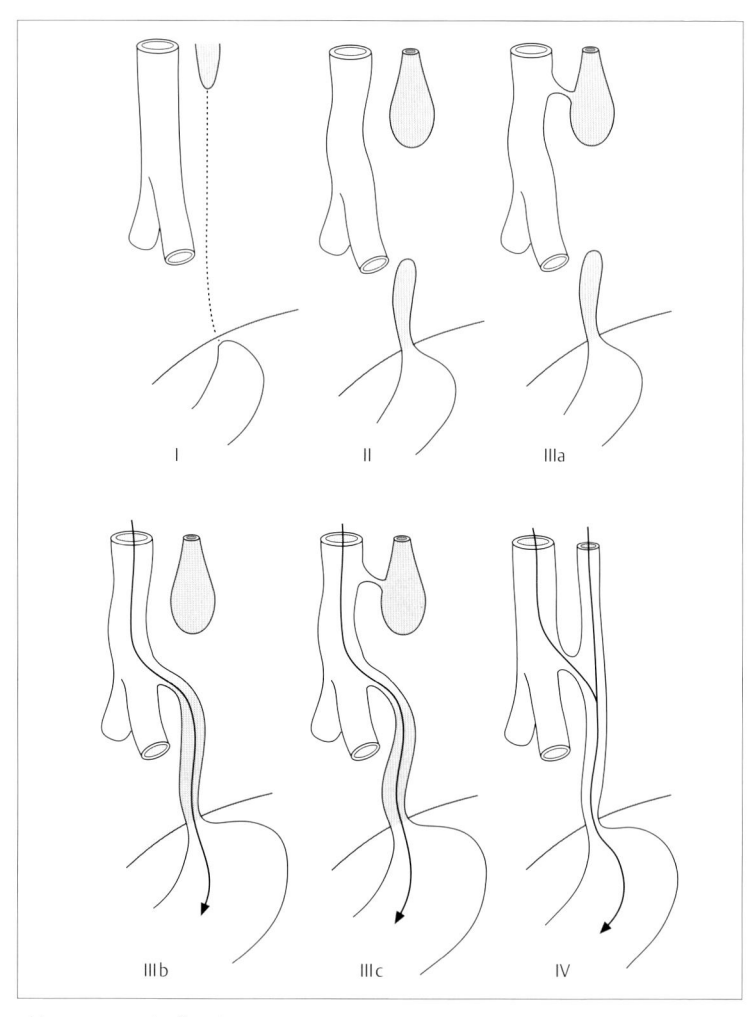

Abb. 61 Typen der Ösophagusatresie nach Vogt. Der Pfeil stellt die Belüftung des Magens über die tracheoösophageale Fistel dar (aus Benz-Bohm G. Kinderradiologie. Stuttgart: Thieme; 2005).

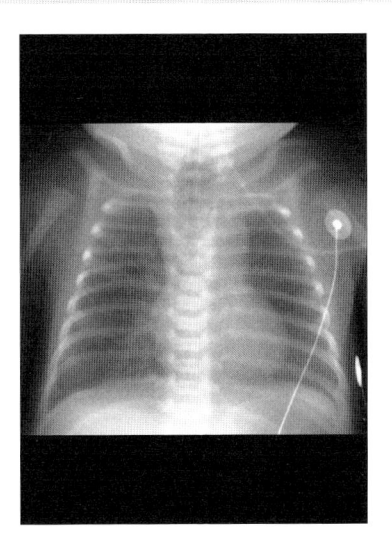

Abb. 62 Ösophagusatresie Typ III b nach Vogt. Röntgen-Thorax: Luftgefüllter proximaler Ösophagus mit nicht weiter vorzuschiebender Magensonde, Luft im Magen.

- **CT**
  Nicht zwingend erforderlich zur Darstellung der Fistel.

Klinik

- **Typische Präsentation**
  Kind trinkt kein Fruchtwasser, dadurch Hydramnion • Dyspnoe • Zyanose, wenn der Speichel aus dem oberen Blindsack in die Trachea läuft • Schaum vor dem Mund • Husten • Eingesunkenes Abdomen bei fehlender unterer Fistel • Geblähtes Abdomen bei unterer Fistel • Hustenattacken bei Nahrungsaufnahme • Federnder Stopp bei Sondierung des Ösophagus • Magensaftaspiration über Magensonde gelingt nicht.
  Falsch positive Sondenprobe:
    - Umschlagen einer zu weichen Sonde ohne federnden Stopp
    - Absaugen von Sekret aus Blindsack
    - Sondierung des Magens über die Trachea
  In diesen Fällen evtl. ergänzend Tracheoskopie und Ösophagoskopie.
- **Therapeutische Optionen**
  Operative Resektion der Fistel • Rekonstruktion des Ösophagus.
- **Verlauf und Prognose**
  Aspirationspneumonie (Letalität 25 %) • Nicht selten zusätzliche Tracheomalazie.
- **Komplikationen**
  Perforationsgefahr bei Sondenprobe • Anastomoseninsuffizienz • Ösophagusstriktur • Kontraktionsstörungen • Gastroösophagealer Reflux • Fistelrezidiv (10 %).

Ösophagusatresie

Differenzialdiagnose

Perforation des Pharynx mit der Magensonde	– bei Luftinsufflation Pneumomediastinum
(Aspirations-)pneumonie anderer Genese	– kein Fistelnachweis – gastroösophagealer Reflux – Fremdkörperaspiration – Mukoviszidose – superinfizierte Lungenveränderung

Typische Fehler

Diagnose muss vor der ersten Fütterung gestellt werden • Bei unterer tracheoösophagealer Fistel unbedingt Spätaufnahme (ca. 12 Stunden postpartal) zum Nachweis evtl. weiterer Atresien anfertigen • Wegen fehlendem intestinalen Stopp Verschleppung der Diagnose einer H-Fistel möglich • Fehldiagnosen bei KM-Übertritt epiglottisch möglich.

Ausgewählte Literatur

Benjamin B et al. Diagnosis of H-type tracheoesophageal fistula. J Pediatr Surg 1991; 26: 667–671

Berrocal T et al. Congenital anomalies of the tracheobronchial tree, lung, and mediastinum: embryology, radiology, and pathology. Radiographics 2004; 24:e17

Horwitz AE. Ösophagusatresie. In: Benz-Bohm G (ed.). Kinderradiologie. Stuttgart: Thieme; 2005: 197–199

Ratan SK et al. Evaluation of neonates with esophageal atresia using chest CT scan. Pediatr Surg Int 2004; 20: 757–761

Dünndarmatresie

Kurzdefinition

- **Epidemiologie**
  Inzidenz 1/400–1500 ● Häufiger im Ileum als im Jejunum.
- **Ätiologie/Pathophysiologie/Pathogenese**
  Atresie ist vermutlich Folge einer Ischämie in der Fetalzeit ● Bei 15% multiple intestinale Atresien ● Assoziierte Fehlbildungen selten (Herz, Wirbelsäule) ● Bei 15% zusätzlich Malrotation ● Je mehr Luft-Flüssigkeits-Spiegel, desto tiefer das Passagehindernis ● Bei proximalem Verschluss „triple bubble" ● Distal des Verschlusses keine Luft ● Kann assoziiert sein mit pränatalem Volvulus oder Mekoniumileus.
  Einteilung (chirurgisch):
    ● Typ I: membranöser Verschluss
    ● Typ II: Kontinuitätsunterbrechung des Darms mit fibrösem Strang
    ● Typ IIIa: V-förmiger Mesenterialdefekt mit fehlendem Darmsegment (häufigste Form mit 45%)
    ● Typ IIIb: „Apple-peel"-Deformität, A. mesenterica superior und große Anteile des Ileums fehlen, zudem Dünndarmmesenteriumhypoplasie; der Dünndarm ist spiralig um die Gefäße des rechten Hemikolons angelegt
    ● Typ IV: multiple Atresien

Zeichen der Bildgebung

- **Röntgen-Thorax/Abdomen**
  Je tiefer der Verschluss, desto mehr Spiegel ● Dilatierte, luftgefüllte proximale Dünndarmschlingen ● Evtl. längere Kopftieflage durchführen, damit Luft möglichst weit nach distal gelangen kann ● Keine Luft im Kolon ● Evtl. Aspirationsfolgen ● Evtl. weitere Fehlbildungen.
- **Magendarmpassage**
  Meist nicht erforderlich ● Kann hilfreich sein zur Erkennung einer zusätzlichen Malrotation.
- **Kolonkontrasteinlauf**
  Je nach Höhe der Atresie Mikrokolon oder normkalibriges Kolon ● Kolon umso besser entwickelt, je höher der Darmverschluss und je später die Atresie in der Fetalzeit eingetreten ist.
- **Sono**
  Prästenotische Dilatation ● Kalibersprung ● Darstellung evtl. weiterer Fehlbildungen/Komplikationen ● Lebhafte Peristaltik oder Pendelperistaltik der proximalen Dünndarmschlingen.

4 Dünndarmatresie

Abb. 63 Dünndarmatresie. Röntgen-Abdomen: Luftgefüllter Magen, Bulbus duodeni und Pars horizontalis duodeni direkt distal des Treitz-Bandes.

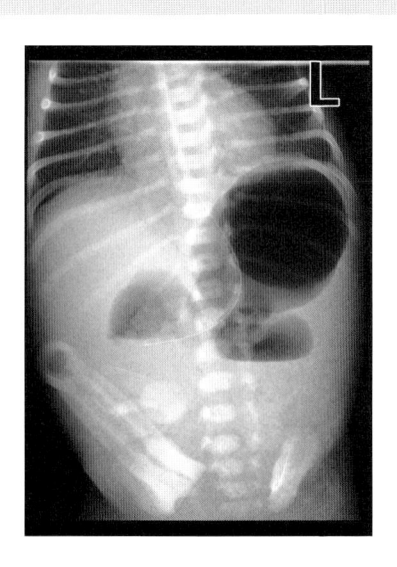

Klinik

- **Typische Präsentation**
  Polyhydramnion • Bei Atresie normale Mekoniumentleerung möglich, jedoch wird kein normaler Stuhl abgesetzt • Zeichen der Passagestörung mit galligem Erbrechen • Aufgetriebenes Abdomen • Einsetzen der Symptomatik in Abhängigkeit der Höhe des Verschlusses.
- **Therapeutische Optionen**
  Resektion des betroffenen Darmabschnitts.
- **Verlauf und Prognose**
  10 % Mortalität.
- **Komplikationen**
  Mekoniumperitonitis nach Perforation (zystische Veränderungen, Kalzifikationen) bei 2 % • Postoperativ Kurzdarmsyndrom und Darmmotilitätsstörungen • Brideniileus • Anastomosenstenose.

Differenzialdiagnose

Duodenalatresie	– Inzidenz 1/9000–40000 (häufig bei Trisomie 21) – 3 Formen (membranös, strangförmig mit oder ohne Mesenterialdefekt, vollständige Kontinuitätsunterbrechung mit Mesenterialdefekt) – typisches „Double bubble"-Zeichen (Luft-Flüssigkeits-Spiegel im Magen und proximalen Duodenum) – evtl. Untersuchung in Linksseitenlage nach Absaugen des Magensekrets und Luftgabe
Dünndarmvolvulus	– meist zunächst regelrechtes Stuhlverhalten – Schocksymptomatik
Malrotation	– typische Befunde bei MDP, KKE und Sonographie
Mekoniumileus	– weitgestellte, mit Mekonium gefüllte Dünndarmschlingen – meist schmalkalibriges distales Ileum – bei 10% liegt beides vor
Mekoniumpfropfsyndrom	– mekoniumbedingte Füllungsdefekte beim KKE – „small left colon" – proximales Kolon eher dilatiert als schmalkalibrig
Morbus Hirschsprung	– typischer rektosigmoidaler Kalibersprung – Megakolon

Typische Fehler

Radiologische Diagnostik frühestens nach 12 Stunden • Wenn die Übersichtsaufnahme zu früh durchgeführt wird, wird die Atresie zu weit proximal eingeschätzt. • Aufgrund fehlender Haustrierung beim Neugeborenen sind die Dünn- und Dickdarmschlingen oft nicht zu unterscheiden • Nachweis von Luft in den distal der Atresie gelegenen Darmsegmenten nach rektalem Einlauf • Verzögerte Belüftung des GIT bei:
- lebensschwachen Frühgeborenen
- Schluckstörungen
- Atemstörungen
- Erbrechen der Luft mit Mageninhalt
- parenteraler Ernährung

Ausgewählte Literatur

Berdon WE et al. Microcolon in newborn infants with intestinal obstruction. Its correlation with the level and time of onset of obstruction. Radiology 1968; 90: 878–885

McAlister WH et al. Emergency gastrointestinal radiology of the newborn. Radiol Clin North Am 1996; 34: 819–844

Sato S et al. Jejunoileal atresia: a 27-year experience. J Pediatr Surg 1998; 33: 1633–1635

4 Analatresie

Kurzdefinition

▶ **Epidemiologie**
Inzidenz 1/2500–5000 ● Bei Jungen am häufigsten Analatresie mit rektourethraler Fistel ● Bei Mädchen am häufigsten Analatresie mit rektovestibulärer Fistel.

▶ **Ätiologie/Pathophysiologie/Pathogenese**
Während Embryonalzeit Ausbildung einer Kloake mit späterer Trennung durch das Septum urorectale ● Bei Analatresie unterbleibt diese Septumbildung ● 90% gehen mit Fistelbildung einher ● Fistel selten vaginal, transskrotal oder penil ● Assoziation mit zahlreichen Begleitanomalien (VACTERL), insbesondere Urogenitaltrakt (ca. 60%), Wirbelfehlbildungen (ca. 40%), Magen-Darm-Trakt (bei 5% Ösophagusatresie) ● Assoziierte Anomalien sind bei hohen Formen doppelt so häufig wie bei tiefen.

Tabelle 4 Wingspread-Klassifikation (1984)

Form	Charakteristika	Häufigkeit
hohe Form	supralevatorisch	31%
intermediäre Form	Blindsack durchkreuzt die Levatorschlinge teilweise	13%
tiefe Form	translevatorische Verschlüsse	54%
andere seltene Anomalien	kloakale Fehlbildung: gemeinsame Öffnung von Urethra, Vagina und Rektum	2%

Tabelle 5 Klassifikation anorektaler Malformationen nach Peña

hohe Form der Analatresie (Abstand Analgrübchen – Rektum > 1 cm)
tiefe Form der Analatresie (Abstand Analgrübchen – Rektum < 1 cm) • Jungen/Mädchen: Analatresie ohne Fistel ● rektoperineale Fistel • Jungen: vesikale Fistel ● urethrale bulbäre Fistel ● urethrale prostatische Fistel • Mädchen: vestibuläre Fistel
Analstenose
Analmembran
kloakale Fehlbildung bei Mädchen

Zeichen der Bildgebung

▶ **Wangensteen-Aufnahme**
Voraussetzung: Keine Fistelöffnung sichtbar ● Kein Mekonium in Vagina oder Urin ● Über Öffnungen kann Luft entweichen und die Bestimmung der Lage des Blindsacks verhindern ● Frühstens 12 Stunden postpartal durchführen.

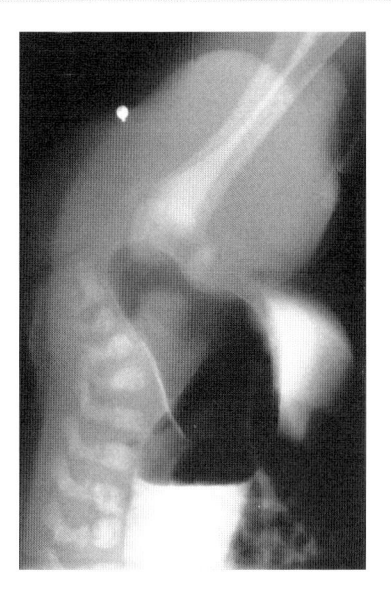

Abb. 64 Analatresie. Wangensteen-Aufnahme (nach MCU): Der Abstand zwischen Analgrübchen (mit Bleikugel markiert) und rektaler Luftsichel beträgt ca. 3 cm. Deutliche KM-Füllung des Rektums bei zusätzlicher rektovesikaler Fistelbildung. Mit KM gefüllte Harnblase.

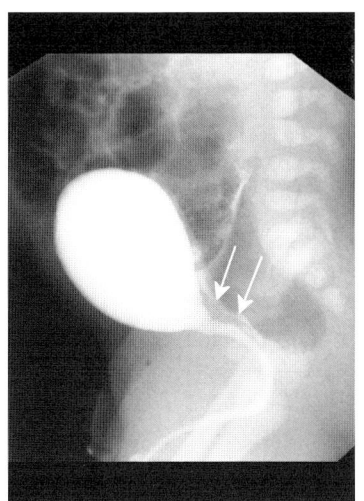

Abb. 65 Miktionszystourethrogramm: Bei spontaner Miktion zeigt sich eine Fistelstraße (Pfeile) von der hinteren Harnblasenwand zum Rektum.

Aufnahmetechnik: Becken angehoben (Kopftieflage) ● Analgrübchen/Rima ani mit röntgendichtem Material markieren (z.B. Bleikugel), seitlicher Strahlengang ● Beurteilung der Blindsackposition zur Markierung ● Evtl. Zielaufnahmen bei Kontraktion und Relaxation ● Dabei tritt der Blindsack durch erhöhten intraabdominalen Druck oder bei Erschlaffung der Beckenbodenmuskulatur tiefer.

Befundung: Orientierungslinien zur Unterscheidung der 3 Hauptformen (Wingspread-Klassifikation, s. o.):
- PC-Linie: Unterrand S5 – Mitte des Os pubis
- I-Linie: Parallele zur PC-Linie durch den tiefsten Punkt des Os ischii
- M-Linie: Parallele zwischen PC-Linie und I-Linie = Beckenboden (Levatorschlinge)

Atresieform:
- hohe Form: Blindsack liegt über PC-Linie
- intermediäre Form: Rektumblindsack innerhalb der Parallelen, liegt tiefer als PC-Linie
- tiefe Form: unterschreitet I-Linie

Dilatation des mekoniumgefüllten Kolons ● Evtl. intraluminale Verkalkungen ● Evtl. Luft in der Harnblase oder Vagina ● Beurteilung des Sakrums (fehlende Wirbel).

▶ **Kolonkontrasteinlauf**
Bei äußerer sondierbarer Öffnung Darstellung des distalen Rektumabschnitts.

▶ **Sonographie Abdomen**
Unterbauchlängsschnitt: Beziehung von Rektumstumpf zu Blasenboden (Levatorschlinge).
Perineale Sonographie in sagittaler Schnittführung: Bestimmung des Abstands zwischen Blindsack und Analgrübchen ohne Kompression:
- > 1,5 cm, Rektumstumpf kranial des Harnblasenbodens: hohe Form
- 1,0 – 1,5 cm, Rektumstumpf in Höhe Harnblasenbodens: keine sichere Aussage möglich, ob hohe oder tiefe Form
- < 1,0 cm, Rektumstumpf kaudal des Harnblasenbodens: tiefe Form

Vorteile: Kann unmittelbar postpartal durchgeführt werden ● Evtl. direkte Fisteldarstellung oder Nachweis intravesikaler Luft ● Ausschluss urogenitaler Anomalien (Hydronephrose, -kolpos).

▶ **Sonographie Wirbelsäule**
Darstellung der knöchernen Strukturen des Steißbeins ● Darstellung der übrigen Wirbelsäule und des Spinalkanals ● Ausschluss einer präsakralen Raumforderung.

▶ **Miktionszystourethrogramm**
Bei hoher Form Ausschluss von Fisteln zwischen Rektumstumpf und Blase, Urethra oder Vagina.

▶ **MRT**
T1w SE und T2w TSE in axialer und koronarer Schichtführung zum Beckenboden und in streng sagittaler Ebene ● Beckenboden- und Sphinktermuskulatur sowie Lage des Blindsacks ● Sensitiver Nachweis von Fisteln (T2w TSE-SPIR, T1w mit KM) ● Darstellung begleitender Fehlbildungen, z. B. Ausschluss von Fehlbildungen des Rückenmarks, der Wirbelsäule und des Urogenitaltrakts.

▶ **Fisteldarstellung**
Fistulographie über Fistelöffnung.

Klinik

▶ **Typische Präsentation**
Kein regelrechter Mekoniumabgang ● Mekoniumentleerung über Fisteln, Urethra und/oder Vagina.

▶ **Therapeutische Optionen**
tiefe Form: primäre Perineoproktoplastik • Rekonstruktion der Sphinktermuskulatur • Schaffung eines sensiblen Proktoderms.
übrige Formen und bei vestibulärer Fistel: Anus praeter • Später Durchzugsoperation.
▶ **Verlauf und Prognose**
Inkontinenz, insbesondere wenn mehr als 2 Sakralwirbel fehlen.
▶ **Komplikationen**
Mekoniumperitonitis nach Perforation (zystische Veränderungen, Kalzifikationen) • Obstipation.

Differenzialdiagnose

Mekoniumileus – rektale Sondierung und KM-Gabe möglich

Mekoniumpfropfsyndrom – rektale Sondierung und KM-Gabe möglich
– mekoniumbedingte Füllungsdefekte beim KKE
– „small left colon" mit dilatiertem proximalen Kolon

Morbus Hirschsprung – rektale Sondierung und KM-Gabe möglich
– typischer rektosigmoidaler Kalibersprung
– Megakolon

Typische Fehler

Radiologische Diagnostik frühestens 12 Stunden postpartal mit Wangensteen-Aufnahme, sonst wird die Atresie zu weit proximal eingeschätzt, was Einfluss auf das operative Vorgehen mit entsprechenden postoperativen Konsequenzen (z.B. lebenslange Inkontinenz) hat. Die Sonographie ist auch direkt postpartal durchführbar • Bei der perinealen Sonographie kann eine Kompression mit dem Schallkopf falsche Messergebnisse liefern • Bei hoher und intermediärer Form muss eine MCU zum Ausschluss rektourogenitaler Fisteln durchgeführt werden.

Ausgewählte Literatur

Ebel KD. Anorektale Missbildungen. In: Schuster W et al. Kinderradiologie, Band 2. Berlin: Springer; 1996: 596–605

Haber HP et al. Analatresie. In: Hofmann V et al. Ultraschalldiagnostik in Pädiatrie und Kinderchirurgie. Stuttgart: Thieme; 2005: 368–370

Nievelstein RA et al. MR imaging of anorectal malformations and associated anomalies. Eur Radiol 1998; 8: 573–581

Pena A et al. Advances in the management of anorectal malformations. Am J Surg 2000; 180: 370–376

Ratan SK et al. Associated congenital anomalies in patients with anorectal malformations – a need for developing a uniform practical approach. J Pediatr Surg 2004; 39: 1706–1711

Shaul DB et al. Classification of anorectal malformations-initial approach, diagnostic tests and colostomy. Semin Pediatr Surg 1997; 6: 187–195

Hypertrophe Pylorusstenose (HPS)

Kurzdefinition

▶ **Epidemiologie**
Inzidenz bis zu 3/1000 ● m : w = 5 : 1 ● Häufigkeitsgipfel: 4. – 7. Lebenswoche ● Selten nach der 12. Lebenswoche.
▶ **Ätiologie/Pathophysiologie/Pathogenese**
Idiopathische Hypertrophie und Hyperplasie der zirkulären Muskelfasern des Pylorus ● Häufig bei erstgeborenen Jungen ● Genetische Disposition wird diskutiert.

Zeichen der Bildgebung

▶ **Röntgen-Abdomen**
Nicht erforderlich ● Ausschluss eines Ileus oder freier Luft.
▶ **Sono**
Longitudinale Schichtführung: Pyloruskanal auf über 16 mm verlängert ● Enggestellter Pylorus ohne Nahrungs- oder Luftpassage ● „Schulterzeichen": verdickte Muskulatur wölbt sich wulstartig in das Magenlumen vor ● Flüssigkeitsgefüllter, dilatierter Magen mit Hyperperistaltik.
Axiale Schichtführung: Muskelschicht einer Wand auf über 3 – 4 mm verdickt ● Gesamtdurchmesser des Pylorus über 8 mm.

Klinik

▶ **Typische Präsentation**
Schwallartiges, nicht galliges Erbrechen direkt nach der Nahrungsaufnahme ● Dystrophie ● Tastbarer Pylorustumor ● Positive „Tee-Probe" (sichtbare Hyperperistaltik des Magens nach Teegabe) ● Labor: metabolische (hypochlorämische) Alkalose, Hypokaliämie und Hyponatriämie.
▶ **Therapeutische Optionen**
Pyloromyotomie.
▶ **Verlauf und Prognose**
Heilung nach operativer Versorgung.
▶ **Komplikationen**
Metabolische Entgleisung ● Exsikkose ● Dystrophie.

Differenzialdiagnose

funktionelles Erbrechen	– Infekt des Kindes
hohe Duodenalstenose	– Sonographisch weit gestellter Bulbus duodeni
	– Fehlendes Schulterzeichen
	– Erbrechen evtl. mit galliger Beimengung
Roviralta-Syndrom	– HPS und gastroösophagealer Reflux
	– Hiatushernie

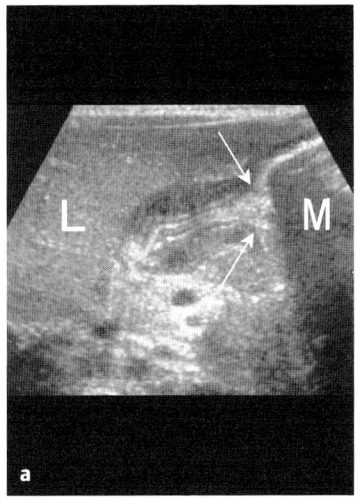

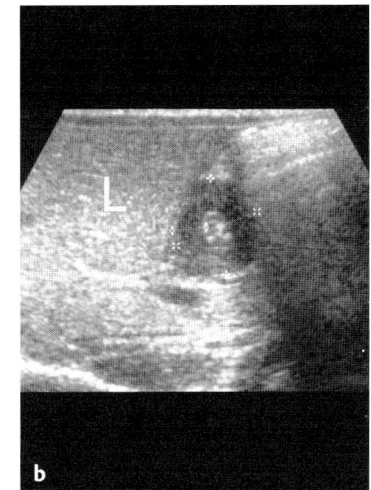

Abb. 66 Hypertrophe Pylorusstenose. Sonographie des Oberbauches in longitudinaler (**a**) und axialer (**b**) Schnittführung: Klassische Darstellung einer HPS mit „Schulterzeichen" (Pfeile) und verlängertem Pylorus mit Wandverdickung. Zudem ist der Magen (M) luftgefüllt. L = Leber

Pylorusspasmus
– kein sicher verdickter Pylorus (Muskeldicke 1,5 – 2 mm)
– variable Weite des Antrums
– verzögerte Magenentleerung
– psychisch bedingt
– keine Therapie erforderlich

Typische Fehler

Bei entsprechender Klinik und sonographischem Befund gibt es keine Differenzialdiagnose.

Ausgewählte Literatur

Gasseling J et al. Hypertrophic pyloric stenosis. Radiol Technol 2004; 75: 314 – 316
Hall NJ et al. Meta-analysis of laparoscopic versus open pyloromyotomy. Ann Surg 2004; 240: 774 – 778
Safford SD et al. A study of 11003 patients with hypertrophic pyloric stenosis and the association between surgeon and hospital volume and outcomes. J Pediatr Surg 2005; 40: 967 – 972

Morbus Hirschsprung (Megacolon congenitum)

Kurzdefinition

- **Epidemiologie**
  Inzidenz beträgt ca. 1/5000 • m : w = 1 : 4 • Tritt meist sporadisch auf.
- **Ätiologie/Pathophysiologie/Pathogenese**
  Kraniokaudaler Migrationsfehler der Neuroblasten vor der 12. Embryonalwoche • Aplasie des intramuralen parasympathischen Nervenplexus • Kurz- (ca. 80%) oder langstreckiges aganglionäres Segment • Meist rektosigmoidal • Im Extremfall ist das gesamte Kolon betroffen • Konsekutive Hyperplasie des extramuralen Parasympathikus mit verstärkter Acetylcholinausschüttung und Dauerkontraktion der Ringmuskulatur • Assoziation mit Trisomie 21 • Histologie mit histochemischer Aufbereitung sichert die Diagnose.
  Seltene Formen: Hypoaganglionose • Ganglienzellunreife • Intestinale neuronale Dysplasie • Nicht klassifizierbare Dysganglionosen.

Zeichen der Bildgebung

- **Röntgen-Abdomen**
  Evtl. Zeichen eines tiefen Dickdarmileus • Bei älteren Kindern bereits auf der Übersichtsaufnahme dilatiertes Kolon mit ausgeprägter Koprostase • Gas- und stuhlarmes Rektum.
- **Sono**
  Massive Koprostase mit Aufweitung des Kolons • Darstellung des Kalibersprungs mit nur gering stuhlgefülltem und nicht dilatiertem distalen Darmabschnitt • Evtl. typische Ileusbefunde wie dilatierte Dünndarmschlingen mit Pendelperistaltik.
- **Kolonkontrasteinlauf**
  Direkte Darstellung des Kalibersprungs • Untersuchung ohne Darmreinigung, da die prästenotische Stuhlansammlung die Diagnose erleichtert • Evtl. ergänzend Defäkographie • Entleerungsaufnahmen mit Spätaufnahmen bis zu 24 Stunden: keine vollständige KM-Entleerung des Darmes möglich.

Klinik

- **Typische Präsentation**
  Therapierefraktäres Mekoniumpfropf-Syndrom • Tiefsitzender Ileus bei Neugeborenen • Chronische Obstipation bei älteren Kindern • Selten Enterokolitis • Erste Symptome bei bis zu 80% in den ersten Lebenswochen.
- **Therapeutische Optionen**
  - konservativ: Diät • Laxanzien
  - operativ: Resektion des aganglionären Segments
- **Verlauf und Prognose**
  Je umfangreicher die rektalen Spüleinläufe, desto später entwickelt sich das Megakolon • Nach vollständiger Resektion Heilung.

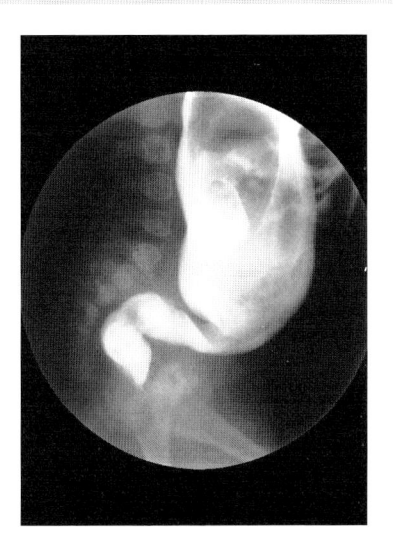

Abb. 67 Morbus Hirschsprung. Kolonkontrasteinlauf in Seitaufnahme: Ausgeprägte Dilatation des Sigmas (Megakolon), rektosigmoidaler Kalibersprung.

▶ **Komplikationen**
Nekrotisierende Enterokolitis ● Zökale Perforation durch Koprostase ● Obstruktive Uropathie durch raumforderndem Effekt des Megakolons und Kompression der Ureteren ● Postoperative Anastomosenstenose ● Unvollständige Resektion des aganglionären Segments mit Rezidivsymptomatik.

Differenzialdiagnose

Analstenose	– Abklärung mit Biopsie/Manometrie
habituelle Obstipation	– vollständige KM-Entleerung
	– häufigste Ursache eines Megakolons
Mekoniumpfropfsyndrom	– Beschwerdefrei nach Kontrasteinlauf
	– Darstellung des Mekoniumpfropfs
	– „small left colon"
Mikrokolon	– von einem Morbus Hirschsprung mit Beteiligung des gesamten Kolons ohne Histologie nicht zu unterscheiden
	– distale Dünndarmobstruktion muss ausgeschlossen werden (z.B. Ileumatresie)

Typische Fehler

Ein sphinkternahes, sehr kurzes aganglionäres Segment oder eine Sphinkterachalasie entgeht trotz Defäkographie der Darstellung (Diagnose mit analer Manometrie oder Saug-/Ganzwandbiopsie) ● 24 Stunden vor dem Kolonkontrasteinlauf keine Darmreinigung oder rektale Untersuchung.

Morbus Hirschsprung (Megacolon congenitum)

Ausgewählte Literatur

De Lorijn F et al. Diagnosis of Hirschsprung's disease: a prospective, comparative accuracy study of common tests. J Pediatr 2005; 146: 787–792

Engum SA et al. Long-term results of treatment of Hirschsprung's disease. Semin Pediatr Surg 2004; 13: 273–285

Fotter R. Imaging of constipation in infants and children. Eur Radiol 1998; 8: 248–258

Nofech-Mozes Y et al. Difficulties in making the diagnosis of Hirschsprung disease in early infancy. J Paediatr Child Health 2004; 40: 716–719

Invagination

Kurzdefinition

▶ **Epidemiologie**
Häufigste Ursache eines Obstruktionsileus im Säuglingsalter ● Häufigkeitsgipfel 3.–12. Monat.

▶ **Ätiologie/Pathophysiologie/Pathogenese**
Einstülpung eines proximalen Darmabschnitts einschließlich des Mesenteriums und der Gefäße in einen distalen Darmabschnitt ● Lage: 90% ileozäkal, 6% nur Dünndarm, 4% nur Dickdarm ● Bei Säuglingen meist idiopathisch ● Bei älteren Kindern meist sekundär (geschwollene Lymphknoten bei Infekt, Meckel-Divertikel, Lymphom, Polyp, Darmduplikatur, Hämatom, Mukoviszidose).

Zeichen der Bildgebung

▶ **Sono**
Sensitivität 100%, Spezifität 88% ● Ring-im-Ring-Zeichen bzw. Schießscheibenphänomen (Kokarde) im Querschnitt ● Bei Dünndarm-Dünndarm-Invagination Durchmesser der Kokarde unter 15 mm ohne Passagebehinderung ● „Pseudokidney"-Zeichen (parallel verlaufende verdickte Darmwände) im Längsschnitt ● Keine Peristaltik oder Darmluft im Bereich des Invaginates ● Vergrößerte Lymphknoten ● Darmwandverdickung ● Freie Flüssigkeit ● Evtl. Tumoren oder andere Ursachen der Invagination ● Dilatation des vorgeschalteten Darmabschnitts als Zeichen der Obstruktion.
Erfolgskontrolle nach Invaginationslösung: Freie Bauhin-Klappe ● Flüssigkeitsreflux in das terminale Ileum ● Keine Rest-Kokarde ● Darstellung der Darmwandverdickung und geschwollenen Bauhin-Klappe.

▶ **Doppler-Sono**
Fehlendes Blutflusssignal im Invaginat bei Darmwandnekrose.

▶ **Röntgen-Abdomen**
Durchführung nur bei schlechtem Allgemeinzustand zum Ausschluss einer Perforation (freie Luft) und zur Darstellung eines Ileus ● Gasarmes Abdomen ● Evtl. weichteildichte Raumforderung als Korrelat ● In 25% der Fälle unauffällig.

▶ **Kolonkontrasteinlauf**
Darstellung des Invaginatkopfs als Füllungsdefekt ● Lösung der Invagination mit hydrostatischer Reposition.

▶ **CT**
Nicht erforderlich ● Kokarde darstellbar ● Evtl. Darmischämie ● Evtl. Darstellung der Ursache.

4 Invagination

Abb. 68 Sonographie des Oberbauches: Typische Invaginationskokarde subhepatisch bei ileozäkaler Invagination. Deutlich sind auch die mitinvaginierten Lymphknoten (Pfeile), eingebettet im echoreichen mesenterialen Fettgewebe zu erkennen.

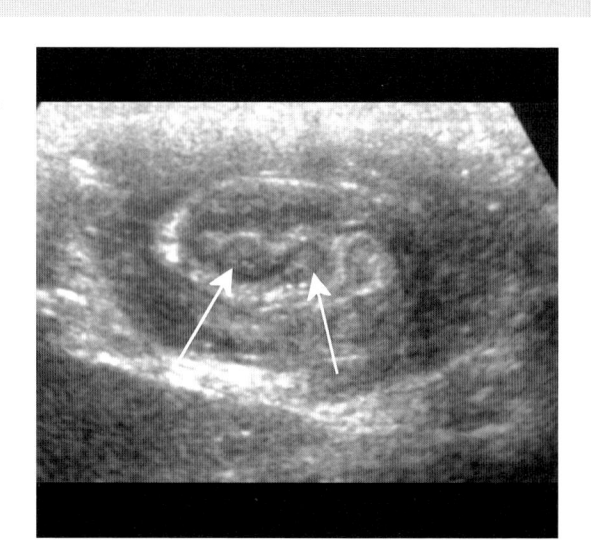

Abb. 69 Invagination. Kolonkontrasteinlauf: Darstellung des Invaginatkopfs im Bereich der rechten Kolonflexur (Pfeil).

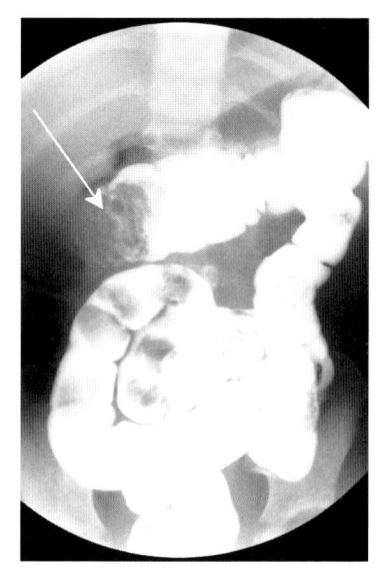

Klinik

- **Typische Präsentation**
  Schreiattacke mit Anziehen der Beine, Bauchschmerzen, Erbrechen, blutige Stühle, Schock, tastbare Walze ● Symptomfreie Intervalle sind bei spontaner Lösung, insbes. im Bereich des Dünndarmes, möglich.

- **Therapeutische Optionen**
  Konservative Desinvagination (je nach Erfahrung, maximal 3 Versuche):
  - KKE mit röntgendichtem, nicht-ionischem, wasserlöslichem KM unter Durchleuchtung (90–120 cm H_2O)
  - KKE unter sonographischer Kontrolle mit physiologischer NaCl-Lösung (90–120 cm H_2O)
  - Druckkontrollierte Luftinsufflation unter Durchleuchtungskontrolle (80–120 mmHg)

  Absolute Kontraindikation für konservative Behandlung:
  - Perforation
  - Peritonitiszeichen
  - Schock, Dehydratation
  - große Mengen freier Flüssigkeit

  Relative Kontraindikation für konservative Behandlung:
  - mehrfaches Rezidiv
  - längere Anamnese (mehr als 24 Stunden)
  - blutige Stühle
  - ileoilische Invagination
  - Verdacht auf Tumor
  - Alter > 3 Jahre
  - manifester Ileus

  Operativ: Bei Misserfolg einer konservativen Desinvagination ● Bei Kontraindikationen.

- **Verlauf und Prognose**
  Rezidiv bis zu 10% ● Rezidiv meist innerhalb von 72 Stunden ● Mortalität unter 1% bei Reposition innerhalb von 24 Stunden.

- **Komplikationen**
  Spontane Perforation oder unter Reposition (ca. 0,5–3%) ● Ileus ● Darmnekrose.

Differenzialdiagnose

Antrum	– kokardenähnlich bei geringer Füllung
Appendizitis	– kleinerer Kokardendurchmesser
	– liegt im rechten Unterbauch
	– entzündliche Umgebungsreaktionen
	– perityphlitischer Abszess
Gastroenteritis	– bei Gastroenteritis Dünndarm-Dünndarm-Invagination möglich, meist spontane Desinvagination
	– flüssigkeitsgefüllte Dünndarmschlingen
	– gerichtete Hyperperistaltik
	– meist keine Darmwandverdickungen
	– mesenteriale Lymphadenitis

Typische Fehler

Bei auffallend dicken Darmwänden und vergrößerten Lymphknoten zum Ausschluss eines malignen Lymphoms sonographische Kontrolle ● Invaginationskokarde darf nicht mit Kokarde bei schwerer Enterkolitis verwechselt werden ● Ursache einer Invagination darf nicht verkannt werden. Daher nach Desinvagination immer eine gezielte sonographische Kontrolle ● Fehldeutung einer Dünndarm-Dünndarm-Invagination als ileozäkale Invagination.

Ausgewählte Literatur

Applegate KE. Clinically suspected intussusception in children: evidence-based review and self-assessment module. Am J Roentgenol 2005; 185(3 Suppl): 175–183

Langen HJ, Staatz G. Diagnostik und Therapie von Invaginationen bei Kindern. Radiologie up2date 2005; 3: 245–260

Navarro OM et al. Intussusception: the use of delayed, repeated reduction attempts and the management of intussusceptions due to pathologic lead points in pediatric patients. Am J Roentgenol 2004; 182: 1169–1176

Sorantin E et al. Management of intussusception. Eur Radiol 2004; 14 Suppl 4: L146–154

Staatz G et al. Darminfektion, die häufigste Invaginationsursache im Kindesalter: Ergebnisse einer 10-jährigen klinischen Studie. Klin Pädiatr 1998; 210: 61–64

Appendizitis

Kurzdefinition

- **Epidemiologie**
  Häufigste Ursache des akuten Abdomens im Kindesalter ● Häufigkeitsgipfel 12.–14. Lebensjahr.
- **Ätiologie/Pathophysiologie/Pathogenese**
  Entzündung der Appendix durch Obstruktion (z. B. durch Appendikolithen) des Lumens mit Sekretstau und Superinfektion.

Zeichen der Bildgebung

- **Sono**
  Methode der Wahl ● Sensitivität 90%, Spezifität 95% ● Im Längsschnitt tubuläre wandverdickte Struktur, teils mit Flüssigkeitsansammlung im Lumen ● Pathologische, nicht komprimierbare Kokarde mit einem axialen Durchmesser von über 9 mm (nicht verwertbar bei Patienten mit Mukoviszidose) ● Bei Kompression mit Schallkopf deutliche Schmerzen ● Echogenitätserhöhung des angrenzenden mesenterialen Fettgewebes (ödematöse Imbibierung) ● Freie Flüssigkeit in unmittelbarer Nachbarschaft (Frühexsudat) oder im Douglas-Raum (nach Perforation) ● Evtl. Appendikolithen ● Mesenteriale Lymphknotenvergrößerungen ● Nach Perforation evtl. nur irreguläre Weichteilmasse.
  Perityphlitischer Abszess: Prädilektionsstellen: Rechts parakolisch ● Ileozäkal ● Retrovesikal ● Subhepatisch (Morrison Pouch) ● Rechts subphrenisch ● Interenterisch.
- **Duplex-Sono**
  Verstärkte Vaskularisierung durch entzündliche Hyperperfusion.
- **Röntgen-Abdomen**
  Meist nicht erforderlich ● Ausschluss freier Luft ● Linkskonvexe Fehlhaltung der LWS ● Selten bei Abszessbildung Luft-Flüssigkeits-Spiegel im Unterbauch ● Verstrichener rechter Psoasschatten ● Paralytische Ileuszeichen bei Peritonitis.
- **CT**
  Bei unklarem Befund ● Intravenöse, orale und rektale KM-Gabe ● Appendixwand verdickt ● Entzündliche Beteiligung des umgebenden Fettgewebes und des angrenzenden Darms (Dünndarm, Sigma) ● Lymphknotenvergrößerung ● Abszessdarstellung.

Klinik

- **Typische Präsentation**
  Bauchschmerzen ● Übelkeit ● Erbrechen ● Uncharakteristische gastroenteritische Symptome ● Schmerzen im rechten Unterbauch mit Druck-, Klopf-, Loslassschmerz ● Fieber ● Leukozytose ● CRP-Erhöhung ● Je jünger der Patient, desto uncharakteristischer können die Beschwerden sein.
- **Therapeutische Optionen**
  Appendektomie ● Bei Perforation Antibiose, perkutane Abszessdrainage und Intervall-Appendektomie möglich.
- **Verlauf und Prognose**
  Heilung nach operativer Versorgung.

4 Appendizitis

Abb. 70 Appendizitis. Sonographie des rechten Unterbauchs: Typische Kokarde im Längs- (**a**) und Querschnitt (**b**), die der flüssigkeitsgefüllten, deutlich wandverdickten Appendix (Pfeil) entspricht. Entzündliche ödematöse Imbibierung des umgebenden mesenterialen Fettgewebes (M). Umgebender Flüssigkeitsverhalt, der einem perityphlitischen Abszess (A) entspricht.

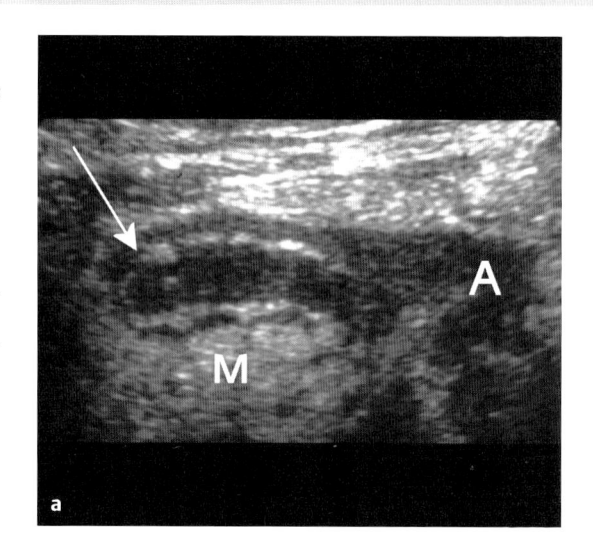

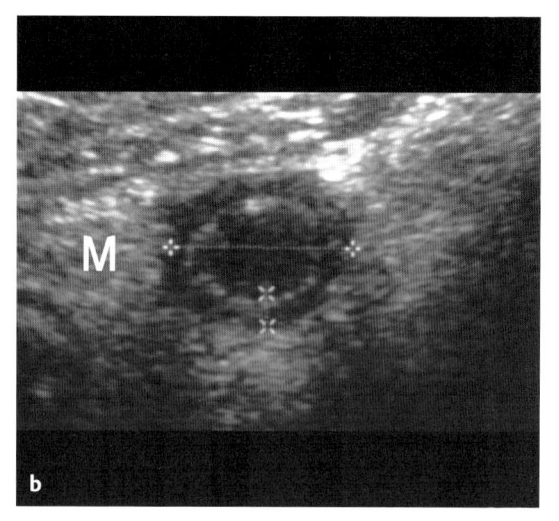

▶ **Komplikationen**
Gedeckte Perforation (perityphlitischer Abszess) • Paralytischer Ileus • Peritonitis.

Differenzialdiagnose

Lymphadenitis mesenterialis	– vergrößerte Lymphknoten
	– evtl. mit wandverdickten Dünndarmschlingen
	– wenig freie Flüssigkeit interenterisch und im Douglas-Raum möglich
Morbus Crohn	– meist typische Anamnese
	– Klinik
	– bevorzugter Befall des terminalen Ileums
Lymphom	– kann auch primär die Darmwand betreffen (MALT-Lymphom)
	– mesenteriale und retroperitoneale Lymphknotenvergrößerungen
stielgedrehte Ovarialzyste	– evtl. Einblutung und typisches Sedimentationsphänomen
	– Lagebeziehung zur Adnexe
	– Darm meist unauffällig
Invagination	– typische Sonomorphologie und Klinik
Meckel-Divertikulitis	– klinisch nicht zu unterscheiden
	– sonographisch bei Darmgasüberlagerung meist nicht sicher erkennbar

Typische Fehler

Appendix nicht nur in typischer Lage im rechten Unterbauch suchen (subhepatische, retrozäkale oder retrovesikale Lage möglich) • Ein normaler Sonobefund schließt eine Appendizitis nicht aus.

Ausgewählte Literatur

Haber HP et al. Appendizitis. In: Hofmann V et al. Ultraschalldiagnostik in Pädiatrie und Kinderchirurgie. Stuttgart: Thieme; 2005; 389–396

Hernandez JA et al. Imaging of acute appendicitis: US as the primary imaging modality. Pediatr Radiol 2005; 35: 392–395

Keyzer C et al. Comparison of US and unenhanced multi-detector row CT in patients suspected of having acute appendicitis. Radiology 2005; 236: 527–534

Menten R et al. Outer diameter of the vermiform appendix: not a valid sonographic criterion for acute appendicitis in patients with cystic fibrosis. Am J Roentgenol 2005; 184: 1901–1903

Morbus Crohn

Kurzdefinition

▶ **Epidemiologie**
Junge Erwachsene sind bevorzugt betroffen ● 25% der Erkrankungen beginnen im Kindes- oder Adoleszentenalter ● Keine Geschlechterbevorzugung.

▶ **Ätiologie/Pathophysiologie/Pathogenese**
Unbekannte Ätiologie ● Transmurale granulomatöse Entzündung ● Kann den gesamten Gastrointestinaltrakt betreffen: Magen 2–20%, Duodenum 4–10%, Dünndarm 80%, Kolon 22–55%, Rektum 35–50% ● Assoziiert mit Erythema nodosum und Pyoderma gangraenosum.
Extraintestinale Manifestation: Leberverfettung ● Cholezystolithiasis ● Sklerosierende Cholangitis ● Amyloidose ● Sakroiliitis ● Ankylosierende Spondylitis.

Zeichen der Bildgebung

▶ **Endoskopie**
Ösophagogastroskopie ● Ileokoloskopie mit Stufenbiopsie zur Histologiegewinnung.
▶ **Sono**
Wandverdickung des betroffenen Darmabschnitts ● Aufgehobene Wandschichtendifferenzierung ● Evtl. kokardenähnliches Bild ● Entzündlicher Konglomerattumor ● Segmentaler Befall ● Meist terminales Ileum betroffen ● Echoreiches angrenzendes mesenteriales Fettgewebe (ödematöse Imbibierung) ● Reaktive Lymphknotenvergrößerung ● Distanzierung von Darmabschnitten durch die mesenteriale Entzündungsreaktion und Fettvakatwucherungen ● Röhrenförmiger Darm ohne peristaltische Umformung ● Bei kompliziertem Verlauf Abszesse.
▶ **Duplex-Sono**
Verstärkte Vaskularisierung der Darmwand.
▶ **Enteroklysma**
Dynamische Untersuchung ● Faltenvergröberung ● „Pflastersteinrelief" ● Ulzera ● Entzündliche Stenosierung des Darmlumens ● Prästenotische Darmdilatation ● Antimesenteriales Pseudodivertikel ● „Skip lesions": segmentaler Befall ● Fisteln.
▶ **CT**
Evtl. zur Fisteldarstellung ● Abszessnachweis ● Drainageanlage.
▶ **MRT**
Hat das Enteroklysma weitgehend verdrängt
Vorbereitung: Orale Gabe von 1 l einer 2,5% Mannitol-Lösung über 1 Stunde ● 20–40 mg Butylscopulamin i. v. ● Sequenzen: True FISP (balanced FFE), T2w TSE-SPIR, fettsupprimierte T1w SE nach KM-Gabe (0,2 ml/kg Gd-DTPA i. v.)
Befunde: „Comb sign" (kammförmige Mesenterialgefäße in unmittelbarer Nachbarschaft zum betroffenen Darmsegment durch inflammatorische Hypervaskularisierung) ● Lymphknotenvergrößerungen ● Mesenteriale Fettwucherung mit Distanzierung von Darmschlingen ● Fisteln ● Abszesse ● Evtl. MR-gesteuerte Abszessdrainage ● Entzündliche Stenosierung des Darmlumens

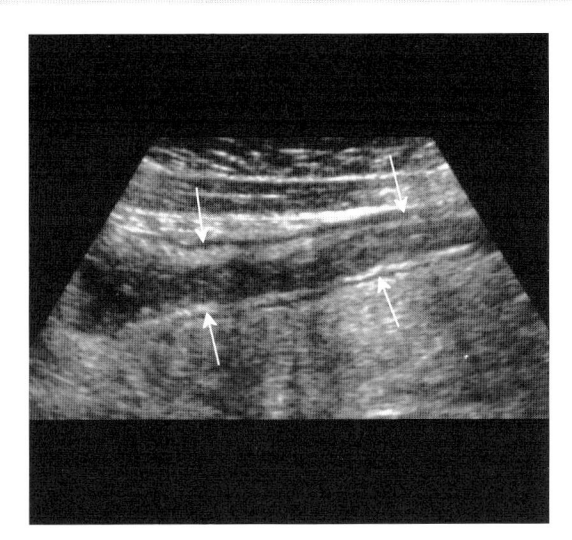

Abb. 71 Morbus Crohn. Sonographie des rechten Unterbauchs: Langstreckige Wandverdickung des terminalen Ileums (Pfeile) ohne peristaltische Umformung des Darmabschnitts in der dynamischen Untersuchung.

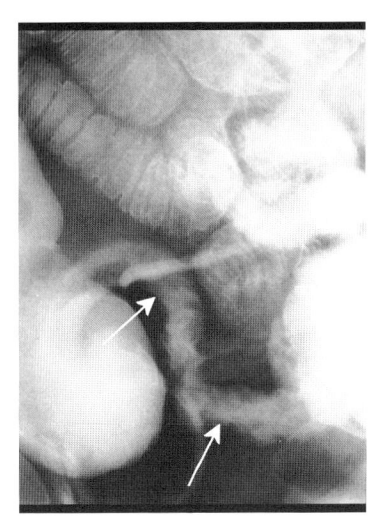

Abb. 72 Modifizierte Enteroklyse nach Sellink: Langstreckige entzündliche Stenosierung des terminalen Ileums (Pfeile).

Morbus Crohn

Abb. 73 Morbus Crohn, KM-CT des Abdomens in koronarer Reformation: Massive, langstreckige, entzündliche Wandverdickung des Ileums (Pfeile), im Mesenterium langstreckiger Fistelgang (kleine Pfeile).

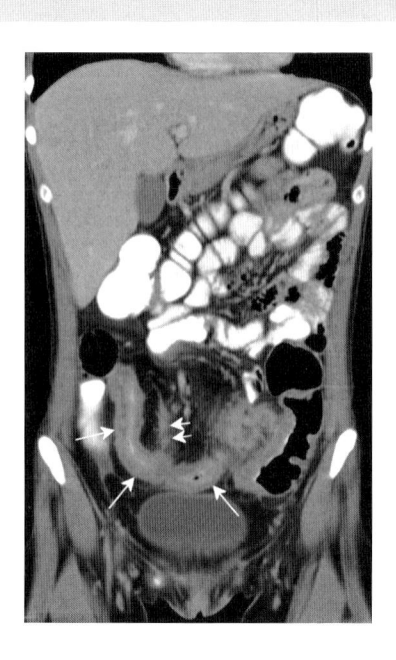

Klinik

▶ **Typische Präsentation**
Diarrhö, kolikartige Bauchschmerzen, Gewichtsverlust, blutige Stühle, Anämie. Perianale Abszesse und Fistelbildung (40%). Malabsorption (30%).

▶ **Therapeutische Optionen**
Konservativ: Diät ● Orale Substitution von Eisen, Folsäure, Vitamin B_{12} ● 5-Aminosalicylsäure (Sulfasalazin) ● Glucocorticoide ● Azathioprin ● Imfliximab ● Antibiotika (Metronidazol).
Absolute Operationsindikationen: Darmperforation ● Intraabdominale und perianale Abszesse ● Ausgeprägte intestinale Obstruktion mit rezidivierendem Ileus ● Akute Appendizitis ● Akuter Harnstau ● Toxisches Megakolon (selten).

▶ **Verlauf und Prognose**
Rezidivrate bis zu 40% nach Resektion meist innerhalb der ersten 2 Jahre ● Mortalitätsrate bis zu 7% ● Eine Heilung wird durch eine operative Therapie nicht erreicht.

▶ **Komplikationen**
Bein-, Beckenvenenthrombose ● Fistelbildung (enterokolisch, enterokutan, perineal, 33%) ● Retro- und intraperitoneale Abszesse ● Freie Perforation ● Toxisches Megakolon ● Ileus ● Hydronephrose durch Ureterkompression ● Minderwuchs ● Verzögerte Pubertät.

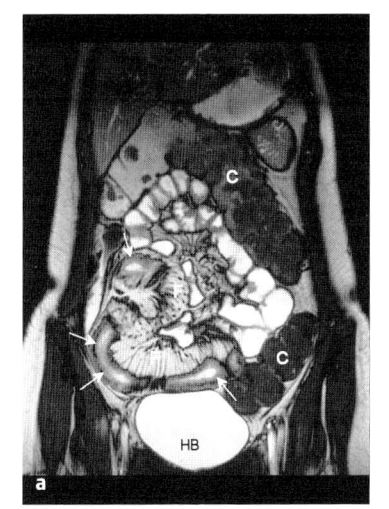

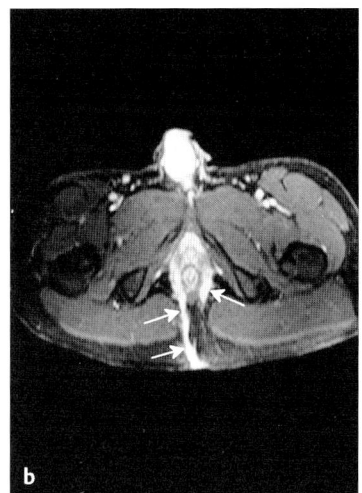

Abb. 74 Morbus Crohn, MRT: In der koronaren balanced FFE (**a**) lässt sich nahezu artefaktfrei der Dünndarm darstellen. Mehrsegmentaler Dünndarmbefall bei Morbus Crohn (Pfeile) mit Fettvakatwucherung (F) des Mesenteriums sowie einer deutlichen mesenterialen Gefäßinjektion („Kamm-Zeichen"). Die T1-SPIR-Sequenz nach KM-Gabe (**b**) zeigt sensitiv die perianale Fistelbildung bds. (Pfeile). C = Colon; HB = Harnblase.

Differenzialdiagnose

Yersiniose	– beschränkt auf terminales Ileum – ausgeprägte mesenteriale Lymphadenopathie – Rückbildung in 3–4 Monaten – Stuhluntersuchung
Salmonellose	– typischerweise Dickdarm betroffen – Stuhlbefund – akut einsetzende, wässrige Diarrhö
Tuberkulose	– meist Zökum betroffen – pulmonaler Befall – Tuberkulose-Test
Colitis ulcerosa	– kontinuierlicher Befall – Kolon betroffen – „backwash ileitis"
Radiatio	– Anamnese
Lymphom	– Darmstenose ist nicht typisch – keine entzündlichen Umgebungsreaktionen vorhanden – keine Abszess- und Fistelbildung – Lymphadenopathie in anderer Lokalisation
pseudomembranöse Kolitis	– Antibiotikaeinnahme in der Vorgeschichte

Typische Fehler

Unauffällige Bildgebung schließt eine chronisch entzündliche Darmerkrankung nicht sicher aus ● Fehldeutung einer entzündlichen Beteiligung der Appendix im Rahmen eines Morbus Crohns als Appendizitis.

Ausgewählte Literatur

Hohl C et al. Diagnostik chronisch entzündlicher Darmerkrankungen bei Kindern und Jugendlichen: MRT mit True-FISP als neuer Goldstandard? Fortschr Röntgenstr 2005; 177: 856–863

Schmidt T et al. Phase-inversion tissue harmonic imaging compared to fundamental B-mode ultrasound in the evaluation of the pathology of large and small bowel. Eur Radiol 2005; 15: 2021–2030

Scribano M et al. Review article: medical treatment of moderate to severe Crohn's disease. Aliment Pharmacol Ther 2003; 17 Suppl 2: 23–30

Meckel-Divertikel

Kurzdefinition

▶ **Epidemiologie**
Inzidenz 2–3 % ● m : w = 3 : 1 ● Symptomatisch meist vor dem 2. Lebensjahr ● Nur 25–50 % der Kinder werden klinisch auffällig.

▶ **Ätiologie/Pathophysiologie/Pathogenese**
Persistenz des proximalen Endes des Ductus omphaloentericus ● Häufigste Form der Gangpersistenz ● Bei 60 % der symptomatischen Kinder ektope gastrointestinale Schleimhaut (meist Magenschleimhaut) ● Bei 95 % gastrointestinale Blutung ● Divertikel liegt antimesenterial ● Meist innerhalb der ersten 80 cm des Dünndarmes proximal der Bauhin-Klappe.

Zeichen der Bildgebung

▶ **Sono**
Bildmorphologisch nicht sicher von der Appendizitis zu unterscheiden ● Aufgrund von Darmgasüberlagerungen oft nicht darstellbar.

▶ **Duplex-Sono**
Bei Entzündung Hypervaskularisierung.

▶ **CT**
Bei unklaren Befunden ● Angio-CT mit i. v. KM-Gabe zur Darstellung der Blutung möglich (nur bei stärkerer Blutung verwertbar) ● Orale KM-Gabe erleichtert die Lokalisierung ● Blind endender Pouch mit Wandverdickung und Flüssigkeitsretention im distalen Ileum ● Umgebende Entzündung des Mesenteriums ● Im rechten unteren Quadranten bis ins mittlere Abdomen ● Meist mittellliniennah.

▶ **Szintigraphie**
Diagnosesicherung mit ^{99m}Tc-Pertechnetat, das sich in der ektopen Magenschleimhaut anreichert ● Falsch-negativ, wenn keine oder insuffiziente ektope Magenschleimhaut sowie bei sekundärer Ischämie bei Volvulus oder Invagination.

Klinik

▶ **Typische Präsentation**
Meist klinisch stumm ● Wiederkehrende kolikartige Bauchschmerzen ● Blutige Stühle ● Teerstuhl ● Ileus.

▶ **Therapeutische Optionen**
Chirurgische Resektion.

▶ **Verlauf und Prognose**
Heilung nach Therapie.

▶ **Komplikationen**
Divertikelblutung aus peptischen Ulzera bei ektoper Magenschleimhaut ● Perforation ● Invagination ● Rezidivierende Entzündungen des Divertikels ● Maligne Entartung (selten).

4 Meckel-Divertikel

Abb. 75 Meckel-Divertikel. ^{99m}Tc-Szintigraphie: Speicherung in der Magenschleimhaut und der ektopen Magenschleimhaut (Pfeil) des Meckel-Divertikels. Harnblase bei renaler Ausscheidung des Nuklids ebenfalls kontrastiert.

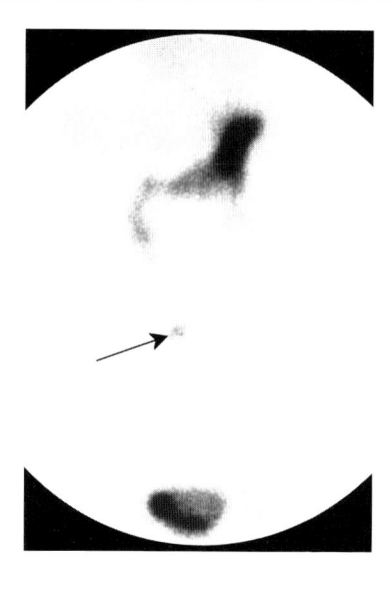

Differenzialdiagnose

Appendizitis	– oft weder klinisch noch bildmorphologisch unterscheidbar
Urachuszyste	– Verbindung zum Blasendach möglich – direkt in der Mittellinie, liegt der ventralen Bauchwand an – Dysurie
Mesenterialzyste	– keine direkte Beziehung zum Darm – meist deutlich größer – keine entzündliche Umgebungsreaktion
intestinale Duplikatur mit ektoper Magenschleimhaut	– szintigraphisch positiv

Typische Fehler

Verschleppung der Diagnose aufgrund falsch negativer Sonographie.

Ausgewählte Literatur

Baldisserotto M et al. Sonographic findings of Meckel's diverticulitis in children. Am J Roentgenol 2003; 180: 425–428

Bennett GL et al. CT of Meckel's diverticulitis in 11 patients. Am J Roentgenol 2004; 182: 625–629

Kumar R et al. Diagnosis of ectopic gastric mucosa using 99Tcm-pertechnetate: spectrum of scintigraphic findings. Br J Radiol 2005; 78: 714–720

Park JJ et al. Meckel diverticulum: the Mayo Clinic experience with 1476 patients (1950–2002). Ann Surg 2005; 241: 529–533

Leistenhernie

Kurzdefinition

▶ **Epidemiologie**
1–2% aller Kinder • Häufigste chirurgische Erkrankung im Kindesalter • Meist Kinder unter 1 Jahr • Besonders hoch ist die Rate bei Frühgeborenen (bis zu 30%) • m:w = 5:1.

▶ **Ätiologie/Pathophysiologie/Pathogenese**
Verlagerung abdominaler Strukturen (Bruchinhalt) durch eine angeborene oder erworbene Bruchpforte • Bruchsack: Ausbuchtung des parietalen Peritoneums • Bruchinhalt umgeben von Subkutangewebe, Haut oder Skrotalwand.
Bei 90% aller Neugeborenen offener Processus vaginalis peritonei (kein Krankheitswert) • Kindliche Leistenbrüche sind fast immer angeboren und indirekte Brüche (entlang des Leistenkanales) • Ursache: offener Processus vaginalis oder Insuffizienz des muskulären Verschlusses des Eingangs des Leistenkanals • Überwiegend rechts (60%), wahrscheinlich durch den späteren Descensus des rechten Hodens • Beidseitige Hernien in 10–20%.

Zeichen der Bildgebung

▶ **Sono**
Darmluft oder Peristaltik im Leistenkanal • Kontinuität der tubulären Struktur in die Peritonealhöhle • Ovarialhernie, insbesondere bei frühgeborenen Mädchen • Flüssigkeit im Processus vaginalis peritonei • Begleithydrozele.

Klinik

▶ **Typische Präsentation**
Meist symptomlose weiche, reponible inguinale Schwellung, dauerhaft oder intermittierend, medial des Leistenbandes • Kann bis nach skrotal reichen (Skrotalhernie).

▶ **Therapeutische Optionen**
Zügige Operation bei Inkarzeration oder Ovarialhernie • Bei sehr kleinen Frühgeborenen mit pulmonaler Insuffizienz abwartendes Verhalten, sofern keine Inkarzeration.

▶ **Verlauf und Prognose**
In 12% der Fälle Inkarzeration • 70% der Inkarzerationen im 1. Lebensjahr.

▶ **Komplikationen**
Inkarzeration mit der Gefahr der Darmnekrose • Ileus • Peritonitis • Verlust eines Hodens oder Ovars.

4 Leistenhernie

Abb. 76 Leistenhernie. Sonographie der Leistenregion: 4 Wochen altes Mädchen mit Leistenhernie rechts. In den Leistenkanal verlagertes Ovar (O), das auch kleine Follikelzysten (**a**, Pfeil) aufweist. Weite peritoneale Bruchpforte (B). Zusätzlich im peritonealen Bruchsack wenig freie Flüssigkeit (**b**, Pfeil). Der Befund wurde intraoperativ bestätigt.

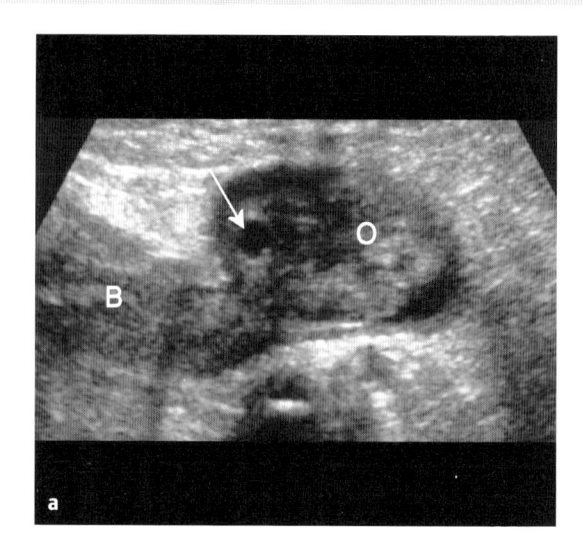

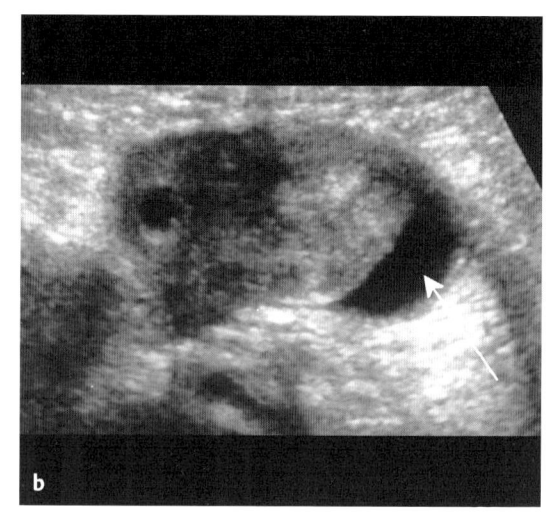

Differenzialdiagnose

Hydrocele testis und/oder funiculi spermatici	– Flüssigkeit skrotal oder im Processus vaginalis peritonei, der nach abdominal verschlossen ist – keine Luft oder Peristaltik im Skrotum
Leistenhoden	– inguinal Hodengewebe bei leerem Skrotalfach
Lymphadenitis	– Darstellung von vergrößerten Lymphknoten inguinal mit typischer Sonomorphologie (zentrales Hilusfettzeichen)
Varikozele	– duplexsonographisch Nachweis von varikös veränderten Gefäßen im Verlauf des Plexus pampiniformis – Valsalva-Manöver mit positiver Flussumkehr

Typische Fehler

Verkennung einer Leistenhernie bei Hernierung von lediglich mesenterialem Fettgewebe.

Ausgewählte Literatur

Benjamin K. Scrotal and inguinal masses in the newborn period. Adv Neonatal Care 2002; 2: 140–148

Graf JL et al. Pediatric hernias. Semin Ultrasound CT MR 2002; 23: 197–200

Nicholls E. Inguino-scrotal problems in children. Practitioner 2003; 247: 226–230

Schumpelick V et al. Hernienchirurgie: Leistenhernien bei Erwachsenen und Kindern. Dt Arztebl 1997; 48: A-3268/B-2759/C-2563

Gallengangsatresie

Kurzdefinition

- **Epidemiologie**
  Inzidenz 1/12 000 • Mädchen häufiger als Jungen betroffen.
- **Ätiologie/Pathophysiologie/Pathogenese**
  Wahrscheinlich derselbe infektiöse Prozess, der für die neonatale Hepatitis verantwortlich ist • Sklerosierende Cholangitis • Proliferation der intrahepatischen Gallengänge in den Periportalfeldern • Kein Nachweis eines extrahepatischen Gallengangs • In 15% der Fälle assoziiert mit Polysplenie oder Trisomie 18 • Assoziation mit präduodenaler Pfortader, „unterbrochener" V. cava inferior, kongenitalen Herzfehlern.

Zeichen der Bildgebung

- **Sono**
  Sensitivität 92% • Kleine Gallenblase, Längsdurchmesser unter 20 mm • Gallenblasenlänge über 3 cm beim nüchternen Patienten schließt eine Atresie aus • Keine Änderung der Gallenblasengröße nach Nahrungsaufnahme (30–60 Minuten postprandial) • Bei 75% Gallenblase nicht darstellbar • Intrahepatische Gallengänge nicht dilatiert • Extrahepatische Gallengänge fehlen • „Triangular cord": dreieckiges, echoreiches Areal hilusnahe ventral der Pfortader (fibrotischer Überrest des Ductus hepatocholedochus) • Leberechotextur kann verändert, aber auch unauffällig sein • Hepatomegalie.
- **MRT**
  Gallengangsfehlbildung in klassischen MRCP-Sequenzen.
- **Szintigraphie**
  Sensitivität bis zu 97%, Spezifität bis zu 85% • ^{99m}Tc-BRIDA oder ^{99m}Tc-Mebrofenin (hepatobiliäre Szintigraphie) • Normale hepatische Anreicherung • Nach 24 Stunden keine intestinale Anreicherung (beweisend) • Erhöhte renale Tracer-Ausscheidung.

Klinik

- **Typische Präsentation**
  Icterus prolongatus (Bilirubin > 2 mg/dl, konjugiertes Bilirubin > 30% des Gesamtbilirubins über den 18. Lebenstag hinaus) • Evtl. Biopsie.
- **Therapeutische Optionen**
  Operation (Portoenterostomie) • Reanastomose, wenn proximaler Ductus hepatocholedochus vorhanden • Lebertransplantation.
- **Verlauf und Prognose**
  Chirurgische Erfolgsrate liegt bei 90%, wenn das Kind zum Operationszeitpunkt unter 2 Monate alt ist • Je älter das Kind zum Operationszeitpunkt, desto schlechter die Erfolgsrate • Endgültige Heilung nur durch Lebertransplantation.
- **Komplikationen**
  Biliäre Zirrhose mit portaler Hypertonie.

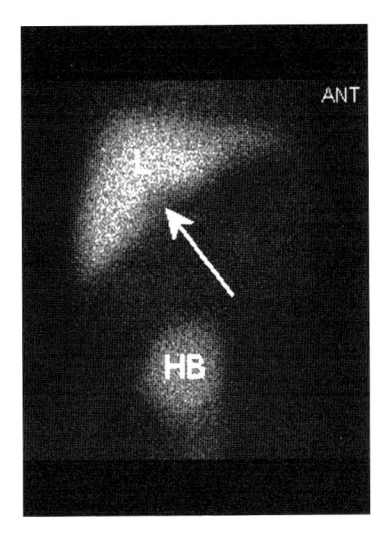

Abb. 77 Gallengangsatresie. Hepatobiliäre Szintigraphie a. p.: 6 Stunden nach i.v. Injektion gute Leberanreicherung (L), keine Darstellung der Gallengänge und der Gallenblase (Aussparung, Pfeil). Keine Aktivität im Darm, stattdessen kompensatorische renale Ausscheidung mit Kontrastierung der Harnblase (HB). (Mit freundlicher Genehmigung von Dr. B. Nowak, Nuklearmedizin, UK Aachen.)

Differenzialdiagnose

neonatale Hepatitis	– normale Gallenblasengröße mit regelrechter postprandialer Kontraktion – kein „Triangular-cord"-Zeichen – verzögerte, aber vorhandene hepatobiliäre Ausscheidung des Szintigraphie-Tracers
Galaktosämie	– normale Gallenblasengröße mit regelrechter postprandialer Kontraktion – kein „Triangular-cord"-Zeichen – normaler Szintigraphiebefund – Neugeborenen-Screening
Choledochuszyste	– sonographisch gut darstellbar – manifestiert sich meist erst deutlich später
Alagille-Syndrom	– intrahepatische Gallengangshypoplasie/-atrophie – typische Facies – kardiovaskuläre Anomalien – Schmetterlingswirbel – posteriores Embryotoxon

Typische Fehler

Fehlende Darstellung der Gallenblase wird postprandial fehlinterpretiert. ● Bei entsprechender Fragestellung muss das Kind nüchtern untersucht und die Gallenblase gezielt dargestellt werden.

Ausgewählte Literatur

Kanegawa K et al. Sonographic diagnosis of biliary atresia in pediatric patients using the "triangular cord" sign versus gallbladder length and contraction. Am J Roentgenol 2003; 181: 1387–1390

Kotb MA et al. Post-portoenterostomy triangular cord sign prognostic value in biliary atresia: a prospective study. Br J Radiol 2005; 78: 884–887

Roca I et al. Hepatobiliary scintigraphy in current pediatric practice. Q J Nucl Med 1998; 42: 113–118

Ryeom HK et al. Biliary atresia: feasibility of mangafodipir trisodium-enhanced MR cholangiography for evaluation. Radiology 2005; 235: 250–258

Choledochuszyste

Kurzdefinition

▶ **Epidemiologie**
Inzidenz 0,2–0,5/1 Mio. • m:w = 1:3 • Manifestationsalter bei 50% vor dem 10. Lebensjahr.

▶ **Ätiologie/Pathophysiologie/Pathogenese**
Angeborene segmentale und zystische Erweiterungen des Ductus choledochus • In bis zu 90% ist der Ductus hepatocholedochus betroffen • Ductus hepaticus communis häufig beteiligt • „Common-channel"-Theorie: gemeinsam verlaufende Fehlmündung vom Ductus hepatocholedochus und Ductus pancreaticus; dadurch Andauung der Wand des Ductus hepatocholedochus durch Pankreasenzyme • Fibröse Zystenwand ohne epitheliale Auskleidung • Assoziation mit anderen Gallenwegsanomalien (z. B. Gallengangsatresie), Gallenblasenanomalien, kongenitaler Leberfibrose oder Karzinom der Gallenblase oder -wege • Einteilung nach Kehrer oder Todani.

Tabelle 6 Einteilung der Choledochuszysten nach Todani

Typ	Charakteristika
I a	zystische Erweiterung des Ductus hepaticus communis
I b	fokale segmentale Erweiterung des Ductus hepaticus communis
I c	fusiforme Erweiterung des Ductus hepaticus communis
II	Ductus-choledochus-Divertikel
III	Choledochozele, die nur den intraduodenalen Ductus hepaticus communis betrifft
IV a	multiple zystische Erweiterungen der intra- und extrahepatischen Gallenwege
IV b	multiple zystische Erweiterungen der extrahepatischen Gallenwege
V	Caroli-Syndrom (multiple zystische Erweiterungen der intrahepatischen Gallenwege, Leberfibrose)

Zeichen der Bildgebung

▶ **Sono**
„Zweite" Gallenblase als zystische Struktur in der Leberpforte • Zystische Struktur ohne postprandiale Kontraktion • Zystengröße 2–15 cm • Kann Steine oder „Sludge" beinhalten • Dilatierte intrahepatische Gallengänge, die in die Zyste münden (beweisend).

▶ **CT**
Präoperativ nicht unbedingt erforderlich • Überlagerungsfreie Darstellung • Differenzialdiagnostische Abgrenzung zum Caroli-Syndrom.

▶ **MRT**
Exakte anatomische Darstellung der duktalen Anatomie präoperativ empfehlenswert • MRCP: T2w TSE mit Fettsuppression, MIP-Rekonstruktionen, HASTE oder SSFSE.

Choledochuszyste

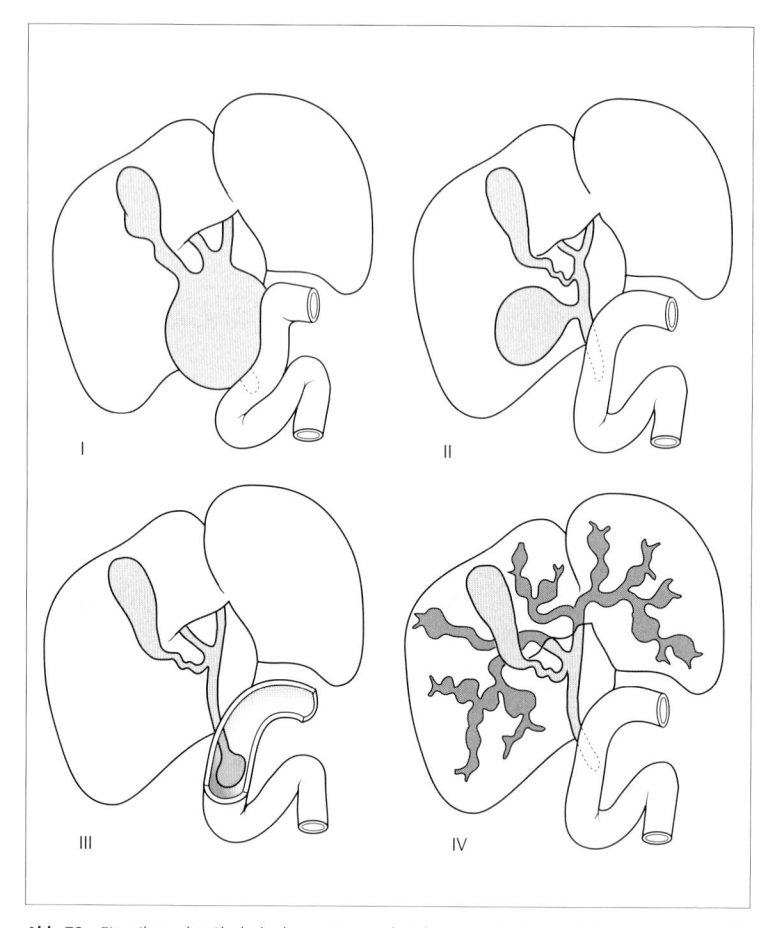

Abb. 78 Einteilung der Choledochuszysten nach Kehrer (aus Hofmann V. Ultraschalldiagnostik in Pädiatrie und Chirurgie. Stuttgart: Thieme; 2005).

▶ **Cholangiographie**
ERCP: Gefahr der Pankreatitis ● Perkutan-transhepatisch: z. B. intraoperativ ● Intravenös: heute nicht mehr Standard.

▶ **Szintigraphie**
Hepatobiliäre Sequenzszintigraphie ● Späte Füllung der Zyste mit Stase ● Dilatation intrahepatischer Gallengänge.

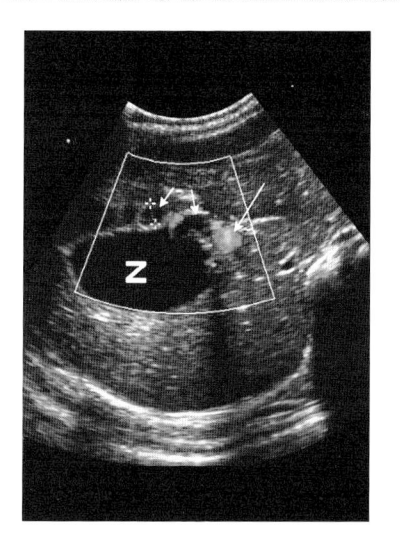

Abb. 79 Choledochuszyste. Duplexsonographie des Oberbauches: Subhepatisch zystische Raumforderung (Z) („doppelte Gallenblase"). Die kleinen Pfeile markieren den Ductus hepatocholedochus, der lange Pfeil zeigt auf die Pfortader.

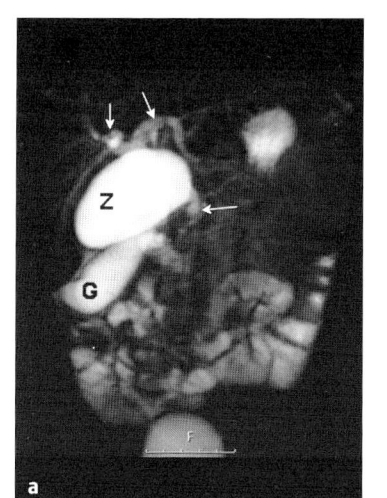

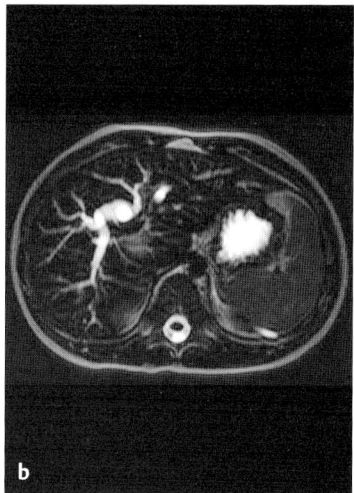

Abb. 80 MRT mit MRCP: Auch MR-tomographisch lässt sich die zystische Raumforderung (Z) neben der Gallenblase (G) darstellen (**a**). Die Zyste weist eine Verbindung zum Ductus hepaticus communis auf. Intrahepatische Gallengangserweiterung (**a, b**, Pfeile).

Choledochuszyste

Klinik

- **Typische Präsentation**
  Rezidivierende Bauchschmerzen ● Erbrechen ● Intermittierender Ikterus ● Palpabler Tumor im rechten Oberbauch ● Begleitpankreatitis.
- **Therapeutische Optionen**
  Konservatives Vorgehen ● Bei Komplikationen Zystenexzision und biliodigestive Anastomose.
- **Verlauf und Prognose**
  Spontane Rückbildung möglich.
- **Komplikationen**
  Aszendierende Cholangitis ● Biliäre Zirrhose ● Ruptur mit biliärer Peritonitis ● Maligne Entartung (selten) ● Postoperativ Anastomosenstriktur, Konkrementbildung, Cholangitis bei Sekundärinfektion.

Differenzialdiagnose

Hämatom	– Traumaanamnese – Gerinnungsstörungen – meist intermediäre Signalcharakteristik, nicht rein zystisch
zystische Duodenalduplikatur	– direkte Lagebeziehung zum Duodenum – unauffällige Darstellung des Gallengangsystems – häufig Zufallsbefund
Pankreaspseudozyste	– vorausgegangene Pankreatitis – in der Akutphase Exsudatstraßen – umschriebene Pankreasnekrosen
Mesenterialzyste	– liegt meist im Mittel- und Unterbauch – direkte Beziehung zu Dünndarmstrukturen – Gallengangsystem unauffällig
Leberzyste	– intrahepatische Lage – dysontogenetischer Natur – Gallengänge unauffällig – keine Wachstumstendenz
Biliom	– intrahepatisch oder subkapsulär – iatrogene Entstehung (z. B. postoperativ)
Gallenblasenhydrops	– evtl. Steinnachweis im Gallenblaseninfundibulum
Duodenalektasie beim Pancreas anulare	– Passage von Nahrungsbrei durch das ektatische Duodenum

Typische Fehler

Direktpunktion der Zyste vermeiden wegen möglicher biliärer Peritonitis ● Postoperative Aerobilie darf sonographisch nicht mit Steinen verwechselt werden.

Ausgewählte Literatur

Babbit DP et al. Choledochal cyst: A concept of etiology. Am J Roentgenol 1973; 199: 57–62

Metreweli C et al. Magnetic resonance cholangiography in children. Br J Radiol 2004; 77: 1059–1064

Nagi B et al. Endoscopic retrograde cholangiopancreatography in the evaluation of anomalous junction of the pancreaticobiliary duct and related disorders. Abdom Imaging 2003; 28: 847–852

Todani T et al. J Hepatobiliary Pancreat Surg 2003; 10: 334–340

Wootton-Gorges SL et al. Giant cystic abdominal masses in children. Pediatr Radiol 2005 [Epub]

4 Cholezystolithiasis

Kurzdefinition

- **Epidemiologie**
  Inzidenz gering ● Wesentlich seltener als bei Erwachsenen ● Häufiger verkalkt als bei Erwachsenen ● Mädchen häufiger betroffen als Jungen.
- **Ätiologie/Pathophysiologie/Pathogenese**
  Grundleiden mit Tendenz zur Steinbildung:
    - hämolytische Anämie, z. B. Thalassämie, Sichelzellanämie, Rh- und AB0-Inkompatibilität
    - nach größerer Bluttransfusion
    - nach ausgedehnter Darmoperation
    - längere Immobilisierung
    - chronisch entzündliche Darmerkrankungen
    - parenterale Langzeiternährung
    - nach Schock, Dehydratation
    - Mukoviszidose
    - Anomalien der Gallenwege

Zeichen der Bildgebung

- **Sono**
  Methode der Wahl ● Echoreiche Strukturen in der Gallenblase ● Schallschatten ab einer Steingröße von 3 mm und in Abhängigkeit der Steinmineralisierung ● Bei Umlagerung des Patienten lageverschieblich („rolling stone").
- **CT**
  Ist der Sonographie bezüglich der Steindiagnostik unterlegen.
- **Cholangiographie**
  MRCP: T2w GE, MIP-Rekonstruktionen, HASTE oder SSFSE.
- **Endoskopie**
  ERCP bietet die Möglichkeit der Steinextraktion.

Klinik

- **Typische Präsentation**
  Oft symptomlos ● Häufig Zufallsbefund ● Kolikartige Bauchschmerzen.
- **Therapeutische Optionen**
  Keine Therapie bei Symptomfreiheit ● Bei Beschwerden Cholezystektomie.
- **Verlauf und Prognose**
  Steine können sich bis zum 1. Lebensjahr auflösen.
- **Komplikationen**
  Ductus-cysticus-Stein (Gallenblasenhydrops ohne postprandiale Größenänderung) ● Choledocholithiasis (intra- und/oder extrahepatische Cholestase) ● Cholezystitis ● Cholangitis ● Biliäre Pankreatitis ● Choledocho-/cholezystoduodenale Fistelbildung.

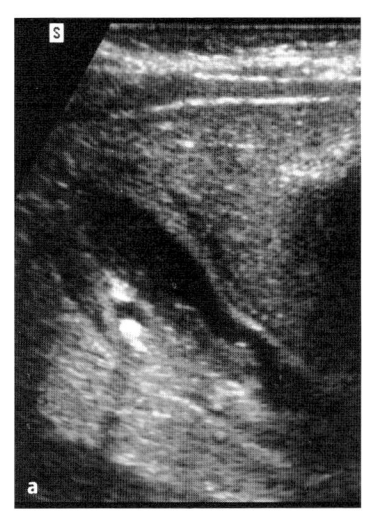

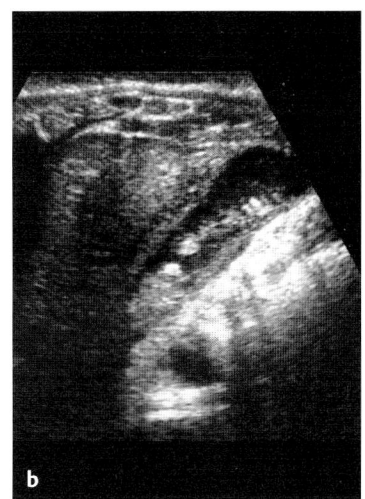

Abb. 81 Cholezystolithiasis. Sono: 4-jähriges Kind mit ausgeprägter Exsikkose im Rahmen eines gastrointestinalen Infektes. Gallenblasengrieß (**a**) sowie auch einzelne, kompaktere echoreiche Steine (teils mit typischem Schallschatten) (**b**).

Differenzialdiagnose

Gallenblasenschlamm („Sludge")	– bei biliärer Stase oder längerer parenteraler Ernährung – Pigmentgranula und Cholesterolkristalle – typisches Sedimentationsphänomen
Gallenblasenpolyp	– nicht lageverschieblich – Gallenblasenpolyposis als Erstsymptom einer metachromatischen Leukodystrophie
Porzellangallenblase	– kein Gallenblasenlumen abgrenzbar – ausgedehnter Schallschatten durch deutliche Wandverkalkung – keine intraluminale Flüssigkeit erkennbar
luftgefülltes Duodenum	– typische Lagebeziehung – Artefakte durch Luft

Typische Fehler

Kleine Gallenblasensteine können postprandial dem Nachweis entgehen ● Fehldeutung von Gallenblasensteinen als Darmluft.

Ausgewählte Literatur

Bellows CF et al. Management of gallstones. Am Fam Physician 2005; 72: 637–642

Keller MS et al. Spontaneous resolution of cholelithiasis in infants. Radiology 1985; 157: 345–388

Kratzer W et al. Prevalence of gallstones in sonographic surveys worldwide. J Clin Ultrasound 1999; 27: 1–7

Ure BM et al. Outcome after laparoscopic cholecystotomy and cholecystectomy in children with symptomatic cholecystolithiasis: a preliminary report. Pediatr Surg Int 2001; 17: 396–398

Hepatoblastom

Kurzdefinition

▶ **Epidemiologie**
43 % der primären kindlichen Lebertumoren ● Häufigster maligner Lebertumor und dritthäufigster abdominaler Tumor im Kindesalter ● Häufigkeitsgipfel zwischen 6. und 24. Lebensmonat ● m : w = 2 : 1.

▶ **Ätiologie/Pathophysiologie/Pathogenese**
Labor: AFP erhöht (bis zu 90 %), Thrombozytose ● Selten in Kombination mit Pubertas praecox und Virilismus ● Tumor besteht aus epithelialen Zellen mit Pseudokapsel ● Kann auch multifokal auftreten ● Typischerweise im rechten Leberlappen ● Gehäuft bei Hemihypertrophiesyndrom, Beckwith-Wiedemann-Syndrom, familiärer Polyposis, Wilmstumor und Gallengangsatresie.

Zeichen der Bildgebung

▶ **Sono**
Echoreich, heterogen ● Gut abgrenzbar ● Glatt begrenzt ● Bei Initialdiagnostik meist schon großer Tumor (um die 10 cm) ● Gefäße werden verdrängt, komprimiert oder ummauert ● Gefäßinvasion ist Hinweis auf Malignität (v. a. Pfortader und zentrale Lebervenen betroffen) ● Grobschollige Verkalkungen (15 – 33 %) ● Verkalkungen nach Chemotherapie ● Zystische Areale bei Tumornekrose.

▶ **Duplex-Sono**
Bessere Darstellung der Gefäßverdrängung, -kompression und -invasion ● Häufig hoher Fluss in der A. hepatica durch Steal-Phänomen ● Tumor hypervaskularisiert.

▶ **CT**
Hypodenser, heterogener, gut abgrenzbarer Tumor ● Periphere KM-Anreicherung ● Evtl. Gefäßinvasion ● Evtl. Tumoreinblutung oder -nekrose ● Evtl. Verkalkungen (untypisch).

▶ **MRT**
Inhomogen ● Hypointens in T1w SE mit hyperintensen Arealen (Einblutungen) und KM-Anreicherung ● Inhomogen, hyperintens in T2w TSE mit hypointensen Arealen (fibröse Septen).

Klinik

▶ **Typische Präsentation**
Palpabler abdominaler Tumor ● Erbrechen ● Übelkeit ● Gewichtsverlust ● Meist schmerzfrei ● Pubertas praecox (endokrin aktiv).

▶ **Therapeutische Optionen**
Resektion ● Chemotherapie ● Lebertransplantation.

▶ **Verlauf und Prognose**
60 % resezierbar ● Gesamtüberlebensrate bis zu ca. 70 %.

▶ **Komplikationen**
Tumoreinblutungen ● Gefäßverschlüsse ● Frühzeitige Metastasierung.

Hepatoblastom

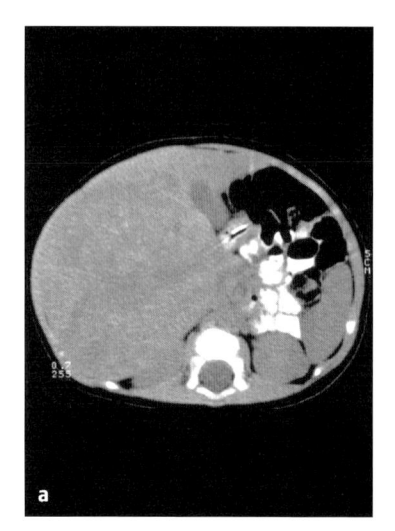

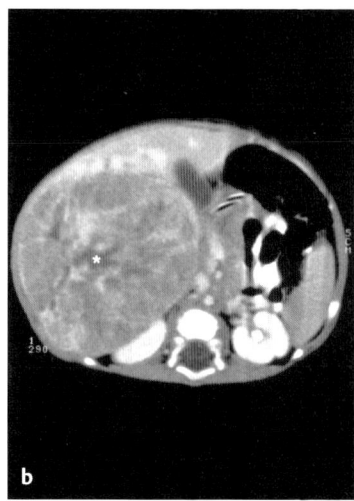

Abb. 82 Hepatoblastom. Native (**a**) und KM-CT (**b**) des Oberbauchs: 6 Monate alter Säugling. Der große Tumor des rechten Leberlappens weist keine Verkalkungen auf. Inhomogene KM-Aufnahme des Tumors, mehrere zentrale Tumornekrosen (*).

Differenzialdiagnose

Hämangioendotheliom	– meist vor dem 6. Lebensmonat – keine AFP-Erhöhung – oft Thrombopenie – Verkalkungen granulär – oft assoziiert mit Herzinsuffizienz
Neuroblastommetastase	– meist multipel oder diffus infiltrierend
fibrolamelläres HCC	– meist nach dem 5., selten vor dem 3. Lebensjahr – Tumorverkalkungen typisch – meist keine Erhöhung des AFP
mesenchymales Hamartom	– gut abgrenzbarer, lobulierter Tumor mit zystischen Anteilen

Typische Fehler

Bei großen Tumoren im rechten Oberbauch ist rein sonographisch eine sichere Beurteilung der Organzugehörigkeit nicht immer möglich.

Ausgewählte Literatur

Davies JQ et al. Hepatoblastoma-evolution of management and outcome and significance of histology of the resected tumor. A 31-year experience with 40 cases. J Pediatr Surg 2004; 39: 1321–1327

Emre S et al. Liver tumors in children. Pediatr Transplant 2004; 8: 632–638

Helmberger TK. Pediatric liver neoplasms: a radiologic-pathologic correlation. Eur Radiol 1999; 9: 1339–1347

Powers C et al. Primary liver neoplasms: MR imaging with pathologic correlation. Radiographics 1994; 14: 459–482

4 Traumatische abdominale Organverletzungen

Kurzdefinition

▶ **Epidemiologie**
Stumpfes Bauchtrauma bei Kindern selten ● Betroffene Organe: Niere (33%), Milz (24%), Pankreas (23%), Leber (10%).

▶ **Ätiologie/Pathophysiologie/Pathogenese**
Durch die oberflächliche Lage der Organe und fehlendes Fett sind diese ungeschützt ● „Flüssigkeitsreiche" Organe sind weniger gut komprimierbar ● Duodenum und Pankreas werden beim Trauma gegen die Wirbelsäule gedrückt ● Milz erfährt den Druck von außen fortgeleitet durch die elastischen Rippen ● In etwa 18% Mehrfachverletzungen.
Unfallmechanismus und typische Organverletzungen:
- Verkehrsunfall: Wirbelsäule, Nieren, Retroperitoneum, Milz
- Überrolltrauma: Darm, Harnblase
- Fahrradsturz, Bauchtritt (Misshandlung): Pankreas, Duodenum, Leber
- Sturz auf den Oberbauch: Leber, Milz, Pankreas
- Sturz auf linke Seite: Milz, Niere

Zeichen der Bildgebung

▶ **Sono**
Freie Flüssigkeit (Blut) echofrei bis echoreich ● Hämatom häufig retrovesikal, hepatorenal, splenorenal oder interenterisch ● Frische Hämatome sind echoreich, ältere echoarm ● Sensitivität für Milzverletzungen 90% ● Organvergrößerung bei Kontusion und Lazeration ● Parenchyminhomogenitäten oder lineare Struktur bei Lazeration oder intraparenchymalem Hämatom ● Auffällige Organoberfläche ● Eingeschränkte oder aufgehobene Atemverschieblichkeit des Organs ● Subkapsuläres Hämatom (Leber, Milz) ● Perirenales Hämatom ● Blutkoagel in Nierenbecken oder Harnblase ● Retroperitoneales Hämatom ● Urinom bei Beteiligung des Nierenbeckens oder Ureters.

▶ **Duplex-Sono**
Vaskularisierung der zu- und abführenden Gefäße darstellen zum Ausschluss einer Gefäßverletzung (z.B. Nierenstielabriss) ● Intraparenchymalen Perfusionsdefekt ausschließen.

▶ **CT**
Bei Diskrepanz zwischen Sonographie und klinischem Zustand ● Insbesondere beim Polytrauma mit Schädel-Hirn-Verletzung ● Normalerweise ist ein Einphasen-CT ausreichend, Ausnahme: Verletzung von Nierenbecken, Ureter oder Harnblase ● Keine native Untersuchungstechnik ● Evtl. bessere Darstellung des Ausmaßes der Verletzungen sowie der muskuloskelettalen Begleitverletzungen.

▶ **Röntgen-Abdomen**
Zum Ausschluss einer Darmperforation (wenn kein CT durchgeführt wird) mit Darstellung freier Luft.

Traumatische abdominale Organverletzungen

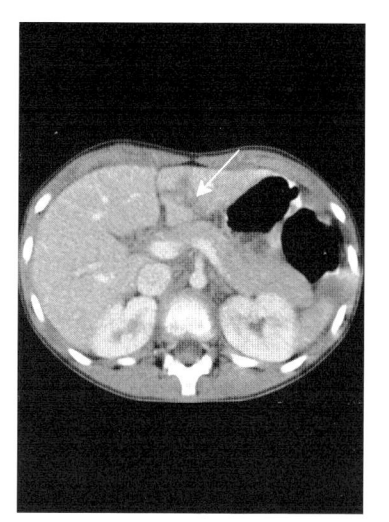

Abb. 83 Leberruptur. KM-CT des Oberbauchs: Intraparenchymatöse Organverletzung des linken Leberlappens (Pfeil) mit begleitendem Leberhämatom. Der Parenchymeinriss erreicht die Leberoberfläche.

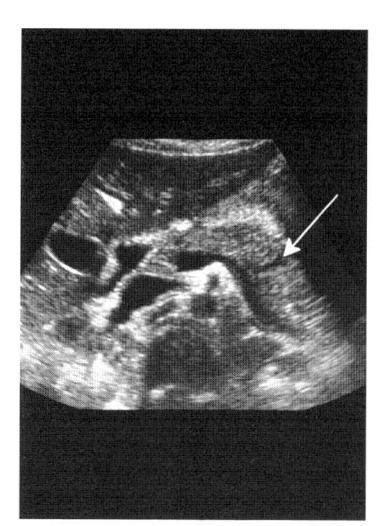

Abb. 84 Pankreasruptur. Sonographie: Parenchymeinriss (Pfeil) im Pankreaskorpus.

Abb. 85 Milzruptur. Mehrphasen-CT des Abdomens: In der früharteriellen Phase erkennt man deutlich die perakute Milzblutung (Pfeil) mit deutlicher Lazeration des Organs. Ausgeprägtes perisplenisches Hämatom (*) und subkapsuläres Leberhämatom (*).

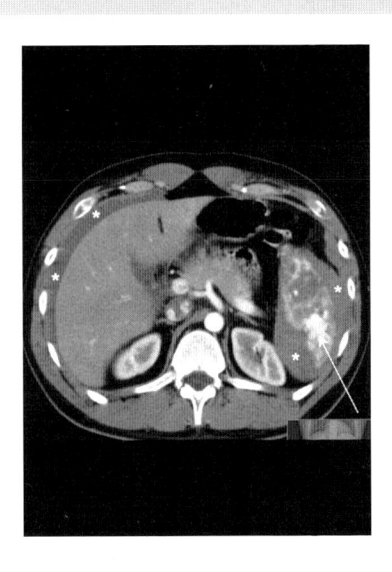

Klinik

▶ **Typische Präsentation**
Traumaanamnese ● Äußerliche Verletzungen (z. B. Prellmarken) ● Bauchschmerzen ● Evtl. freies Intervall mit Schock ● Abwehrspannung.

▶ **Therapeutische Optionen**
Je nach Ausmaß der Verletzung und der Befunde konservatives Vorgehen und/oder operative Maßnahmen (8–15%) ● Eine Organerhaltung sollte immer angestrebt werden.

▶ **Verlauf und Prognose**
Letalität nach stumpfem Bauchtrauma 5–30%.

▶ **Komplikationen**
Biliom ● Urinom ● Pankreaspseudozyste ● Biliäre Peritonitis ● Zweizeitige Milzruptur ● Akute Pankreatitis (Trauma häufigste Ursache im Kindesalter) ● OPSI-Syndrom nach Splenektomie (Mortalität 50%).

Differenzialdiagnose

freie Flüssigkeit – Gastroenteritis
anderer Genese   – bei Mädchen wenig freie Flüssigkeit im Douglas-Raum physiologisch
　　　　　　　　　　 – kardiale Insuffizienz

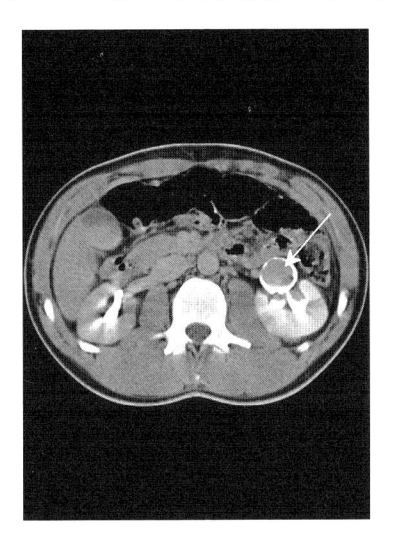

Abb. 86 Nierenruptur. Urographische KM-Phase eines Oberbauch-CT: Nierenlazeration mit Blutkoagel (Pfeil) im Nierenbecken. Der Befund spricht für eine Beteiligung des Nierenbeckens.

Typische Fehler

Wenn sonographisch keine freie Flüssigkeit vorliegt, darf man sich nicht in Sicherheit wiegen, da bei 37% der Organverletzungen keine freie Flüssigkeit vorhanden ist ● Lage der freien Flüssigkeit ist u. a. lageabhängig (z. B. bei Milzruptur und Rechtsseitenlage freie Flüssigkeit rechts) ● Immer an eine zweizeitige Milzruptur denken (Kontrollsonographie nach 24 Stunden) ● Retroperitoneum bei Darmgasüberlagerung nur eingeschränkt sonographisch beurteilbar.

Ausgewählte Literatur

Bakker J et al. Sonography as the primary screening method in evaluating blunt abdominal trauma. J Clin Ultrasound 2005; 33: 155–163

Fenton SJ et al. CT scan and the pediatric trauma patient – are we overdoing it? J Pediatr Surg 2004; 39: 1877–1881

Hoffmann V. Stumpfes Bauchtrauma. In: Hoffmann V et al. Ultraschalldiagnostik in Pädiatrie und Kinderchirurgie. Stuttgart: Thieme; 2005: 421–428

Vesikoureteraler Reflux (VUR)

Kurzdefinition

▶ **Epidemiologie**
Inzidenz 1–2% der Normalbevölkerung ● Erhöhte Inzidenz bei Geschwistern (25%) ● Mädchen sind wesentlich häufiger betroffen als Jungen.

▶ **Ätiologie/Pathophysiologie/Pathogenese**
Urin fließt aus der Harnblase retrograd in die Ureteren und das Nierenbecken.
Primärer VUR (90%): Angeborene Fehlbildung der Uretermündung ● Hypoplasie des Trigonums mit lateralisiertem, pathologisch konfiguriertem Ureterostium (z.B. hufeisenförmig, golflochartig) ● Zu kurzer intramuraler Ureterabschnitt (z.B. bei dystoper Uretermündung) ● Paraureterales Blasendivertikel (Hutch-Divertikel) bei kongenitaler Insuffizienz des Hiatus uretericus ● Ureterozele.
Sekundärer VUR (10%): Infravesikale Obstruktion (z.B. Harnröhrenklappe) ● Neurogene Harnblasenentleerungsstörung ● Steinabgang.
Risikofaktoren: Subpelvine Stenose (37%) ● Einzelniere (37%) ● Reflux bei Verwandten 1. Grades (32%) ● Multizystisch oder dysplastische Nierendegeneration (28%).

Tabelle 7 Gradeinteilung (International Reflux Study Group)

Grad	Befunde
I	Reflux ausschließlich in Ureter
II	Reflux in Ureter und Nierenbecken ohne Dilatation
III	beginnende Dilatation und vermehrte Schlängelung des Ureters mit leichter oder mäßiger Dilatation des Nierenbeckens und geringer oder mäßiger Abrundung der Kelche
IV	zunehmende Dilatation und Schlängelung des Ureters mit mäßiger Dilatation des Nierenbeckens und der Kelche und vollständiger Abrundung der Kelche. Die Impressionen der Papillen sind noch nachweisbar
V	ausgeprägte Dilatation und deutliche Schlängelung des Ureters mit ausgeprägter Dilatation des gesamten Nierenbeckens. Keine Impressionen der Papillen mehr nachweisbar

Zeichen der Bildgebung

▶ **Sonographie (B-Mode)**
Dilatation des Nierenbeckens ● Dilatation des Ureters (prävesikal) ● Ausdünnung des Nierenparenchyms ● Nierenschrumpfung ● Narben ● Ureter- und/oder Pyelonwandverdickung ● Blasenwandverdickung ● Trabekulierte Blasenwand ● Restharn ● Blasendivertikel.

▶ **Sonographische Refluxprüfung**
Luft oder KM (z.B. Levovist) intravesikal applizieren ● Konventionelle B-Mode Sonographie ● Spontan oder unter Miktion Nachweis von KM bzw. Luft im distalen Ureter oder im Nierenbecken ● Sensitivität 60–70% ● Geeignet z.B. für Reflux-Verlaufskontrollen oder für asymptomatische Kinder, die ein erhöhtes Refluxrisiko haben.

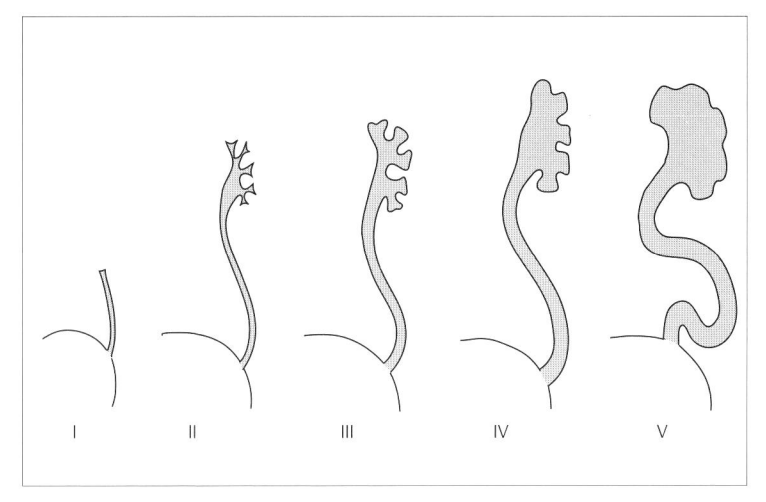

Abb. 87 Gradeinteilung des vesikoureteralen Refluxes (aus Benz-Bohm G. Kinderradiologie. Stuttgart: Thieme; 2005).

- **Duplex-Sono**
  Evtl. zur Unterscheidung von Nierenbecken und Nierenvene.
- **Miktionszystourethrogramm (MCU)**
  Technik: Durchführung nach therapiertem Harnwegsinfekt unter antibiotischem Schutz ● transurethrale oder suprapubische Blasenfüllung mit KM mit einer Injektionsrate von ca. 10–20 ml/min (Infusion) ● Aufnahmen bei maximaler Blasenfüllung und unter Miktion (2- bis 3-malige Miktion) ● Bei Jungen Darstellung der Urethra in seitlich angehobener Schrägaufnahme (zur überlagerungsfreien Darstellung der Harnröhre) ● Bei Reflux Einmündung des Ureters überlagerungsfrei darstellen ● Abschließend Dokumentation beider Nieren ● Bei VUR befindet sich KM in Ureter und Nierenbecken ● Darstellung möglicher Ursachen, z. B. Fehleinmündung des Ureters, Urethralklappe beim Jungen oder Meatusstenose beim Mädchen.
- **Szintigraphie**
  Tracer: ^{99m}Tc-MAG3 ● Zur Abklärung einer Funktionseinschränkung der Nieren ● Erst nach der 6. Lebenswoche durchführen, da bis dahin Nierenfunktion eingeschränkt sein kann ● Direkte Radionuklidzystographie: ● Spontan oder unter Miktion ist ein minimaler Aktivitätsanstieg im Nierenbecken beweisend für VUR ● Fraglich sensitiver als MCU ● Wird nicht standardmäßig eingesetzt.
- **MR-Urographie**
  Evtl. ergänzend zur Darstellung einer Refluxnephropathie.

Abb. 88 Vesikoureteraler Reflux. Unterbauchsonographie im Querschnitt mit farbkodiertem Duplexmode: Während der Miktion Aufweitung des distalen linken Ureters (Pfeil) als indirekter Hinweis auf einen bestehenden VUR. Die Harnblase (HB) ist nur noch mäßig gefüllt.

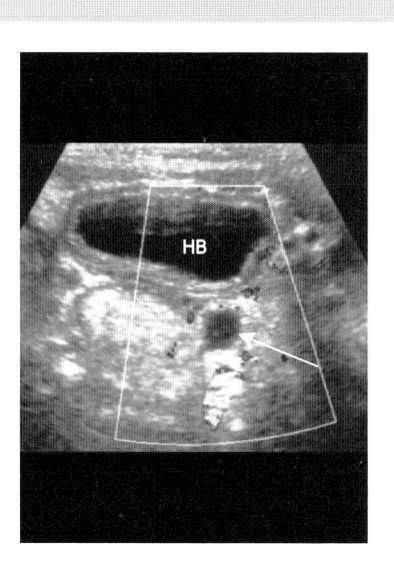

Klinik

▶ **Typische Präsentation**
Rezidivierende Harnwegsinfekte.
▶ **Therapeutische Optionen**
Konservativ mit prophylaktischer Antibiose ● Endoskopische periureterale Unterspritzung mit Deflux ● Bei höhergradigem Reflux Ureterneuimplantation.
▶ **Verlauf und Prognose**
Spontane Rückbildung des VUR bis zur Pubertät bei 80% ● Prognose abhängig von Grad und Ausprägung des Refluxes, dem Zeitpunkt der Diagnose-Stellung und den abgelaufenen Pyelonephritiden und der Narbenbildung.
▶ **Komplikationen**
Pyelonephritis ● Refluxnephropathie ● Nierenfunktionseinschränkung ● Renale Hypertonie.

Differenzialdiagnose

primärer Megaureter – mit oder ohne Obstruktion (MAG3)
– ektope oder orthotope Mündung (Sonographie/MRT)
– mit oder ohne Reflux (MCU)

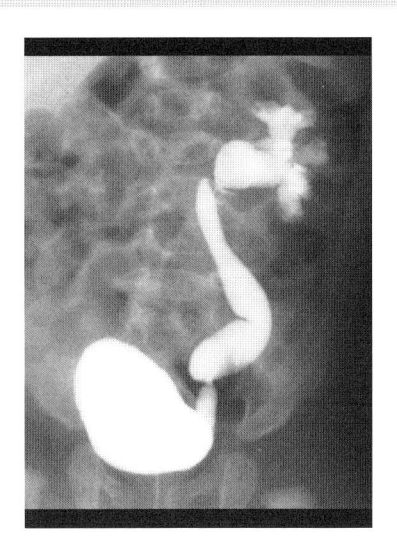

Abb. 89 Miktionszystourethrogramm mit Darstellung eines VUR Grad IV links.

Typische Fehler

Darmwand oder knöcherne Überlagerung kann KM bei der MCU vortäuschen. Auflösung durch 2. Ebene • Verkalkungen im Nierenbecken können ebenfalls einen VUR vortäuschen (Sonographiebefund) • Bei der sonographischen Refluxprüfung bleiben Urethralklappen, kleinere Harnblasendivertikel oder paraureterale Divertikel unentdeckt • Im MCU können Urethralklappen bei liegendem Katheter dem Nachweis entgehen (beim Jungen immer eine Untersuchung ohne liegenden Katheter durchführen) • KM-Reflux in die Vagina darf nicht mit einem VUR verwechselt werden • Fehlende sonographische Darstellung eines erweiterten Nierenbeckens oder Ureters schließt einen höhergradigen Reflux nicht aus (insbesondere bei entleerter Harnblase).

Ausgewählte Literatur

Alzen G et al. Urogenitaltrakt. In: Benz-Bohm G (ed.). Kinderradiologie. Stuttgart: Thieme; 2005: 228–239

Avni EF et al. Can careful ultrasound examination of the urinary tract exclude vesicoureteric reflux in the neonate? Br J Radiol 1997; 70: 977–982

Darge K. et al. Diagnosis of vesicoureteric reflux with low-dose contrast-enhanced harmonic ultrasound imaging. Pediatr Radiol 2005; 35: 73–78

Hoyer PF. Niere. In: Hofmann V et al. Ultraschalldiagnostik in Pädiatrie und Kinderchirurgie. Stuttgart: Thieme; 2005: 489–495

Smellie JM et al. Childhood reflux and urinary infection: a follow-up of 10–41 years in 226 adults. Pediatr Nephrol 1998; 12: 727–736

5 Subpelvine Stenose

Kurzdefinition

▶ **Epidemiologie**
Häufigste Ursache einer dilatativen Uropathie ● m:w = 5:1 ● Höhere Inzidenz bei multizystisch-dysplastischer Niere ● In 27% mit anderen urogenitalen Anomalien assoziiert (z.B. VUR, obstruktiver Megaureter, Nierenagenesie).

▶ **Ätiologie/Pathophysiologie/Pathogenese**
Intrinsische Stenosen: Teile der Muskelfasern des pyeloureteralen Überganges sind durch Bindegewebe ersetzt ● Abnorme Zusammensetzung und Verlauf der pyeloureteralen Muskelfasern.
Extrinsische Stenosen: Aberrierende Gefäße (z.B. Nierenpolgefäße) ● Raumforderungen, die den pyeloureteralen Übergang von Außen einengen (Nierenzysten, Aneurysmata) ● Hufeisenniere oder Nierenmalrotation mit Kompression des Ureterabgangs.

Zeichen der Bildgebung

▶ **Sono**
Dilatiertes Nierenbecken ● Kelchhälse verplumpt ● Rundliche Form des Nierenbeckens ohne sichere Abgrenzbarkeit des pyeloureteralen Übergangs ● Die zentrale Mittelechospaltung beträgt meist über 10 mm ● Parenchymverschmälerung mit erhöhter Echogenität ● Bei ausgepägtem Befund hydronephrotische Sackniere ● Vergrößerte Niere ● Ureter im gesamten Verlauf nicht abgrenzbar ● Harnblase und Ureterostien unauffällig ● Bei Assoziation mit distaler Ureterstenose zusätzlich erweiterter Ureter.

▶ **Diurese-Sono**
Insbesondere zur Unterscheidung einer kompensierten von einer dekompensierten subpelvinen Stenose ● i.v. Injektion von 0,5 mg/kg KG Furosemid ● Beurteilung der Nierenbeckenweite ● Bei kompensierter Stenose Rückbildung der Dilatation nach 20 Minuten p.i. ● Bei Dekompensation der subpelvinen Stenose deutlichere und persistierende Aufweitung des Nierenbeckens.

▶ **Duplex-Sono**
Evtl. zur Darstellung aberrierender Gefäße.

▶ **MRT**
MR-Urographie (MRU) mit direkter Darstellung des Nierenbeckens ● HASTE, RARE, True-FISP ● T1w 3D-GE nach Injektion von Gadolinium und niedrig dosiertem Furosemid ● Statisch-dynamische MRU zur Funktionsbeurteilung ● MRA zur Darstellung evtl. vorhandener aberrierender Gefäße ● Überlagerungsfreie Darstellung beider Nieren und der umgebenden Strukturen ● Unterscheidung zwischen Nierenbeckendilatation und/oder parapelvinen Zysten.

▶ **Szintigraphie**
^{99m}Tc-MAG3 ● Zur Abklärung einer Funktionseinschränkung der Nieren ● Darstellung der obstruktiven Komponente (Furosemidtest).

▶ **Miktionszystourethrogramm**
Zum Ausschluss eines assoziierten VUR.

Subpelvine Stenose

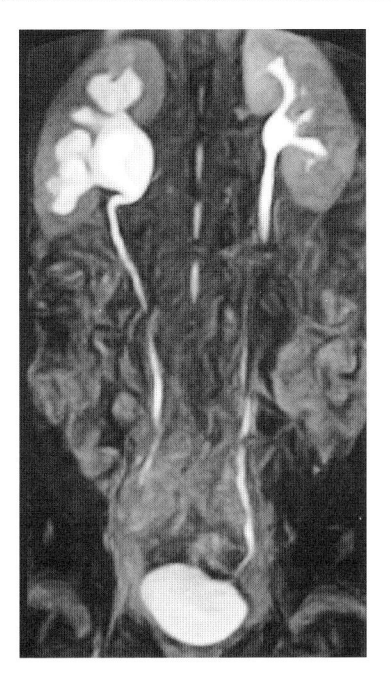

Abb. 90 Subpelvine Stenose rechts. MIP-Rekonstruktion einer T1w MR-Urographie: Erweitertes Nierenbeckenkelchsystem rechts, normkalibriger Ureter. „Knickstenose" am Nierenbeckenabgang, die durch ein unteres Polgefäß verursacht wird.

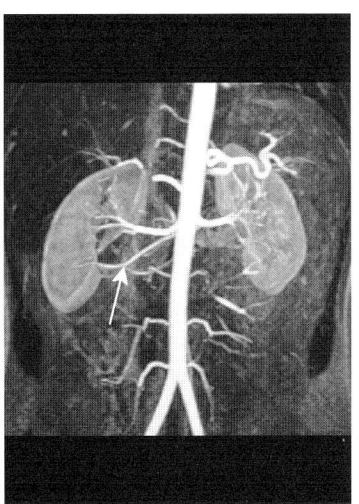

Abb. 91 T1w MRA nach KM-Gabe. MIP-Rekonstruktion: Erweitertes Nierenbecken (NB) rechts, unteres Polgefäß rechts (Pfeil), das den pyeloureteralen Übergang einengt.

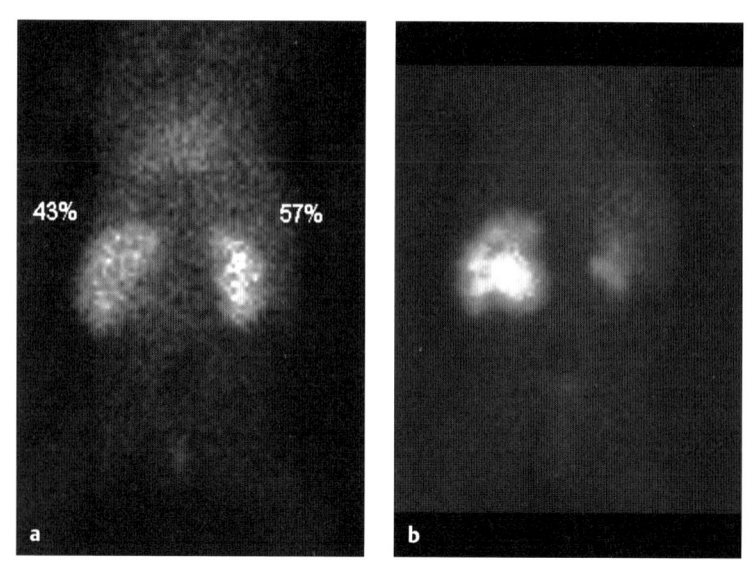

Abb. 92 Subpelvine Stenose links: ^{99m}Tc-MAG3-Szintigraphie (Blick von dorsal): Nahezu seitengleiche Anreicherung im Summationsbild der 1.–3. Minute (**a**). Im Summationsbild der 24.–30. Minute (**b**) rechts weitgehend komplette Ausscheidung und links Aufstau (mit freundlicher Genehmigung von Dr. B. Nowak, Nuklearmedizin, UK Aachen).

Klinik

▶ **Typische Präsentation**
 Meist klinisch stumm • Verdachtsdiagnose wird meist schon bei der pränatalen Screening-Sonographie gestellt • Kann Ursache eines Harnwegsinfekts sein • Bauchschmerzen • Hämaturie.

▶ **Therapeutische Optionen**
 Konservative Therapie, wenn keine zunehmende Dilatation während der Diuresebelastung.
 Operation bei Obstruktion und Nierenfunktionseinschränkung:
 • Pyeloplastik nach Anderson-Hynes: Resektion des stenosierten Segments
 • Endopyelotomie: endoskopische Inzision
 • Nephroureterektomie bei Nierenfunktion unter 10%
 • perkutane Nephrostomie bei Infektion

▶ **Verlauf und Prognose**
 Exzellent, wenn Nierenfunktion nicht reduziert war • Bei Operationen im Säuglingsalter kann eine Nierenfunktionsverbesserung erreicht werden, später nur eine weitere Verschlechterung verhindert werden.

▶ **Komplikationen**
 Urosepsis • Pyonephrose.

Differenzialdiagnose

isolierte Ureterstenose
— trichterförmiger Übergang von Nierenbecken zum Ureter
— proximaler Ureter erweitert

multizystisch-dysplastische Niere
— sonographisch keine Verbindung zwischen Zysten und Nierenbecken
— szintigraphisch und MR-urographisch unauffällig

Typische Fehler

Die Nierenbeckenkelcherweiterung persistiert auch postoperativ noch für mehrere Jahre. Dies darf bei Verlaufsuntersuchungen nicht als Rezidivstenose fehlinterpretiert werden (normale Größenzunahme der betroffenen Niere und unauffällige Szintigraphie) ● Ein extrarenales ampulläres Nierenbecken darf nicht mit einem erweiterten Nierenbeckenkelchsystem verwechselt werden.

Ausgewählte Literatur

Alzen G et al. Urogenitaltrakt. In: Benz-Bohm G (ed.). Kinderradiologie. Stuttgart: Thieme; 2005: 228–239

Dähnert W. Ureteropelvic junction obstruction. In: Dähnert W. Radiology Review Manual. Baltimore: Williams & Wilkins; 1991: 476

Rohrschneider WK et al. Functional and morphologic evaluation of congenital urinary tract dilatation by using combined static-dynamic MR urography: findings in kidneys with a single collecting system. Radiology 2002; 224: 683–694

Rooks VJ et al. Extrinsic ureteropelvic junction obstruction from a crossing renal vessel: demography and imaging. Pediatr Radiol 2001; 31: 120–124

Staatz G et al. Kontrastangehobene T1-gewichtete MR-Urographie versus T2-gewichtete (HASTE) MR-Urographie im Kindesalter. Fortschr Röntgenstr 2001; 173: 991–996

Multizystisch-dysplastische Niere

Kurzdefinition

▶ **Epidemiologie**
Häufigste zystische Nierenerkrankung bei Kindern • Inzidenz 1/4300 Lebendgeburten • m : w = 2 : 1.

▶ **Äthiologie/Pathophysiologie/Pathogenese**
Tritt sporadisch auf • Kein genetischer Defekt nachgewiesen • Familiäre Häufung • Einseitig, beidseitiger Befall nicht mit dem Leben vereinbar • Vermutlich bedingt durch intrauterine Obstruktion des Ureters oder des pyeloureteralen Übergangs • Dysplastisches Nierenparenchym mit multiplen, unterschiedlich großen Zysten • Pelviatretischer und hydronephrotischer Typ • Keine Nierenfunktion • Atretischer ipsilateraler Ureter.
Assoziierte Fehlbildungen (40–50%): zystische Dysplasie des Rete testis oder der Samenblasen • Atresien im Gastrointestinaltrakt • Herzfehler • Meningomyelozele • Vesikoureteraler Reflux (20%) • kontralaterale subpelvine Stenose.
Assoziierte Syndrome: Chromosomenaberrationen • VACTERL-Syndrom.

Zeichen der Bildgebung

▶ **Sonographie**
Multiple, dünnwandige Zysten unterschiedlicher Größe • Keine Kommunikation zwischen den Zysten • Kein Nierenbeckenkelchsystem • Nur wenig echoreiches oder kein Parenchym • Kompensatorische Hypertrophie der kontralateralen Niere.

▶ **MRT**
MR-Urographie • HASTE, RARE, True-FISP: traubenförmige zystische Formation • T1w 3D-GE nach KM-Injektion und niedrig dosiertem Furosemid: Darstellung der Gegenseite (assoziierte Fehlbildungen) • Statisch-dynamische MRU zur Funktionsbeurteilung der kontralateralen Seite.

▶ **Szintigraphie**
Keine Nierenfunktion auf der betroffenen Seite.

▶ **Miktionszystourethrogramm**
Zum Nachweis/Ausschluss eines assoziierten VUR.

Klinik

▶ **Typische Präsentation**
Wird meist pränatal im Screening entdeckt • Palpable abdominale Raumforderung • Hypertonie.

▶ **Therapeutische Optionen**
Abwarten der spontanen Rückbildung • Behandlung der assoziierten Fehlbildungen und von Komplikationen • Chirurgische Resektion bei fehlender Rückbildung und Komplikationen durch raumfordernde Wirkung.

▶ **Verlauf und Prognose**
Spontane Rückbildung innerhalb des 1. Lebensjahres möglich • Heilung nach Resektion • Bei assoziierten Fehlbildungen Niereninsuffizienz möglich.

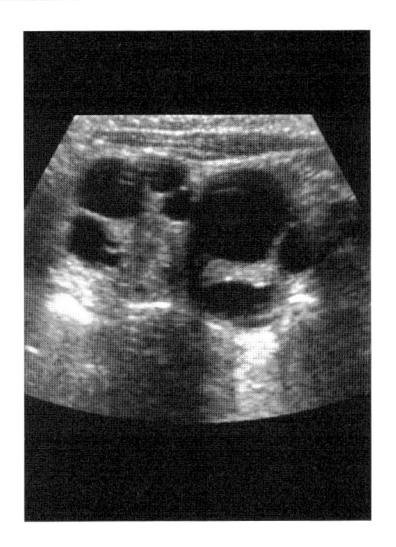

Abb. 93 Multizystisch-dysplastische Niere. Sonographie: Multiple, unterschiedlich große Zysten, zwischen denen sich echoreiches dysplastisches Nierengewebe befindet.

▶ **Komplikationen**

Kompression von Nachbarstrukturen ● Infektion ● Blutung ● Niereninsuffizienz bei zusätzlicher Funktionseinschränkung der kontralateralen Seite.

Differenzialdiagnose

subpelvine Stenose	– erweitertes Nierenbeckenkelchsystem – Ureter angelegt – Harnblase und Ureterostium regelrecht – Nierenfunktion meist erhalten
autosomal rezessive polyzystische Nierendegeneration (ARPKD)	– beidseitige echoreiche Nierenvergrößerung – keine Mark-Rinden-Differenzierung – multiple kleine Zysten (1–2 mm)
Mega-/Polykalikosis	– Zahl der Calices erhöht – geringe Parenchymminderung – keine Nierenfunktionseinschränkung
Markschwammniere	– zystische Dilatation der Sammelrohre – meist beidseitig – stark vergrößerte echoreiche Nieren – keine Mark-Rinden-Differenzierung – Nephrokalzinose

5 Multizystisch-dysplastische Niere

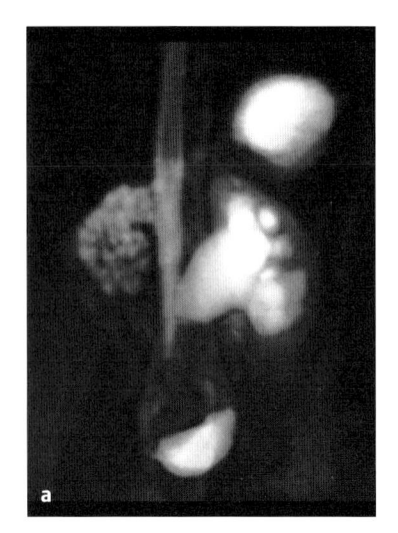

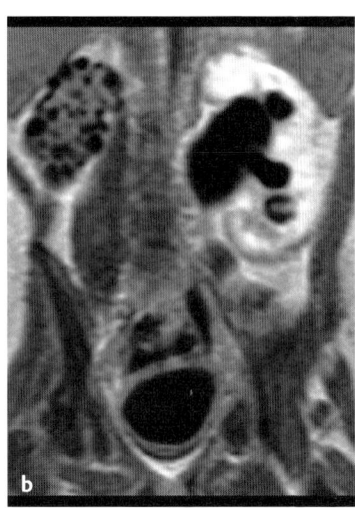

Abb. 94 Multizystisch-dysplastische Niere rechts und subpelvine Stenose links. HASTE (**a**) und T1w MR-Urographie (**b**): Traubenförmige Ansammlung multipler, in der HASTE (T2w) signalreicher und in der T1w signalarmer Zysten rechts. Durch die dekompensierte subpelvine Stenose kommt es zu einer sehr verzögerten Ausscheidung des KM in das erweiterte linke Nierenbecken.

Typische Fehler

Verwechslung mit anderen zystischen Nierenerkrankungen.

Ausgewählte Literatur

Gassner I. Fetale Harntraktveränderungen. Peri- und postnatales bildgebendes Management. Radiologe 2005; 45: 1067–1077

Kaneko K et al. Abnormal contralateral kidney in unilateral multicystic dysplastic kidney disease. Pediatr Radiol 1995; 25: 275–277

Mercado-Deane MG et al. US of renal insufficiency in neonates. Radiographics 2002; 22: 1429–1438

Rudnik-Schoneborn S et al. Clinical features of unilateral multicystic renal dysplasia in children. Eur J Pediatr 1998; 157: 666–672

Thompson HS et al. Renal cystic diseases. Eur Radiol 1997; 7: 1267–1275

Doppelte Nierenanlage

Kurzdefinition

▶ **Epidemiologie**
Doppelbildungen des Nierenbeckens und des Ureters sind die häufigsten Fehlbildungen des Urogenitaltrakts.

▶ **Ätiologie/Pathophysiologie/Pathogenese**
Embryonale Entwicklungsstörung ● Bei Doppelnierenanlage kann das zugehörige Hohlsystem obstruktiv (Ureterozele) oder refluxiv (Trigonumfehlmündung) sein ● Nierenparenchymfehlbildungen.
Ureter fissus: Vorzeitige Aufteilung einer Ureterknospe ● 2 Ureteren verlassen die Doppelniere und münden in einen distalen Ureter.
Ureter duplex: Entsteht aus primär 2 Ureterknospen ● Meyer-Weigert-Regel: Der kaudal in die Harnblase mündende Ureter entspringt der oberen Doppelnierenanlage und der kranial mündende Ureter entspringt der unteren Doppelnierenanlage ● Assoziation mit subpelviner Stenose (meist untere Nierenanlage betroffen).
Beide Ureteren können orthotop und ektop münden:
- ektop mündende untere Nierenanlage: meist refluxiv
- ektop mündende obere Nierenanlage: häufig mit begleitender Ureterozele (obstruktiv)
- ektope Uretermündung auch in Urethra oder Vagina möglich (ständiges Harnträufeln)

Zeichen der Bildgebung

▶ **Sono**
Einfache Doppelnieren sind meist Zufallsbefund ● Verlängerung der Nierenlängsachse ● Unterbrechung des Mittelechoreflexes (Parenchymbrücke) ● Meist sind die Achsen der beiden Nierenanlagen gegeneinander versetzt (dynamische Sonographie) ● Bei Obstruktion oder Reflux Dilatation des Nierenbeckens ● Evtl. Megaureter ● Ureterozele: typische „Kobrakopf"-Form der zystischen Raumforderung in der Harnblase ● Evtl. ektop mündender Ureter.

▶ **Doppler-Sono**
Evtl. Darstellung der doppelten Nierenarterienversorgung.

▶ **Miktionszystourethrogramm**
Bei Dilatation des Nierenbeckenkelchsystems dringend erforderlich zum Ausschluss oder Beweis einer refluxiven Nierenanlage ● Ureterozele als intravesikale KM-Aussparung erkennbar.

▶ **MRT**
HASTE, RARE zur Darstellung eines dilatierten Hohlraumsystems und funktionsloser Anlagen ● T1w 3D MR-Urographie nach KM-Gabe und niedrig dosiertem Furosemid bei nicht dilatiertem Hohlraumsystem ● Dynamische T1w GE nach KM-Gabe zur Funktionsbeurteilung ● Exakte anatomische Darstellung des Hohlsystems und evtl. eines ektop mündenden Ureters.

▶ **Nierenszintigraphie**
Tracer: ^{99m}Tc-MAG3 ● Zur Abklärung einer Funktionseinschränkung der Nieren ● Darstellung einer obstruktiven Komponente (Furosemidtest).

5 Doppelte Nierenanlage

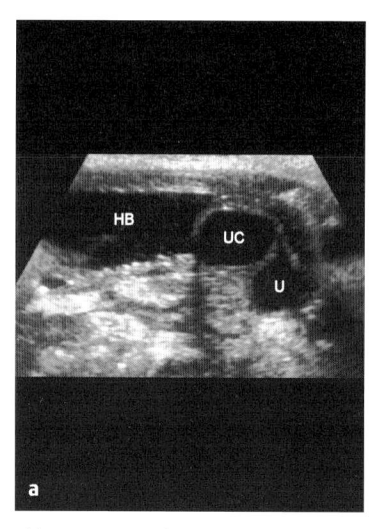

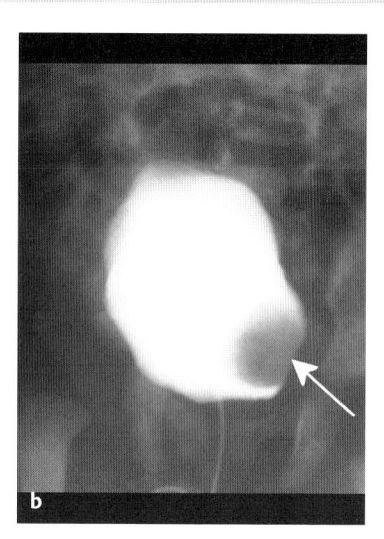

Abb. 95 Ureterozele. Sonographie (**a**) und MCU (**b**): Sonographisch typische Ureterozele (UC), die sich in das Harnblasenlumen (HB) vorwölbt und zu einer Obstruktion des Harnleiters (U) führt. Konventionell radiographisch (**b**) zeigt sich nach KM-Füllung der Harnblase eine typische Aussparungsfigur durch die Ureterozele (Pfeil).

Klinik

▶ **Typische Präsentation**
  Einfache Doppelnieren sind meist symptomlos und werden zufällig entdeckt • Bei Fehlbildungen des Hohlsystems Harnwegsinfekt, Blasenentleerungsstörungen, Hämaturie, Nierenfunktionseinschränkungen.

▶ **Therapeutische Optionen**
  Ziel ist die Erhaltung von möglichst viel funktionstüchtigem Nierenparenchym • Ureterneueinpflanzung • Ureterozeleninzision • Heminephroureterektomie (bei funktionslosem Nierenanteil) • Temporäre supravesikale Harnableitung bei gefährdeter Nierenfunktion.

▶ **Verlauf und Prognose**
  Gute Prognose bei nicht refluxivem/nicht obstruktivem Ureter • Prognose je nach Zeitpunkt der Diagnosestellung und Nierenfunktionseinschränkung.

▶ **Komplikationen**
  Große Ureterozelen können den zweiten ipsilateralen als auch den kontralateralen Ureter komprimieren und so eine Harntransportstörung verursachen • Die Ureterozele kann bis in die Urethra vorfallen (extrem selten) und damit Harnblasenentleerungsstörungen auslösen • Aufsteigende Harnwegsinfekte mit Pyelonephritis (abszedierend) • Kompletter Verlust der Nierenfunktion.

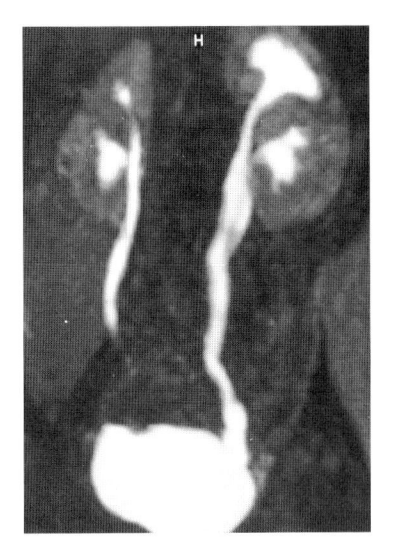

Abb. 96 Doppelniere. Kontrastangehobene T1w MR-Urographie (MIP): 1 Jahr altes Mädchen: Beidseitige Doppelniere mit Ureter fissus rechts und Ureter duplex links.

Differenzialdiagnose

▶ **Ureterozele**

Harnblasenraumforderung	– z. B. Rhabdomyosarkom der Harnblase, Hämatom der Harnblase – Sonographie zur Unterscheidung
Hutch-Divertikel	– kann sich selten in das Harnblasenlumen vorwölben – ist sonographisch vom Ureter getrennt darstellbar – prädisponiert zum VUR

▶ **Doppelte Nierenanlage**

einfache parenchymatöse Brückenbildung (hypertrophe Bertini-Säule)	– Nierenbecken ist nicht komplett getrennt – keine assoziierte Fehlbildungen des Hohlsystems – dopplersonographische Darstellung der Nierenarterienversorgung
Nierentumor	– keine regelrechte Parenchymarchitektur – keine Mark-Rindendifferenzierung – inhomogene Raumforderung – Gefäßversorgung des Tumors

Typische Fehler

Bei entleerter Harnblase kann die Ureterozele dem Nachweis entgehen ● Bild einer subpelvinen Stenose kann auch bei Assoziation einer Doppelniere mit anderen Fehlbildungen des ableitenden Harnsystems vorliegen.

Ausgewählte Literatur

Alzen G et al. Urogenitaltrakt. In: Benz-Bohm G (ed.). Kinderradiologie. Stuttgart: Thieme; 2005: 243–244

AWMF online. Leitlinien: Doppelniere. Gesellschaft für Kinderchirurgie. AWMF-Leitlinien-Register Nr. 006/010

Staatz G et al. Magnetic resonance urography in children: Evaluation of suspected ureteral ectopia in duplex systems. J Urol 2001; 166: 2346–2350

Rohrschneider WK et al. Funktionelle und morphologische MR-Bildgebung des oberen Harntrakts im Kindesalter. Radiologe 2005; 45: 1092–1100

Urethralklappe

Kurzdefinition

▶ **Epidemiologie**
Häufigste Form der angeborenen infravesikalen Obstruktion ● Betrifft ausschließlich Jungen.
▶ **Ätiologie/Pathophysiologie/Pathogenese**
Angeborene Faltenbildungen, die im hinteren Abschnitt der Urethra (Pars prostatica und membranöser Anteil) liegen (distal des Verumontanum/Colliculus seminalis) ● Je nach Lage und Ausdehnung werden 3 Typen unterschieden.

Zeichen der Bildgebung

▶ **Sono**
Blasenwandverdickung mit Trabekulierung (cave: verdickte Wand kann sekundär zu einer Stenose der Ureteren im intramuralen Verlauf führen) ● Wanddicke bei mäßiger Füllung > 4 mm ● Wanddicke bei nahezu entleerter Harnblase > 7 mm ● Restharn ● Dilatation der Ureteren und des Nierenbeckens, meist beidseits ● Dilatation der Pars prostatica der Harnröhre, besonders bei Miktion (inkonstanter Befund) ● Nieren häufig mit dysplastischen Veränderungen (z. B. fehlende oder verwaschene Mark-Rinden-Grenze) ● Direkte perineale Darstellung der Harnröhre während der Miktion nach Füllung der Blase mit sonographischem KM.
▶ **Miktionszystourethrogramm**
Direkte Darstellung der obstruktiven Harnröhrenklappe als linearer Füllungsdefekt ● Prästenotische Urethradilatation (meist der Pars prostatica urethrae) mit Kalibersprung zur penilen Urethra ● Blasenwandverdickung mit Pseudodivertikeln ● Restharn ● Vesikoureteraler Reflux (meist links) ● Retrograde Darstellung des Ductus deferens.
▶ **Szintigraphie**
Tracer: ^{99m}Tc-MAG3 ● Funktionseinschränkung der Nieren ● Darstellung einer obstruktiven Komponente (Furosemidtest).

Klinik

▶ **Typische Präsentation**
Oligohydramnion mit Lungenhypoplasie ● Harnwegsinfektionen (36%) ● Zeichen der Obstruktion (Enuresis, Harntröpfeln) ● Tastbare Harnblase und Nieren bei Neugeborenen ● Gedeihstörungen (13%) ● Hämaturie (5%) ● Pathologische Uroflowmetrie.
▶ **Therapeutische Optionen**
Schlitzung der Harnröhrenklappe.
▶ **Verlauf und Prognose**
Abhängig vom Zeitpunkt der Diagnosestellung ● Bei früher Erkennung und Therapie gute Prognose.
▶ **Komplikationen**
Assoziierter vesikoureteraler Reflux (meist links) ● Blasenruptur (meist intrauterin mit urinhaltigem Aszites) ● Urinom ● Urothorax ● Urosepsis ● Niereninsuffizienz.

Urethralklappe

Abb. 97 Urethralklappe. Miktionszystourethrogramm: Die Urethralklappe (Pfeil) ist als lineare KM-Aussparung erkennbar. Aufweitung der prostatischen Harnröhre (*) und Detrusor-Hypertrophie mit Zähnelung der Harnblasenwand als indirekte Zeichen der infravesikalen Obstruktion.

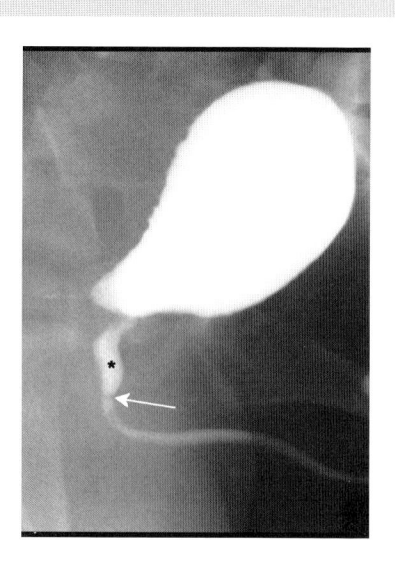

Differenzialdiagnose

subpelvine Stenose	– Erweiterung des Nierenbeckenkelchsystems – keine Dilatation des Ureters – Harnblase und Urethra unauffällig
primärer Megaureter	– obstruktiv/refluxiv – nicht obstruktiv/refluxiv – Harnblase und Urethra unauffällig
neurogene Blase	– z. B. bei Meningomyelozele bei Spina bifida (immer auch Spinalkanal sonographisch untersuchen) – Harnröhre unauffällig
Ureterozelenprolaps	– Prolaps einer Ureterozele in die Harnröhre während der Miktion – konsekutive infravesikale Obstruktion – Ureterozele sonographisch darstellbar

Typische Fehler

Im MCU können Urethralklappen bei liegendem Katheter dem Nachweis entgehen (beim Jungen immer eine Untersuchung ohne liegenden Katheter durchführen) • Verwechselung einer Harnröhrenstriktur mit einer Harnröhrenklappe • Veränderungen der vorderen Harnröhre nicht übersehen • Gelingt die direkte Darstellung der Urethralklappe nicht, indirekte Hinweise auf eine bestehende infravesikale Obstruktion beachten.

Ausgewählte Literatur

Berrocal T et al. Vesicoureteral reflux: can the urethra be adequately assessed by using contrast-enhanced voiding US of the bladder? Radiology 2005; 234: 235–241

Chertin B et al. Long-term results of primary avulsion of posterior urethral valves using a Fogarty balloon catheter. J Urol 2002; 168: 1841–1843

Hoyer PF. Niere. In: Hofmann V et al. Ultraschalldiagnostik in Pädiatrie und Kinderchirurgie. Stuttgart: Thieme; 2005: 485–488

Akute Pyelonephritis

Kurzdefinition

▶ **Epidemiologie**
Häufigste bakterielle Infektion im Kindesalter ● Inzidenz bis zum 15. Lebensjahr bei Mädchen höher als bei Jungen (Mädchen 5 %, Jungen unter 1 %) ● Bei Jungen ist die Inzidenz im 1. Lebensjahr am höchsten.

▶ **Ätiologie/Pathophysiologie/Pathogenese**
Häufigste Ursache sind angeborene Fehlbildungen des Harntrakts ● Bei Mädchen werden Harnwegsinfekte durch die kurze Harnröhre begünstigt ● Beim Neugeborenen meist hämatogen bedingt ● Seltener iatrogene Ursache (z. B. nach MCU) ● Bei Säuglingen ist die Nierenschwellung meist ausgeprägter und beidseits ● Erreger ist meist E. coli.
Risikofaktoren:
- Abflussstörung des Urins (z. B. Ureterozele, Stein, Urethralklappe, Phimose, Megaureter)
- doppelte Nierenanlage
- andere Nierenanomalien
- vesikoureteraler Reflux (bei etwa 1/3 der Fälle)

Zeichen der Bildgebung

▶ **Sono**
Ein- oder beidseitige Nierenvergrößerung (Volumetrie) ● Verwaschene Mark-Rinden-Grenze ● Reduzierte Nierenechogenität ● Pyelonwandverdickung ● Evtl. zusätzlich Blasenwandverdickung bei Zystitis ● Evtl. Abszesse ● Hydronephrose ● Pyonephrose (echogenes Material im Nierenbecken).

▶ **Duplex-Sono**
Verminderte Durchblutung der entzündeten Nierenanteile ● Keilförmig konfigurierte Perfusionsausfälle.

▶ **CT**
Nierenvergrößerung ● Mikroabszesse: 1 – 5 mm große hypodense Areale ohne raumfordernden Effekt im Nierenkortex ● Nach KM-Gabe in der renoparenchymatösen KM-Phase typisches radiäres Muster des Nierenparenchyms mit segmentalem hypodensen Nierenkortex ● Verzögerte und verringerte renale KM-Anreicherung und -Ausscheidung ● Keilförmige Perfusionsausfälle ● Entzündliche perirenale Dichteanhebung des Fettgewebes (Ödem).

▶ **MRT**
MR-Urographie: Darstellung des Nierenbeckenkelchsystems und der ableitenden Harnwege ● MRT der Niere: morphologische Darstellung der Niere ● Perfusion ● Abszess.

▶ **Szintigraphie**
DMSA-Szintigraphie ● Sehr sensitiv zum Nachweis von Parenchymläsionen (z. B. Narben) und zur Darstellung der Nierenfunktion ● Keilförmige Perfusionsausfälle ● Kann durch MRT ersetzt werden.

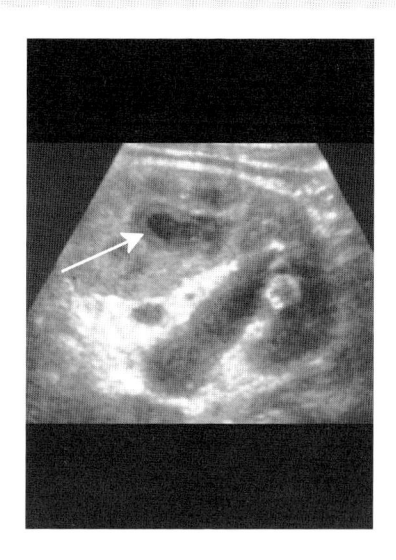

Abb. 98 Akute Pyelonephritis. Sonographie: Entzündlich verdickte Pyelonwand (Pfeil) bei akuter Pyelonephritis. Zusätzlich verwaschene Mark-Rinden-Grenze.

- **Miktionszystourethrogramm**
  Bei rezidivierenden fieberhaften Harnwegsinfekten zum Ausschluss eines vesikoureteralen Refluxes.

Klinik

- **Typische Präsentation**
  Fieber ● Bauch-, Flankenschmerzen ● Erbrechen ● Inappetenz ● Dys-, Pollakis-, Hämaturie ● Enuresis ● Leukozytose ● CRP erhöht ● Pathologischer Urinbefund (Bakterien, Leukozyten, Nitrit, Hämaturie).
- **Therapeutische Optionen**
  Antibiose zunächst parenteral, später oral ● Bei Harnstauung evtl. Ableitung ● Bei Abszess perkutane Drainage.
- **Verlauf und Prognose**
  Nierenschwellung dauert bis zu 6 Wochen ● Bei sofortiger Therapie und Behebung der Ursache sehr gute Prognose ● Rezidive in 30% innerhalb eines Jahres ● 5-Jahres-Rezidivrate 50% ● Mädchen sind von Rezidiven doppelt so häufig betroffen wie Jungen.
- **Komplikationen**
  Nierenabszess ● Perirenaler Abszess ● Pyonephrose ● Narbenbildung ● Schrumpfniere ● Urosepsis.

Akute Pyelonephritis

Abb. 99 MRT, kontrastangehobene T1w TSE SPIR: Entzündlich vergrößerte linke Niere, deren KM-Anreicherung im Vergleich zur Gegenseite vermindert ist. Die Pyelonwand ist verdickt (Pfeil).

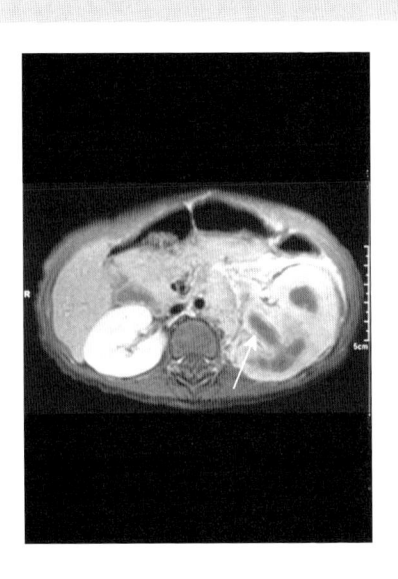

Differenzialdiagnose

kompensatorisch vergrößerte Niere	– kleine kontralaterale Niere – multizystisch dysplastische kontralaterale Niere – einseitige Nierenfunktionsstörung – nach Nephrektomie oder bei Einzelniere
Wilmstumor	– fokale Schwellung bei Pyelonephritis kann Tumor vortäuschen (fokal interstitielle Nephritis) – Klinik/Labor, Verlaufskontrolle
Niereninfarkt	– keilförmiger Perfusionsausfall – evtl. Grunderkrankung bekannt (Arrhythmien) – Klinik/Labor, Verlaufskontrolle
Glomerulonephritis	– verwaschene Mark-Rinden-Grenze – keine fokalen Läsionen erkennbar – beidseits vergrößerte Nieren – nur Histologie sichert die Diagnose

Typische Fehler

Eine unauffällige Nierensonographie schließt eine Pyelonephritis nicht aus • Bei rezidivierenden Pyelonephritiden muss nach einem vesikoureteralen Reflux oder anderen urogenitalen Anomalien gefahndet werden.

Ausgewählte Literatur

Kraus SJ et al. Genitourinary imaging in children. Pediatr Clin North Am 2001; 48: 1381–1424

Lavocat MP et al. Imaging of pyelonephritis. Pediatr Radiol 1997; 27: 159–165

Paterson A et al. Urinary tract infection: an update on imaging strategies. Eur Radiol 2004; 14 Suppl 4: L89–100

Sakarya ME et al. The role of power Doppler ultrasonography in the diagnosis of acute pyelonephritis. Br J Urol 1998; 81(3): 360–363

Nephrokalzinose

Kurzdefinition

▶ **Epidemiologie**
Erhöhte Inzidenz bei Frühgeborenen.
▶ **Ätiologie/Pathophysiologie/Pathogenese**
Medulläre Form:
- renale Hyperkalzurie: renal tubuläre Azidose ● Markschwammniere
- medikamenteninduzierte Hyperkalzurie: Furosemid ● Steroide ● ACTH
- alimentäre Hyperkalzurie: Hypervitaminose D ● Calcium- oder Phosphatsubstitution
- endokrine Hyperkalzurie: Hyperparathyreoidismus ● Morbus Cushing ● Diabetes insipidus ● Hyperthyreoidismus
- idiopathische Hyperkalzurie
- Hyperoxalurie: primär hereditär ● Sekundär enterisch
- Hyperurikämie: Gichtniere ● Lesch-Nyhan-Syndrom
- Papillennekrose

Kortikale Form: Nierenrindennekrose ● Chronische Glomerulonephritis ● Alport-Syndrom ● Kongenitale Oxalose.

Zeichen der Bildgebung

▶ **Sono**
Sensitivste Methode
3 Hauptformen:
- kortikale Nephrokalzinose (5%)
- medulläre Nephrokalzinose (95%)
- globale Nephrokalzinose (Mark und Rinde betroffen)

Einteilung der medullären Nephrokalzinose:
- Grad I: fehlende kortikomedulläre Differenzierung oder erhöhte Echogenität in den Markpyramidenspitzen
- Grad II A (Girlandentyp): perimedulläre Echogenitätserhöhung unter Aussparung der zentralen Abschnitte der Markpyramiden
- Grad II B: diffuse Echogenitätserhöhung der gesamten Markpyramide
- Grad III: Grad II und posteriore Schallauslöschung

Klinik

▶ **Typische Präsentation**
Bei Früh- und Neugeborenen meist Zufallsbefund ● Keine klinischen Beschwerden ● Die Diagnose kann nur in Verbindung mit den klinischen Parametern gestellt werden.
▶ **Therapeutische Optionen**
Therapie und Überwachung der Grunderkrankung.
▶ **Verlauf und Prognose**
Je nach Ursache und Schweregrad sehr unterschiedlich ● Kann sich vollständig zurückbilden.

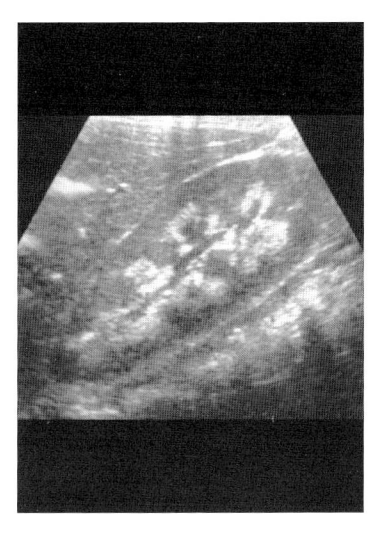

Abb. 100 Nephrokalzinose. Sonographie: Medulläre Nephrokalzinose Grad II A/B bei einem Frühgeborenen.

► **Komplikationen**
Abhängig von der Grunderkrankung.

Differenzialdiagnose

autosomal rezessive polyzystische Nierenerkrankung	– Nieren vergrößert, echoreich – keine kortikomedulläre Differenzierung – evtl. keine Darstellung von Zysten möglich
Tamm-Horsfall-Proteine	– Echogenitätsanhebung in den Markpyramiden – verschwinden meist spontan und schnell

Typische Fehler

Klinische Relevanz ohne Korrelation mit den klinischen Parametern und dem zugrunde liegenden Erkrankungsbild rein bildmorphologisch nicht abschätzbar ● Die meisten Nephrokalzinosen gehen ohne typischen Schallschatten einher.

Ausgewählte Literatur

Dähnert W. Nephrocalcinosis. In: Dähnert W. Radiology Review Manual. Baltimore: Williams & Wilkins; 1991; 454

Dick et al. Observer reliability in grading nephrocalcinosis on ultrasound examinations in children. Pediatr Radiol 1999; 29: 68–72

Hein G et al. Development of nephrocalcinosis in very low birth weight infants. Pediatr Nephrol 2004; 19: 616–620

Hoyer PF. Niere. In: Hofmann V et al. Ultraschalldiagnostik in Pädiatrie und Kinderchirurgie. Stuttgart: Thieme; 2005: 467–470

Nephroblastom (Wilms-Tumor)

Kurzdefinition

▶ **Epidemiologie**
Häufigster Nierentumor im Kindesalter • 10–12% aller kindlichen Malignome • Altersgipfel zwischen dem 2. und 4. Lebensjahr • Inzidenz 1/100 000 • Keine Geschlechtsdisposition.

▶ **Ätiologie/Pathophysiologie/Pathogenese**
Entsteht aus undifferenziertem metanephrogenen Keimgewebe • Meist einseitig • In 5–10% beidseitig.
Etwa 15% mit anderen kongenitalen Fehlbildungen assoziiert: Hemihypertrophiesyndrom • Sporadische nichtfamiliäre Aniridie • Zerebraler Gigantismus • Beckwith-Wiedemann-Syndrom • Pseudohermaphroditismus • Neurofibromatose • Renale Anomalien (Hufeisenniere, doppelte Nierenanlage).

Stadieneinteilung (nach SIOP):
- Stadium I: Tumorbeschränkung auf eine Niere mit vollständiger Resektion
- Stadium II: Tumorausdehnung über die Nierengrenze hinaus, aber komplette chirurgische Entfernung möglich
- Stadium III: inkomplette chirurgische Entfernung ohne hämatogene Metastasierung, abdominale Lymphknotenmetastasen, prä- oder intraoperative Tumorruptur
- Stadium IV: hämatogene Fernmetastasen, extraabdominale Lymphknotenmetastasen
- Stadium V: beidseitiger Nierentumor

Histologische Subtypen der primär kindlichen Nierentumoren:

I. günstige Histologie (niedrige Malignität, 10%):
- konnatales mesoblastisches Nephrom
- multilokuläres zystisches Nephrom
- fibroadenomatöses Nephroblastom

II. Standardhistologie (mittlere Malignität, 80%):
- Mischtyp des Nephroblastoms
- blastemische Form des Nephroblastoms
- epitheliale Form des Nephroblastoms
- stromareich, einschl. des fetalen rhabdomyomatösen Nephroblastoms

III. ungünstige Histologie (hohe Malignität, < 10%):
- Nephroblastom mit fokaler oder diffuser Anaplasie
- Klarzellsarkom der Niere
- rhabdoider Nierentumor

Zeichen der Bildgebung

▶ **Sono**
Methode der Wahl zur Verlaufskontrolle • Sehr heterogener, meist leberisoechogener Tumor • Sonomorphologie je nach Größe und Tumorstadium • Pseudokapsuläre Begrenzung • Bei der Erstdiagnose häufig großer Tumor (im Mittel ca. 12 cm) • Zentrale Tumornekrosen sind echoarm • Selten Tumorverkalkungen (etwa 10%) • In etwa 50% kleine zystische Tumoranteile (fokale Einblutungen und Nekrosen) • Restniere verlagert • Evtl. Dilatation oder Kompression der Nierenbeckens • Bei großen Tumoren

Nephroblastom (Wilms-Tumor)

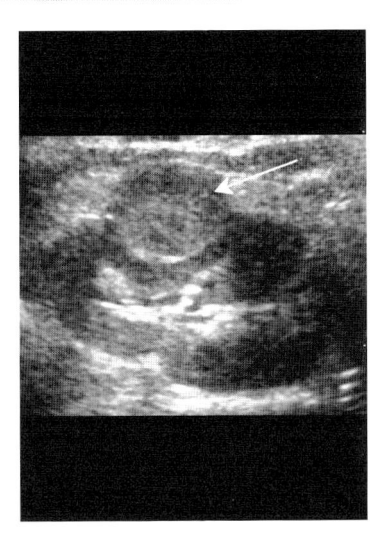

Abb. 101 Nephroblastom. Sonographie der linken Niere: 3-jähriges Kind mit Hemihypertrophie-Syndrom und histologisch gesichertem Nephroblastom. Dem lateralen Kortex anliegender Nierentumor mit homogenem, leberisoechogenem Muster (Pfeil).

kann die Nierenarchitektur vollkommen aufgehoben sein • Lymphknoten- oder Lebermetastasen (meist hypoechogen).

▶ **Duplex-Sono**
Hypervaskularisierter Tumor • Tumorthrombus in V. renalis, V. cava inferior und/oder rechtem Vorhof • Darstellung des Nierengefäßstiels • Verlagerung der großen abdominalen Gefäße (Ummauerung untypisch).

▶ **CT**
Inhomogene KM-Aufnahme • Zum Ausschluss pulmonaler Metastasen unverzichtbar (in 20% der Fälle bei Erstdiagnose) • Pseudokapseldurchbruch in das Nierenbecken • Infiltration angrenzender Strukturen • Gefäßeinbruch oder -verlagerung • Lymphknoten- und/oder Lebermetastasen.

▶ **MRT**
Volumenbestimmung des Tumors • Inhomogene Signalintensität • In T1w meist hypointens, in T2w hyperintens • Mäßige KM-Aufnahme • Nekrosen und Einblutungen gut erkennbar • Die Pseudokapsel ist T1w stark hypointens mit deutlicher KM-Aufnahme (typisch für Nephroblastom) • Darstellung der Gefäßsituation, -invasion • Vor allem im Rahmen von Verlaufskontrollen unter Chemotherapie geeignet • Evtl. Nachweis und Verlaufsbeurteilung einer prädisponierenden Nephroblastomatose.

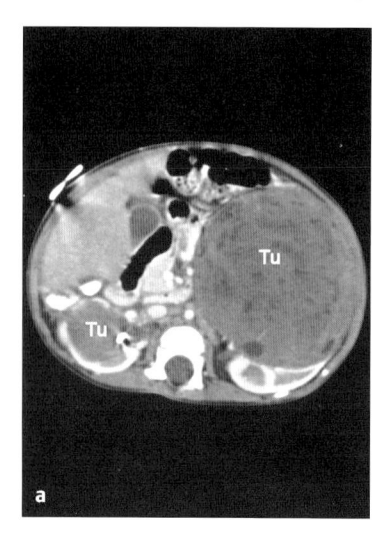

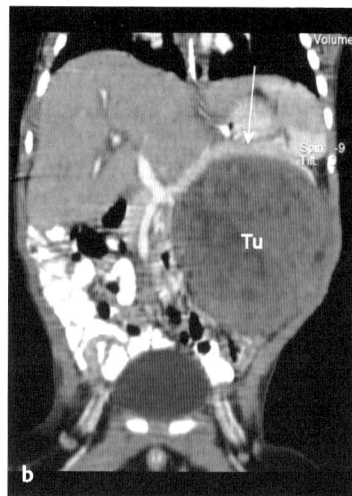

Abb. 102 Beidseitiger Wilms-Tumor (Tu), links größer als rechts. KM-CT des Abdomens mit koronarer Rekonstruktion. Mehrere intratumorale hypodense Areale (Nekrosen) sind v. a. links zu erkennen (**a**). Das linke Nephroblastom führt zu einer deutlichen Ausspannung der Milzvene (**b**, Pfeil).

Klinik

- ▶ **Typische Präsentation**
  Schmerzlose abdominale Schwellung (60–90%) • Hämaturie (7–25%) • Arterielle Hypertonie (50–60%) • Bauchschmerzen (25%) • Fieber (15%).
- ▶ **Therapeutische Optionen**
  Kombination aus präoperativer Chemotherapie, Operation und bei Hochrisikopatienten zusätzlicher Strahlentherapie.
- ▶ **Verlauf und Prognose**
  Hängt stark von dem histologischen Subtyp ab • Mittlere Heilungsrate bis zu 90% (Klarzellsarkome und rhabdoide Tumoren).
- ▶ **Komplikationen**
  Bei Bauchtrauma Tumorruptur möglich • Frühzeitiger Gefäßeinbruch und Fernmetastasierung (12% bei Erstdiagnose).

Nephroblastom (Wilms-Tumor)

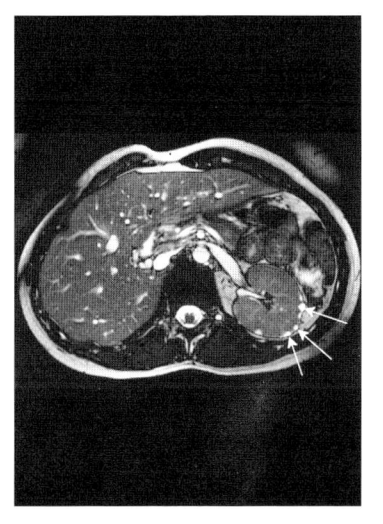

Abb. 103 Nephroblastomatose. MRT, balanced FFE nativ: Typische subkortikal abgrenzbare noduläre Strukturen (Pfeile).

Differenzialdiagnose

Neuroblastom	– deutlichere Tumorverkalkungen – sitzt der Niere auf – Nierenarchitektur erhalten – Ummauerung der abdominalen Gefäße typisch, Verlagerung oder Kompression selten
xanthogranulomatöse Pyelonephritis	– sowohl global als auch segmental – nicht leberisogenes Echomuster – Zysten mit Binnenechos – evtl. Nierenbeckenausgussstein – Verdickung der Pyelonwand – häufig völlige Zerstörung der Niere
Klarzellsarkom der Niere	– bildmorphologisch nicht vom Nephroblastom zu unterscheiden – galt früher als aggressiver Subtyp des Nephroblastoms – wird später diagnostiziert (zwischen 3. und 5. Lebensjahr) – osteolytische und osteoblastische Metastasen (Skelettszintigraphie obligat)
rhabdoider Nierentumor	– bildmorphologisch nicht vom Nephroblastom zu unterscheiden – galt früher als aggressiver Subtyp des Nephroblastoms – Säuglinge und Kleinkinder (unter 1 Jahr)

Nephroblastom (Wilms-Tumor)

multilokuläres zystisches Nephrom	– syn.: multi- oder polyzystisches Nephroblastom – Niere ist irregulär mit zystischen Arealen durchsetzt – intaktes Nierengewebe v. a. im Randbereich – Zysten innerhalb von Zysten darstellbar – Nephrektomie ist kurativ
kongenitales mesoblastisches Nephrom	– primär benigne, jedoch infiltratives Wachstum möglich – überwiegend zystisch – betroffene Niere funktionslos – häufigster Nierentumor im Alter unter 6 Monaten
Nephroblastomatose	– noduläre Nephroblastomatoseherde meist subkortikal – sonographisch häufig schwer erkennbar – bilden sich normalerweise spontan zurück – Transformation in Nephroblastom möglich – 3-monatige Sonographiekontrollen – geringe KM-Aufnahme in CT/MRT

Typische Fehler

Fehldeutung der seltenen xanthogranulomatösen Pyelonephritis als Nierentumor ● Tumorgröße wird im Rahmen der Sonographie häufig unterschätzt ● Gefäße nicht dezidiert dargestellt ● Bei großen Tumoren mit Tumorverkalkungen ohne sicher erkennbare Organgrenzen Fehlinterpretation als Neuroblastom ● Bei monophasischem CT werden häufig die Tumorzapfen im abführenden venösen Gefäßsystem übersehen, wenn die Venen nicht adäquat kontrastiert sind.

Ausgewählte Literatur

Glick RD et al. Renal tumors in infants less than 6 months of age. Pediatr Surg 2004; 39: 522–525

Hoyer PF. Niere. In: Hofmann V et al. Ultraschalldiagnostik in Pädiatrie und Kinderchirurgie. Stuttgart: Thieme; 2005: 507–511

Riccabona M. Imaging of renal tumours in infancy and childhood. Eur Radiol 2003; 13 Suppl 4: L116–129

Schmidt D et al. Histologie und Prognose des Nephroblastoms. Klin Pädiat 1983; 195: 214–221

Stöver B. Magnetresonanztomographie. In: Benz-Bohm G (ed.). Kinderradiologie. Stuttgart: Thieme; 2005: 350–351

Nebennniereneinblutung

Kurzdefinition

▶ **Epidemiologie**
Häufigste Raumforderung der Nebenniere des Neugeborenen (1,7/1000 Neugeborene) • In 70% rechts • 5–10% beidseitig • Kann prä- oder postnatal auftreten • Tritt bei LGA-Neugeborenen häufiger auf.

▶ **Ätiologie/Pathophysiologie/Pathogenese**
Geburtstrauma (z. B. Zangengeburt) • Neonatale Asphyxie, Hypoxie und Hypotonie • Neugeborenensepsis (z. B. Meningokokkensepsis führt zu Waterhouse-Friderichsen-Syndrom mit Nebennierenblutung und Verbrauchskoagulopathie) • Systemerkrankungen • Nierenvenenthrombose • Thrombose der V. cava inferior • Kongenitale Asplenie • Traumatische Nebennierenblutungen im Kindesalter sehr selten (meist kombiniert mit Leber- oder Milzverletzungen) • Nach ca. 1 Jahr wird das Endstadium erreicht.

Zeichen der Bildgebung

▶ **Sono**
Homogene, echoreiche, später inhomogene bis echoarme Raumforderung der Nebennieren • Typische Mark-Rinden-Differenzierung fehlt • Kann im Spätstadium auch rein zystisch sein • Verlagerung der Niere nach kaudal • Im Verlauf Größenabnahme • Echoreiche Kapsel • Im Endstadium kleine, solide, teils verkalkte Raumforderung.

▶ **Duplex-Sono**
Beurteilung der Nierenvenen und der V. cava inferior • Keine Tumorvaskularisierung erkennbar.

▶ **Röntgen-Abdomenübersicht**
Im Spätstadium Verkalkungen der Nebenniere.

▶ **CT**
Zur Beurteilung der Nebennieren bei Neugeborenen und Kleinkindern meist nicht erforderlich.

▶ **MRT**
Je nach Blutungsstadium unterschiedliche Signalcharakteristik • Hämosiderin-Ring bei älteren Hämatomen • Evtl. Thrombosierung der Nierenvene oder der V. cava inferior als Ursache der Blutung (balanced FFE-Sequenz) • Insbesondere zur Abgrenzung vom Neuroblastom indiziert.

Klinik

▶ **Typische Präsentation**
Palpabler Tumor • Anämie • Akuter Hb-Abfall • Ikterus • Meist sonographischer Zufallsbefund.

▶ **Therapeutische Optionen**
Verlaufskontrollen durchführen • Vorübergehende Corticosteroidsubstitution bei Nebenniereninsuffizienz.

Abb. 104 Nebennierenblutung. Sonographie: Neugeborenes mit perinataler Asphyxie. Frische Einblutung in die rechte Nebenniere (Pfeil). Die Blutung zeigt ein echoreiches inhomogenes Echomuster.
L = Leber, N = rechte Niere

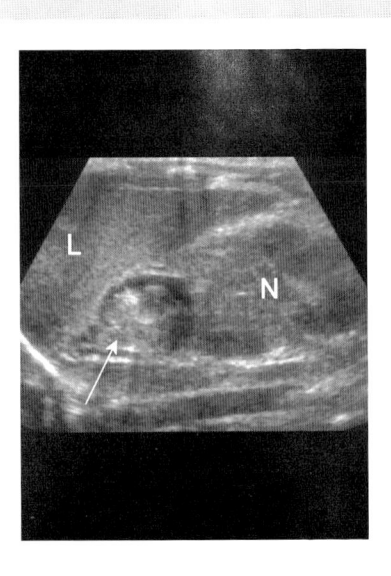

▶ **Verlauf und Prognose**
  Einseitige Blutungen meist komplikationslos.
▶ **Komplikationen**
  Nebennierenfunktionsstörungen bis zum Morbus Addison, insbesondere bei beidseitiger Nebennierenblutung • Superinfektionen mit Abszess.

Differenzialdiagnose

Neuroblastom	– selten bei Neugeborenen
	– kein Größenrückgang
	– typischerweise Tumorverkalkungen
	– pathologisches Vaskularisierungsmuster
	– Katecholaminabbauprodukte im Urin erhöht
Multizystisches Nephroblastom	– direkte Lagebeziehung zur Niere
	– Nebenniere unauffällig darstellbar
Kongenitale Nebennierenhyperplasie	– beidseitige Nebennierenvergrößerung
	– Mark-Rinden-Differenzierung regelrecht
Wolman-Krankheit	– autosomal rezessiv erbliche, mit Xanthomatose einhergehende Speicherkrankheit mit Lipidablagerungen im Abdomen und im ZNS sowie Nebennierenverkalkungen
	– führt zu Symptomen der Niemann-Pick-Krankheit

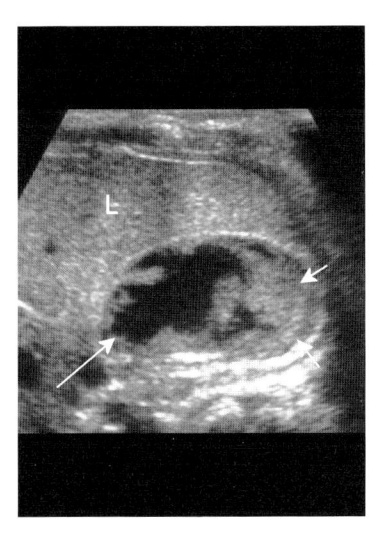

Abb. 105 Sonographie des Oberbauches eines anderen Neugeborenen einer diabetischen Mutter mit älterer Nebenniereneinblutung. Neben soliden Anteilen (kleine Pfeile) liegen auch zystische Areale (großer Pfeil) vor. L = Leber, M = Milz

Typische Fehler

Wenn der typische Wechsel des sonographischen Erscheinungsbildes fehlt und die Größe der Nebennierenraumforderung innerhalb von 4 Wochen konstant bleibt, immer auch an malignen Tumor denken ▪ Beim Skrotalhämatom muss immer eine Nebennierenblutung als Ursache ausgeschlossen werden ▪ Das Skrotalhämatom kann jedoch auch mit einem Neuroblastom vergesellschaftet sein.

Ausgewählte Literatur

Desa DJ et al. Hemorrhagic necrosis of the adrenal gland in perinatal infants: A clinicopathological study. J Pathol 1972; 106: 133–149

Duman N et al. Scrotal hematoma due to neonatal adrenal hemorrhage. Pediatr Int 2004; 46: 360–362

Hoyer PF. Niere. In: Hofmann V et al. Ultraschalldiagnostik in Pädiatrie und Kinderchirurgie. Stuttgart: Thieme; 2005: 537–538

Velaphi SC et al. Neonatal adrenal hemorrhage: clinical and abdominal sonographic findings. Clin Pediatr (Phila) 2001; 40: 545–548

Neuroblastom

Kurzdefinition

▶ **Epidemiologie**
Häufigster Abdominaltumor im Kleinkindesalter (etwa 12% aller perinatalen Tumoren) ● Dritthäufigster maligner Tumor im Kleinkindesalter (nach Leukämie und ZNS-Tumoren) ● 90% der Neuroblastome werden vor dem 5. Lebensjahr diagnostiziert.

▶ **Ätiologie/Pathophysiologie/Pathogenese**
Maligner Tumor der embryonalen Neuralleiste des sympathischen Nervengewebes ● 1/3 gehen aus vom sympathischen Grenzstrang, 2/3 von der Nebenniere ● 70% retroperitoneal, 20% mediastinal ● Vermehrte Katecholaminproduktion (75–90%) ● Genetische Faktoren (n-myc-Onkogen Amplifizierung, Verlust der Heterozygotie von Chromosom 1p)
Stadieneinteilung (nach Brodeur):

- Stadium I: Tumor auf die Ursprungsregion beschränkt ● Makroskopisch komplette Entfernung mit/ohne mikroskopischen Residualtumor ● Lymphknoten nicht befallen
- Stadium II A: einseitiger Tumor ● Makroskopisch inkomplette Entfernung ● Lymphknoten nicht befallen
- Stadium II B: einseitiger Tumor ● Makroskopisch vollständige oder unvollständige Resektion ● Ipsilaterale regionäre Lymphknoten befallen
- Stadium III: die Mittellinie überschreitendes Tumorwachstum mit/ohne regionalen Lymphknotenbefall
  oder
  einseitiger Tumor mit kontralateralem regionären Lymphknotenbefall
  oder
  Mittellinientumor mit beidseitigem regionären Lymphknotenbefall
- Stadium IV: Lymphknotenmetastasierung in entfernte Lymphknoten, Knochen, Knochenmark, Leber und/oder andere Organe (außer gemäß Definition für Stadium IV S)
- Stadium IV S: lokaler Primärtumor entsprechend Definition Stadium I oder II mit Metastasierung in Leber, Haut und/oder Knochenmark, aber nicht Knochen (< 10%)

Zeichen der Bildgebung

▶ **Sono**
Gut abgrenzbarer, echoreicher, inhomogener Tumor (cave: zystisches Neuroblastom/Ganglioneuroblastom) ● Verlagerung der Niere nach laterokaudal ● Niereninfiltration bei fortgeschrittenem Tumorwachstum ● Kleine Verkalkungen sind typisch ● Ummauerung der Gefäße, retroaortales bzw. retrokavales Wachstum typisch ● Darstellung von Leber- und Lymphknotenmetastasen im fortgeschrittenen Tumorstadium.

▶ **Duplex-Sono**
Darstellung der umgebenden vaskulären Strukturen (Gefäßkompression oder -invasion) ● Tumorvaskularisierung.

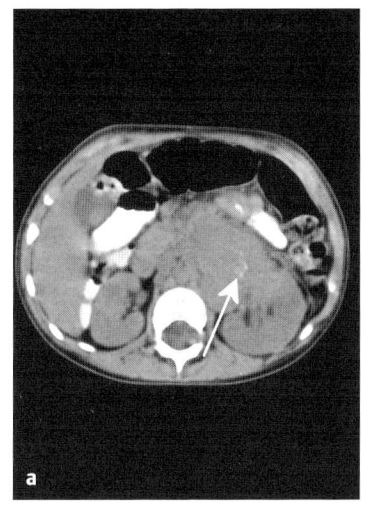

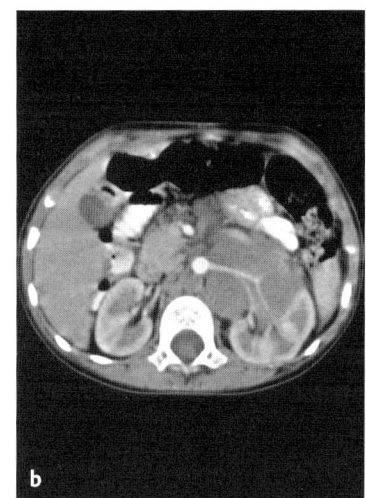

Abb. 106 Neuroblastom. Native (**a**) und KM-CT (**b**) des Abdomens: Große Raumforderung links retroperitoneal, die kleine zentrale Verkalkungen (**a**, Pfeil) aufweist und die linke Nierenarterie manschettenförmig ummauert (**b**).

- **CT**
  Staging bei Nichtverfügbarkeit der MRT ● Sensitiver Nachweis von Tumorverkalkungen ● Ummauerung der Gefäße, retroaortales bzw. retrokavales Wachstum typisch ● Insbesondere thorakal einzusetzen.
- **MRT**
  Primäres Staging ● Verlaufskontrollen unter Chemotherapie ● T1w meist hypointens und T2w hyperintens ● Deutliche KM-Aufnahme ● Ausschluss/Darstellung der spinalen Tumorinvasion ● Evtl. metastatischer Knochenmarkbefall.
- **Szintigraphie**
  MIBG-Szintigraphie ● Zur spezifischen Markierung von Primärtumor und Metastasen.

Klinik

- **Typische Präsentation**
  Palpabler Tumor ● Fieber ● Diarrhö (VIP-Produktion) ● Knochenschmerzen (v. a. in den Beinen) ● Zerebelläre Ataxie ● Nystagmus ● Bei retrobulbärem Neuroblastom Brillenhämatom ● Hypertonie ● Flush-Symptomatik ● Tachykardie ● Kopfschmerzen ● Gedeihstörungen ● Horner-Syndrom.
  Labor: Katecholaminmetaboliten in Serum und Urin (Vanillinmandelsäure, Homovanillinsäure, Dopamin) und die neuronspezifische Enolase NSE sind Tumormarker ● LDH und Ferritin sind unspezifisch erhöht.

▶ **Therapeutische Optionen**

Stadienabhängig ● Im Stadium I alleinige operative Tumorentfernung ausreichend ● In den höheren Stadien vorgeschaltete Chemotherapie ● Im Stadium IV zusätzlich Bestrahlung.

▶ **Verlauf und Prognose**

Prognose hängt ab von Tumorstadium, Hormonaktivität und Alter ● Prognose ist umso besser, je kleiner das Tumorstadium, je jünger das Kind und bei Hormonaktivität ● 5-Jahres-Überlebensrate für alle Stadien ca. 55%, Stadium I–III um 80%, Stadium IV unter 20% ● Spontanremission möglich.

▶ **Komplikationen**

Querschnittlähmung bei intraforaminal/intraspinal einwachsendem extraadrenalen Neuroblastom ● Fernmetastasierung.

Differenzialdiagnose

Wilms-Tumor	– weniger ausgeprägte Tumorvaskularisierung
	– geringe KM-Aufnahme
	– Ursprung im Nierenparenchym
	– selten Tumorverkalkungen
	– kein retroaortales/retrokavales Tumorwachstum
	– Tumorthrombus in der Nierenvene
Nebennierenblutung	– typische Sonomorphlogie im zeitlichen Ablauf
	– Größenabnahme
	– keine Vaskularisierung
retroperitoneales Teratom	– enthält neben Verkalkungen auch Fett
	– scharf begrenzter Tumor ohne Zeichen des malignen Wachstums
	– geringere Vaskularisierung
	– negative MIBG-Szintigraphie

Typische Fehler

Mit der CT ist eine ausreichende Beurteilung des intraspinalen Tumorwachstums nicht möglich (bei spinalem Befall gesamten Spinalkanal MR-tomographisch darstellen) ● Bei zerebralem Befall muss eine Beteiligung der Dura ausgeschlossen werden.

Ausgewählte Literatur

Dähnert W. Neuroblastoma. In: Dähnert W. Radiology Review Manual. Baltimore: Williams & Wilkins; 1991: 455–456

Hoyer PF. Niere. In: Hofmann V et al. Ultraschalldiagnostik in Pädiatrie und Kinderchirurgie. Stuttgart: Thieme; 2005: 541–545

Lonergam GJ et al. Neuroblastoma, ganglioneuroblastoma, and ganglioneuroma: radiologic-pathologic correlation. Radiographics 2002; 22: 911–934

Papaioannou G et al. Neuroblastoma in childhood: review and radiological findings. Cancer Imaging 2005; 5: 116–127

Siegel MJ et al. Staging of neuroblastoma at imaging: report of the radiology diagnostic oncology group. Radiology 2002; 223: 168–175

Rhabdomyosarkom des Beckens

Kurzdefinition

- **Epidemiologie**
  Häufigster Weichteiltumor im Kindesalter • Inzidenz 4–8% aller malignen Tumoren im Kindesalter unter 15 Jahren • 10–25% aller Sarkome • Häufigkeitsgipfel zwischen dem 2. und 6. Lebensjahr • m : w = 2 : 1.
- **Ätiologie/Pathophysiologie/Pathogenese**
  Am häufigsten an Kopf und Hals • Am zweithäufigsten im kleinen Becken (bei Mädchen bevorzugt Uterus und Vagina, bei Jungen Harnblase und Prostata):
    - Harnblase: geht meist vom Blasenhals und Trigonum aus • Infiltration der Harnblasenwand
    - Prostata: meist Infiltration von Blasenhals, posteriorer Urethra und perirektalem Weichteilgewebe

  Weniger häufige Lokalisationen: Cervix uteri • Urethra • Beckenwand • Samenblasen • Ductus deferens.
  Primär extensives lokales Tumorwachstum • Lymphogene und hämatogene Metastasierung (Lunge, Knochen, Leber) • Unterschieden werden embryonales Rhabdomyosarkom (mit den Varianten botryoid und spindelzellig, ⅔ der Fälle) und alveoläres Rhabdomyosarkom (mit der Variante solide-alveolär).

Tabelle **8** Stadieneinteilung des Rhabdomyosarkoms

Stadium	Befunde
1	Lokalisation: • Auge • Geschlechtsorgane • Harnblase • Kopf/Hals
2	• andere Tumorlokalisation als in Stadium 1 • unilokulär • Durchmesser unter 5 cm • keine lymphogene Metastasierung
3	• andere Tumorlokalisation als in Stadium 1 • unilokulär • Durchmesser 5 cm oder mehr • lokoregionäre Lymphknotenmetastasierung
4	Fernmetastasierung zum Zeitpunkt der Diagnosestellung

5 Rhabdomyosarkom des Beckens

Abb. 107 Rhabdomyosarkom. Koronare Rekonstruktion eines i.v., oral und rektal kontrastangehobenen CT des Abdomens: Rhabdomyosarkom der Harnblase (HB) bei 16 Monate altem Mädchen.

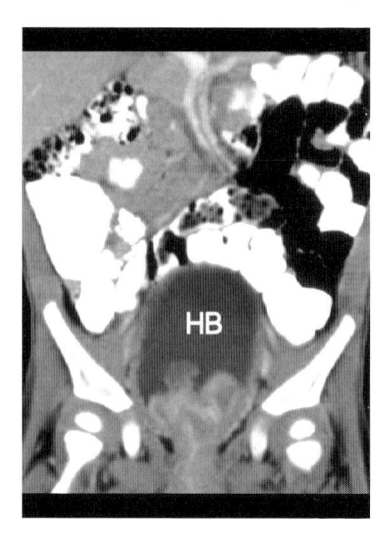

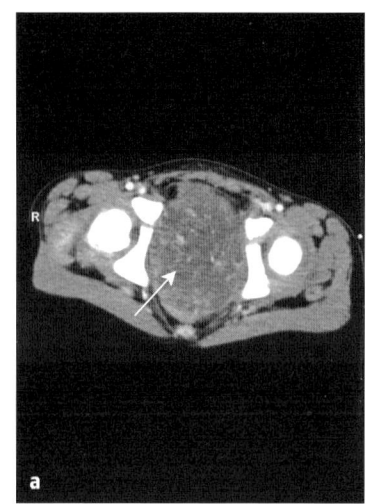

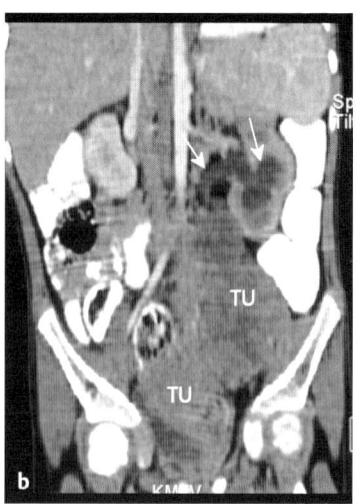

Abb. 108 Rhabdomyosarkom der Prostata. Axiale Schnittrichtung (**a**) und koronare MPR (**b**): Durch die großen retroperitonealen Tumormassen kommt es zu einer Harnabflussstörung links mit Dilatation des Nierenbeckens und des Ureters (**b**, Pfeile).

Zeichen der Bildgebung

- **Sono**
  Multilobuläre Raumforderung im kaudalen Blasenanteil ● Meist echoreicher Tumor ● Exophytisches Wachstum ● Tumor nicht von der Blasenwand zu unterscheiden ● Harntransportstörung durch Tumorinfiltration der Ureterostien ● Tumor zystisch oder solide ● Tumor bei Diagnosestellung meist groß ● Lymphknotenmetastasen ● Organmetastasierung (insbesondere Leber).
- **Duplex-Sono**
  Tumorvaskularisierung ● Gefäßkompression oder -verlagerung.
- **CT**
  Bei Nichtverfügbarkeit der MRT ● Ausschluss/Nachweis von Lungenmetastasen ● Heterogener, KM aufnehmender Tumor ● Tumorursprung häufig schwer zu erkennen.
- **MRT**
  Darstellung des kleinen Beckens in allen 3 Raumrichtungen ● T1w intermediäres Tumorsignal ● T2w hyperintens ● Deutliche KM-Aufnahme ● Pseudokapsuläre Begrenzung ● Exzellente Darstellung der Tumorinfiltration.
- **Szintigraphie**
  ^{99}Tc-Szintigraphie zur Darstellung von Skelettmetastasen.

Klinik

- **Typische Präsentation**
  Dysurie ● Hämaturie ● Schmerzhafte Tenesmen ● Progredienter Harnverhalt ● Palpable Harnblase ● Sichtbarer vaginaler Tumor ● Obstipation und Hodenschwellung.
- **Therapeutische Optionen**
  Primäre Chemotherapie ● Chirurgische Tumorentfernung ● Radiatio.
- **Verlauf und Prognose**
  Bei der Erstdiagnose (Rhabdomyosarkom der Harnblase) meist bereits Stadium III ● 3-Jahre-Überlebensrate nach Chemotherapie 60–90% ● 5-Jahre-Überlebensrate nach radikaler chirurgischer Therapie 14–35%.
- **Komplikationen**
  Tumorruptur ● Metastasierung ● Tumorinfiltration in umgebende Beckenstrukturen.

Rhabdomyosarkom des Beckens

Differenzialdiagnose

chronische Zystitis	– Wandverdickung, v. a. am Trigonum – evtl. Pseudodivertikel – bekannte Ursachen (Dauerkatheter, neurogene Harnblase, Chemotherapie, hämatogene Infektion, Blasensteine)
Ovarialtumor	– meist deutlichere zystische Komponenten – bei ovarialem Teratom Verkalkungen und Fett im Tumor – Darstellung des Organursprungs in den Schnittbildverfahren
Neuroblastom des Beckens	– typische kleine Tumorverkalkungen – klassisches Tumorwachstum um die Gefäße – MIBG-Szintigraphie – erhöhte Katecholaminproduktion
entzündlicher Pseudotumor	– z. B. bei langjährigem Morbus Crohn – bekannte Anamnese – typische Laborkonstellation – histologische/mikrobiologische Klärung
Steißbeinteratom	– typische Lage – meist mit kaudaler Regression – direkte Lagebeziehung zur Wirbelsäule – frühe Diagnosestellung (meist peripartal)

Typische Fehler

Meist ist der Organursprung bei der initialen Diagnostik nicht sicher erkennbar (großer Tumor) • Kinder mit unklarer Hämaturie müssen mit voller Blase sonographiert werden (kleine Harnblasenrhabdomyosarkome können sonst übersehen werden) • Fehldeutung eines kleinen Rhabdomyosarkoms der Harnblase als chronische Entzündungsreaktion • Wenn das kleine Becken nicht beurteilbar ist, aber eine verdächtige Symptomatik besteht, MRT durchführen.

Ausgewählte Literatur

Ashlock R et al. Treatment modalities of bladder/prostate rhabdomyosarcoma: a review. Prostate Cancer Prostatic Dis 2003; 6: 112–120

AWMF online. Leitlinien: Rhabdomyosarkom. Gesellschaft für Kinderchirurgie. AWMF-Leitlinien-Register Nr. 006/082

Groff DB: Pelvic neoplasms in children. J Surg Oncol 2001; 77: 65–71

Hoyer PF. Kleines Becken. In: Hofmann V et al. Ultraschalldiagnostik in Pädiatrie und Kinderchirurgie. Stuttgart: Thieme; 2005: 576

Winkler P. Magnetresonanztomographie. In: Benz-Bohm G (ed.). Kinderradiologie. Stuttgart: Thieme; 2005: 356–357

Wu HY et al. Pediatric urologic oncology: bladder, prostate, testis. Urol Clin North Am 2004; 31: 619–627

Steißbeinteratom

Kurzdefinition

▶ **Epidemiologie**
Inzidenz 1/40 000 ● Häufigster angeborener solider Tumor bei Neugeborenen ● m : w = 1 : 4.

▶ **Ätiologie/Pathophysiologie/Pathogenese**
Extragonadaler Keimzelltumor ● Stammt aus pluripotenten Zellen ● Muss nicht Komponenten aller 3 Keimblätter enthalten ● Meist bei der Geburt schon nachweisbar und äußerlich sichtbar ● Meist benignes reifes Teratom (bis 75%) bei Neugeborenen ● Selten malignes Teratom (7 – 17%), meist Dottersacktumor ● Benigne Form kann in maligne Form übergehen ● Assoziation mit anderen kongenitalen Fehlbildungen: Wirbelsäule (5 – 16%), urogenital (Nierendysplasie, Urethralatresie, nicht-deszendierter Hoden) ● 70 – 80% aller Teratome liegen sakrokokzygeal ● Keine Assoziation mit Chromosomenanomalien.

Tabelle 9 Lageformen des Steißbeinteratoms

Typ	Lage	Häufigkeit
1	überwiegend postsakral mit nur minimalem präsakralen Anteil	47 %
2	postsakral mit erheblichem intrapelvinen Anteil	34 %
3	äußerlich sichtbar, jedoch überwiegend präsakral und bis in die Bauchhöhle reichend	9 %
4	vollständig präsakral ohne erkennbaren postsakralen Anteil	19 %

Zeichen der Bildgebung

▶ **Sono**
Überwiegend exophytisches Wachstum zwischen Analöffnung und Steißbein ● Teils solider, teils zystischer Tumor ● Rein zystisch in 15% der Fälle ● Durchschnittsgröße bei Primärdiagnose (Geburt) etwa 8 cm ● Harnabflussstörung.

▶ **Duplex-Sono**
Tumorvaskularisierung ● Kompression/Verlagerung der Beckengefäße.

▶ **CT**
Darstellung fettiger Tumorkomponenten (meist benigner Tumor) ● Einblutungen und Nekrosen zeigen mögliche maligne Variante an ● Zystische Veränderungen ● Sensitiver Nachweis von Tumorverkalkungen ● Zum primären Staging bei malignem Teratom.

▶ **MRT**
Exakte Darstellung der Tumorausdehnung ● Ventralverlagerung des Anus ● Fetthaltige Tumorkomponenten sind T1w stark hyperintens ● Chemical-shift-Artefakte an den Grenzflächen zum Fettgewebe ● Evtl. begleitende Wirbelsäulenfehlbildungen ● Bei ca. 50% intrapelvine Tumoranteile.

5 Steißbeinteratom

Abb. 109 Steißbeinteratom. MRT, T1w SE: Große solide Tumoranteile (T) und zystische Tumoranteile (*).

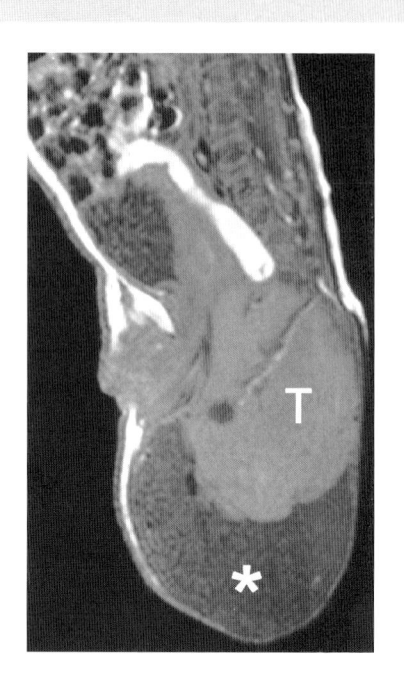

Klinik

▶ **Typische Präsentation**
Erhebliche Deformierung der Gesäß- und Perinealregion • Meist schon intrauterin diagnostiziert • Polyhydramnion • Hydrops fetalis und Herzversagen bei Hypervaskularisierung (Steal-Effekt) des Tumors und intratumoralen arteriovenösen Shunts • Obstipation • Erhöhung von AFP nur bei der malignen Variante.

▶ **Therapeutische Optionen**
Im Neugeborenenalter vollständige Tumorentfernung zusammen mit dem Steißbein und den unteren Sakralwirbeln • Laparotomie nur bei Typ 3 und 4 (und bei primär malignem Teratom) • Chemotherapie und Radiatio bei malignen Tumoren.

▶ **Verlauf und Prognose**
Sehr gute Prognose bei vollständig entfernten benignen Tumoren • Bei malignen Tumoren abhängig von Tumorausdehnung, operativer Sanierung und Histologie • Evtl. Totgeburt • Bei 50% bestehen initial Metastasen (peritoneal, hepatisch, pulmonal, zerebral, ossär) • 5-Jahre-Überlebensrate etwa 50%.

Das Malignitätsrisiko steigt, wenn:
- der Säugling älter ist
- der Tumor frühzeitig intrauterin entsteht
- der präsakrale Tumoranteil groß ist
- überwiegend solide Tumoranteile vorliegen
- der Tumor unvollständig reseziert wurde
- der Tumor mehrfach operiert wurde
- das Steißbein nicht mitreseziert wurde

▶ **Komplikationen**
Ohne Steißbeinresektion hohe Rezidivrate (>30%) ● Malignitätswahrscheinlichkeit steigt in wenigen Monaten auf über 30% an (frühe Entfernung notwendig) ● Funktionsstörungen von Harnblase und Enddarm ● Hartnäckige Obstipation nach operativer Versorgung ● Massive Tumoreinblutung ● Erschwerte vaginale Entbindung (evtl. Sectio).

Differenzialdiagnose

zystische Rektumduplikatur	– Bezug zum Rektum darstellbar – Wirbelsäule unauffällig – keine Metastasen – zystisch, keine soliden Anteile
Meningomyelozele	– keine Verkalkungen – direkte Beziehung zum Spinalkanal – Verlagerung des Rückenmarks und/oder der Cauda equina Fasern in die Raumforderung – zystische Anteile entsprechen dem liquorgefüllten Duralsack – meist Konustiefstand
Hämangiom	– typische echoreiche/echoinhomogene Sonomorphologie – Hypervaskularisierung des Tumors – T2w stark hyperintens mit deutlicher KM-Aufnahme
Lymphangiom	– rein zystische Raumforderung – Septenbildung zwischen einzelnen Zysten – weicher, komprimierbarer Tumor – keine soliden Tumoranteile – keine Vaskularisierung in der farbkodierten Duplexsonographie – keine Beziehung zum Spinalkanal
Chordom	– Mittellinientumor, typischerweise im Sakrum – kann solide und zystische Anteile enthalten – knöcherne Destruktionen – häufig Rezidiv – keine Metastasierung – keine assoziierten Wirbelsäulenfehlbildungen – T2w stark hyperintens

Rhabdomyosarkom des Beckens	– meist keine Verkalkungen – geht vom Urogenitaltrakt aus – Wirbelsäule unauffällig – Häufigkeitsgipfel zwischen dem 2. und 6. Lebensjahr
Ependymom	– spinal häufiger bei Erwachsenen als bei Kindern – bevorzugt im kaudalen thorakalen Rückenmark und Conus medullaris/Filum terminale – meist nicht sehr ausgedehntes Tumorwachstum – gut abgrenzbar – in 50% zystische Anteile – typischerweise mit Syrinx assoziiert – leptomeningeale Aussaat
einfaches Hautanhängsel	– keine soliden Tumoranteile – keine präsakrale Raumforderung – unauffälliger Wirbelsäulenbefund

Typische Fehler

Steißbeinteratome können in den Spinalkanal vorwachsen, was nicht mit einem spinalen Primärtumor verwechselt werden darf ● Sonographie darf nicht alleine zur Diagnosestellung herangezogen werden, da der intraabdominale und evtl. spinale Tumoranteil nicht sicher erfasst werden kann.

Ausgewählte Literatur

AWMF online. Leitlinien: Steißbeinteratom. Gesellschaft für Kinderchirurgie. AWMF-Leitlinien-Register Nr. 006/083

Dähnert W. Sacrococcygeal Teratoma. In: Dähnert W. Radiology Review Manual. Baltimore: Williams & Wilkins; 1991: 108–109

Sebire NJ et al. Sacrococcygeal tumors in infancy and childhood; a retrospective histopathological review of 85 cases. Fetal Pediatr Pathol 2004; 23: 295–303

Woodward PJ et al. From the archives of the AFIP: A comprehensive review of fetal tumors with pathologic correlation. Radiographics 2005; 25: 215–242

Ovarialteratom

Kurzdefinition

▶ **Epidemiologie**
Häufigster gonadaler Keimzelltumor bei Kindern ● Inzidenz steigt mit dem Lebensalter ● Jährliche Inzidenz 0,7/100 000 ● Häufigkeitsgipfel 15 – 19 Jahre.

▶ **Äthiologie/Pathophysiologie/Pathogenese**
Häufigkeitsverteilung von Keimzelltumoren: sakrokokzygeal: 45% ● Gonaden: 35% ● Kopf/Hals: 6% ● Retroperitoneum: 5% ● Mediastinum: 4% ● Gehirn und Rückenmark: 4% ● Andere Lokalisation: 1%.
Typen von Teratomen: mature zystische Teratome (Dermoidzyste) ● Immature Teratome ● Monodermale Teratome (Struma ovarii, Karzinoid-Tumoren, neurogene Tumoren).
Vermutlich Folge einer abnormen Differenzierung fetaler Keimzellen aus dem Dottersack ● Immature Teratome bei jüngeren Kindern und meist größer (14 – 25 cm) als Dermoidzysten (im Durchschnitt 7 cm) ● In 10 – 20% beidseitig ● Teratome beinhalten Gewebe aus allen 3 Keimblättern (Endoderm, Ektoderm, Mesoderm, z. B. Fett, Haare, Zahnanlagen, Verkalkungen, zystische Anteile) ● Zystische Anteile bestehen aus Talg, der bei Körpertemperatur flüssig ist ● Rokitanski-Knoten: knotige Vorwölbung in das Zystenlumen, die Haare, Knochen oder Zahnanlagen enthält ● Gliomatosis peritonei: gliöse Aussaat von Tumorzellen in Form kleiner Gliaknoten.

Zeichen der Bildgebung

▶ **Sono**
Dermoidzyste: Zystische Raumforderung mit echoreichem Rokitanski-Knoten (häufigste Form) ● Diffus oder partiell echoreiche Raumforderung (Talg und Haare innerhalb der Zyste) ● Bandförmige echoreiche Strukturen (Haare) in Zyste.
Immatures Teratom: Heterogene Echogenität mit partiell soliden Anteilen ● Eingestreute Verkalkungen.

▶ **Duplex-Sono**
Zur Unterscheidung perfundierter solider Tumoranteile von avaskulären Strukturen (z. B. Haaren).

▶ **CT**
Bei Nichtverfügbarkeit der MRT ● Fettanteile (93%) ● Verkalkungen (56%) ● Fett-Flüssigkeits-Spiegel (12%) ● Glatt begrenzte Zystenwand, 2 – 5 mm dick ● Immature Teratome zeigen meist größeren soliden Anteil mit Verkalkungen und Fettanteilen.

▶ **MRT**
Primäre Schnittbildgebung ● Verlaufskontrollen insbesondere bei Entartung ● Darstellung des Tumorursprungs im Ovar ● Zystische Anteile signalarm in T1w und signalreich in T2w ● Haare, Kalk und Zahnanlagen signalarm ● Fett in T1w signalreich, signalarm in Fettsuppression.

5 Ovarialteratom

Abb. 110 Ovarialteratom. KM-CT in axialer Schnittrichtung (**a**) und koronare MPR (**b**): Bei der Jugendlichen reicht das riesige unreife Ovarialteratom bis in den Oberbauch. Der Tumor ist überwiegend zystisch, weist aber auch solide Anteile und Verkalkungen auf.

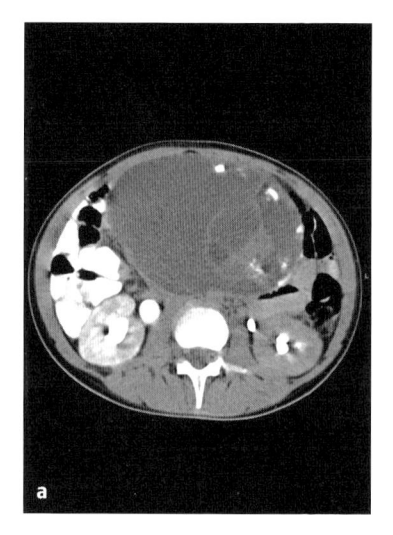

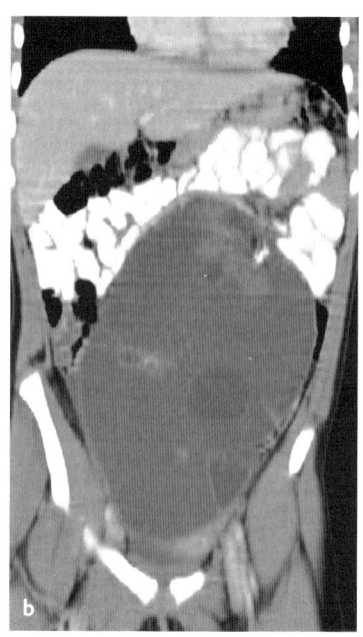

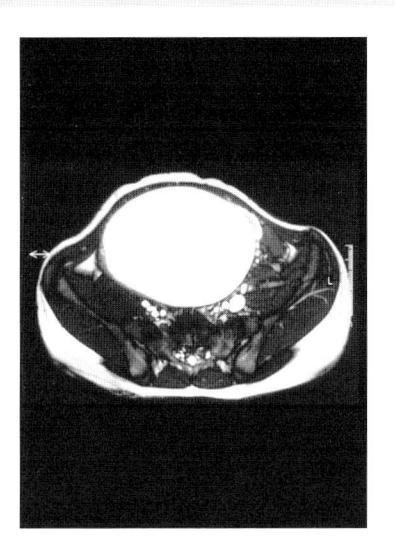

Abb. 111 MRT. Axiale True-FISP-Sequenz durch das Becken: 10-jähriges Mädchen. Große hyperintense Dermoidzyste (8 × 15 cm), die vom linken Ovar ausgeht.

Klinik

▶ **Typische Präsentation**
Bauchschmerzen ● Bauchumfangsvermehrung ● AFP und/oder β-HCG erhöht bei maligner Entartung.

▶ **Therapeutische Optionen**
Chirurgische Resektion ● Bei malignem Teratom präoperative Chemotherapie ● Radiatio.

▶ **Verlauf und Prognose**
Bei benignem Teratom sehr gute Prognose nach vollständiger Entfernung ● Schlechte Prognose bei malignem Teratom (5-Jahre-Überlebensrate unter 30%) ● Prognose der Gliomatosis peritonei ist gut, meist zeigen die Herde eine Ausreifung unter Chemotherapie ● Große Knoten werden operativ entfernt, verbleibende kleine Herde engmaschig kontrollieren.

▶ **Komplikationen**
Ovarialtorsion ● Infektion ● Blutung ● Ruptur ● Maligne Entartung (1–2%) ● Bei unvollständiger Entfernung Rezidiv ● Bei beidseitiger Tumorovarektomie Infertilität.

Ovarialteratom

Differenzialdiagnose

Ovarialzyste	– glatt und scharf begrenzte Zyste – häufig kleinere Zysten wandständig innerhalb der Ovarialzyste – unkomplizierte Zysten sind sonographisch echofrei – bei Einblutung echogener Zysteninhalt, evtl. mit Sedimentierung – keine Perfusion
Ovarialtorsion	– akute Schmerzsymptomatik – vergrößertes echoarmes Ovar – periphere, multiple, 8–10 mm große Zysten (stauungsbedingte Flüssigkeitsansammlung in den Follikeln) – freie intraabdominale Flüssigkeit
Zystadenom	– gut abgrenzbare, dünnwandige, zystische Raumforderung – Septierungen, evtl. unterschiedlicher Dicke – Verkalkungen in den Septen oder der Zystenwand
Rhabdomyosarkom des Beckens	– meist solide Raumforderung – wächst infiltrierend – Metastasen in Lymphknoten und Organen – meist keine Verkalkungen

Typische Fehler

Verwechslung mit Differenzialdiagnosen • Fettsuppression in der MRT zur Unterscheidung von fettigen Komponenten in Teratomen und Blut in eingebluteten Ovarialzysten hilfreich • Kontralaterales Ovar mituntersuchen, da Teratome in 10% beidseitig auftreten.

Ausgewählte Literatur

AWMF online. Leitlinien: Keimzelltumoren. Gesellschaft für Kinderchirurgie. AWMF-Leitlinien-Register Nr. 006/073

Comerci JT Jr et al. Mature cystic teratoma: a clinical pathologic evaluation of 517 cases and review of the literature. Obstet Gynecol 1994; 84: 22–28

Outwater EK et al. Ovarian teratomas: tumor types and imaging characteristics. Radiographics 2001; 21: 475–490

Yamaoka T et al. Immature teratoma of the ovary: correlation of MR imaging and pathologic findings. Eur Radiol 2003; 13: 313–319

Epididymitis

Kurzdefinition

▶ **Epidemiologie**
Inzidenz unter 1/1000 pro Jahr ● Häufigste Ursache für ein akutes Skrotum im Kindesalter ● Präpubertär selten, da häufig sexuell übertragen.

▶ **Äthiologie/Pathophysiologie/Pathogenese**
Bakterielle Entzündung des Nebenhodens ● Erreger: E. coli präpubertär und bei Männern über 35 Jahre; Chlamydia trachomatis, Neisseria gonorrhoeae bei Männern unter 35 Jahre ● Sekundärer Übergriff auf Hoden (Epidydimo-Orchitis) in 20–40% ● Isolierte Orchitis selten und vorwiegend durch Viren (Mumps, Echoviren, Adenoviren, Coxsackieviren).
Begleitende Fehlbildungen bei Säuglingen: Vesikoureteraler Reflux ● Harnröhrenklappe ● Ektoper Ureter ● Prostatischer Utriculus ● Detrusor-Sphinkter-Dyssynergie.

Zeichen der Bildgebung

▶ **Sono**
Vergrößerter, meist echoarmer Nebenhoden ● Bei Einblutung auch echoreiche Anteile ● Inhomogenes Echomuster ● Begleitende Hydrozele ● Skrotalwand verdickt.

▶ **Duplex-Sono**
Erhöhte Vaskularisierung im Nebenhoden und evtl. Hoden ● Erhöhter diastolischer Blutfluss.

Klinik

▶ **Typische Präsentation**
Schmerzhafte Hodenschwellung ● Skrotalödem ● Bauchschmerzen ● Unterbauchschmerzen ● Fieber ● Dysurie.

▶ **Therapeutische Optionen**
Antibiotische Therapie ● Analgesie ● Hodenhochlagerung ● Kühlung ● Bei Komplikationen chirurgische Intervention.

▶ **Verlauf und Prognose**
Meist gute Prognose ● Unter Therapie Rückgang der Beschwerden innerhalb weniger Tage.

▶ **Komplikationen**
Pyozele ● Abszess ● Sepsis ● Testikuläre Ischämie ● Hodenatrophie ● Infertilität bei beidseitigem komplizierten Verlauf.

Differenzialdiagnose

Hodentorsion	– plötzlich auftretender Schmerz
	– Hodenvergrößerung, Echogenitätsverminderung
	– verminderte oder fehlende Hodendurchblutung
	– später Einblutung, Infarzierung, Hydrozele, Skrotalwandverdickung

5 Epididymitis

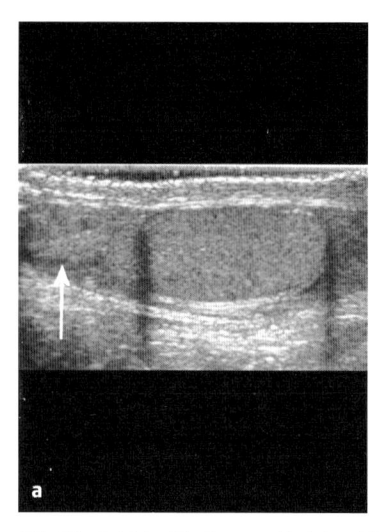

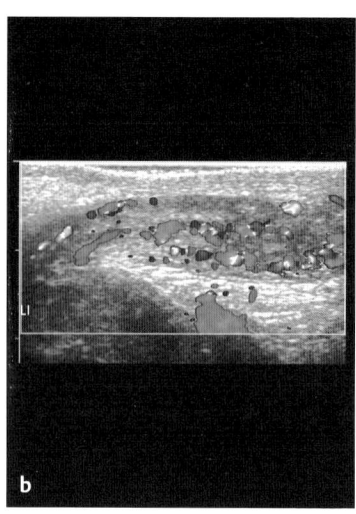

Abb. 112 Epididymitis. Sonographie (**a**) und Dopplersonographie (**b**): In der Sonographie vergrößerter Nebenhoden (Pfeil). In der Duplexsonographie (**b**) verstärkte Perfusion.

Skrotalhämatom	– extratestikuläres Hämatom (echoreich) – bei Hodenruptur inhomogenes Echomuster des Hodens und irreguläre Hodenkontur an der Rupturstelle
Skrotalhernie	– Darm im Skrotalfach, meist mit Peristaltik – Hoden und Nebenhoden unauffällig

Typische Fehler

Verwechslung mit Hodentorsion • Bei kindlicher Epididymitis nach begleitenden Urogenitalfehlbildungen suchen • Hodenhochlagerung lindert Schmerz bei Epididymitis und verstärkt den Schmerz bei Hodentorsion (Prehn-Zeichen).

Ausgewählte Literatur

Karmazyn B et al. Clinical and sonographic criteria of acute scrotum in children: a retrospective study of 172 boys. Pediatr Radiol 2005; 35: 302–310

Likitnukul S et al. Epididymitis in children and adolescents. A 20-year retrospective study. Am J Dis Child 1987; 141: 41–44

Merlini E et al. Acute epididymitis and urinary tract anomalies in children. Scand J Urol Nephrol 1998; 32: 273–275

Suzer O et al. Color Doppler imaging in the diagnosis of the acute scrotum. Eur Urol 1997; 32: 457–461

Hodentorsion

Kurzdefinition

▶ **Epidemiologie**
Inzidenz 1/4000 • Altersgipfel: 1. Lebensjahr und Pubertät.

▶ **Äthiologie/Pathophysiologie/Pathogenese**
Neonatale (extravaginale) Torsion: Torsion des Samenstrangs oberhalb des Ansatzes der Tunica albuginea • Ursache: lockere Fixierung des Samenstrangs im Leistenkanal • Kann auch in utero auftreten mit kompletter Infarzierung des betroffenen Hodens • Hämorrhagische Infarzierung mit Nekrose des Hodens • Nachfolgend Fibrose und evtl. Verkalkungen.

Intravaginale Torsion: Torsion des Samenstrangs innerhalb der Tunica albuginea • Bevorzugt während des Testosteronschubs in der Pubertät • Prädisponierend ist die „bell clapper deformity" (12% der männlichen Bevölkerung): hoher Ansatz der Tunica albuginea am Samenstrang mit vollständiger Einhüllung des Hodens, Nebenhodens und des distalen Samenstrangs • Linke Seite etwas häufiger betroffen.

Zeichen der Bildgebung

▶ **Sono/Duplex-Sono**
Reduzierte oder fehlende Vaskularisierung (Sensitivität 86–88%, Spezifität 90–100%) • Bei Symptomen, die länger als 12 Stunden bestehen, evtl. erhöhter peritestikulärer Blutfluss.

Tabelle **10** Sonographische Befunde bei Hodentorsion

Symptomdauer	Ultraschall und Farbdoppler-Befunde
unter 4 Stunden	unauffälliges B-Bild, fehlende oder reduzierte Hodenvaskularisierung, spiralförmige Verdrehung der Samenstranggefäße
4–6 Stunden	Hodenvergrößerung, Echogenitätsverminderung, fehlende oder reduzierte Hodenvaskularisierung, spiralförmige Verdrehung der Samenstranggefäße
über 12 Stunden	heterogene Echotextur infolge Stauung, Einblutung und Infarzierung, Begleithydrozele, Skrotalwand verdickt

5 Hodentorsion

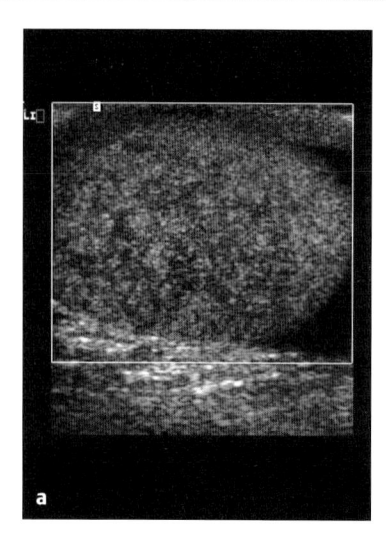

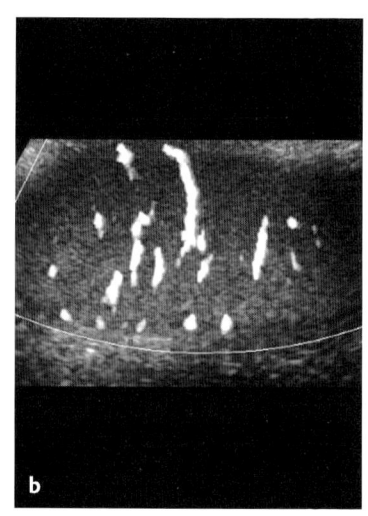

Abb. 113 Hodentorsion. Duplexsonographie: Hodentorsion (**a**) und normaler kontralateraler Hoden (**b**). Vergrößerter, echoarmer Hoden ohne Vaskularisierung (**a**) bei seit 6 Stunden bestehenden Schmerzen. Normale Echogenität und Vaskularisierung des Hodens der Gegenseite (**b**).

Klinik

- **Typische Präsentation**
  Plötzlich auftretender Hodenschmerz • Hodenschwellung • Ausstrahlung der Schmerzen in Leistenkanal und Unterbauch • Übelkeit • Erbrechen • Fehlender Kremasterreflex • Fieber • Protahierter Verlauf in der Hälfte der Fälle.
- **Therapeutische Optionen**
  Operative Freilegung • Detorsion des Hodens • Entfernung eines nekrotischen Hodens • Orchidopexie der Gegenseite.
- **Verlauf und Prognose**
  Hodenerhalt abhängig von der Symptomdauer:
    - kürzer als 6 Stunden: 85–97 %
    - länger als 12 Stunden: unter 20 %
- **Komplikationen**
  Infarzierung mit Hodenverlust.

Differenzialdiagnose

Epididymo-Orchitis	– vergrößerter Nebenhoden – inhomogenes Echomuster – verstärkte Perfusion des Nebenhodens, bei zusätzlicher Orchitis auch des Hodens – Begleithydrozele – Skrotalwand verdickt
Hydatidentorsion	– akutes Skrotum – Kremasterreflex erhalten – kleiner derber Knoten am oberen Rand des Hodens – Hodenperfusion seitengleich unauffällig – vergrößerte Hodenappendix (> 6 mm) mit vermehrter peripherer Durchblutung – reaktive Hydrozele
Hodentumor	– intratestikuläre Raumforderung – inhomogenes Echomuster – pathologische Tumorperfusion
Hernie	– Darmstrukturen im Skrotalfach meist mit Peristaltik – Hoden und Nebenhoden unauffällig
Hodentrauma	– inhomogenes Echomuster des Hodens und irreguläre Hodenkontur bei Ruptur – Hodenvergrößerung – echoreiches extratestikuläres Hämatom

Typische Fehler

Befunde in der B-Bild-Sonographie können im Anfangsstadium völlig unauffällig sein. Bei inkompletter Torsion kann die Vaskularisierung in der Duplexsonographie normal sein.

Ausgewählte Literatur

AWMF online. Leitlinien: Hodentorsion. Gesellschaft für Kinderchirurgie. AWMF-Leitlinien-Register Nr. 006/023

Eaton SH et al. Intermittent testicular torsion: diagnostic features and management outcomes. J Urol 2005; 174: 1532–1535

Hörmann M et al. Imaging of the scrotum in children. Eur Radiol 2004; 14: 974–983

Kravchick S. Color Doppler sonography: its real role in the evaluation of children with highly suspected testicular torsion. Eur Radiol 2001; 11: 1000–1005

Livne PM et al. Testicular torsion in the pediatric age group: diagnosis and treatment. Pediatr Endocrinol Rev 2003; 1: 128–133

Staatz G. Hodentorsion. In: Braun, Günther, Schwerk. Ultraschalldiagnostik – Lehrbuch und Atlas. München, Landsberg, Zürich: Ecomed; 26. Ergänzungslieferung 2004: 87–88

Rachitis

Kurzdefinition

▶ **Epidemiologie**
Altersgipfel: 4. – 18. Monat.
▶ **Ätiologie/Pathophysiologie/Pathogenese**
Mineralisierungsstörung mit Desorganisation der Epiphysenfugen ● Bei der Osteomalazie dagegen verminderte Mineralisierung des Osteoids ● Bei Kindern kommt beides vor, beim Erwachsenen nur die Osteomalazie.
Kalzipenische Rachitis: Erhöhter Parathormonspiegel.
- Vitamin-D-Mangel-Rachitis (häufigste Form): Zu geringe exogene Calciumaufnahme ● Gastrointestinale Malabsorption (z. B. Sprue, Mukoviszidose) ● Zu wenig Sonnenexposition ● Antiepileptische Therapie (Hemmung der intestinalen Calciumabsorption durch Phenobarbital oder Phenytoin).
- Vitamin-D-abhängige Rachitis: Autosomal rezessiv ● Synthesestörung von 1,25-Dihydroxy-Vitamin D oder Defekt des Vitamin-D-Rezeptors.
- renale Osteopathie: Chronische Niereninsuffizienz ● Chronisch erniedrigte 1,25-Dihydroxy-Vitamin-D-Synthese ● Zeichen der Rachitis mit knöchernen Veränderungen bei zusätzlichem sekundärem Hyperparathyreoidismus.

Phosphopenische Rachitis: Normaler Parathormonspiegel.
- Vitamin-D-resistente Rachitis (mit 80 % häufigste Form): Phosphatdiabetes ● Meist x-chromosomal dominant ● Hypophosphatämie ● Hyperphosphaturie ● Regelrechter Calcium- und Vitamin-D-Spiegel im Blut
- tumorinduzierte Rachitis: meist benigne mesenchymale Tumoren ● Fibroblastenwachstumsfaktor hemmt die tubuläre Phosphatrückresorption ● Konsekutive Hypophosphatämie ● Manifestation jenseits des frühen Kleinkindesalters.
- Phosphatmangel Frühgeborener: Frühgeburt ● Furosemid.

Zeichen der Bildgebung

▶ **Röntgen**
Typische Lokalisation: distaler Radius und Ulna sowie Kniegelenk ● Schlechte Mineralisierung der zentralen Epiphysen mit verspätetem Auftreten der Knochenkerne ● Irregulär erweiterte Epiphysenfuge ● Becherförmige Auftreibung der Metaphysen ● Auftreibung der Rippen am Knochen-Knorpel-Übergang (rachitischer Rosenkranz) ● Ausdünnung der Kortikalis ● Periostreaktionen ● Verbiegung der langen Röhrenknochen ● Looser-Umbauzonen (Pseudofrakturen bei Osteomalazie) ● Rippenfrakturen bei Frühgeborenen ● Grünholz-Frakturen ● Strähnige Trabekulierung des Knochens.

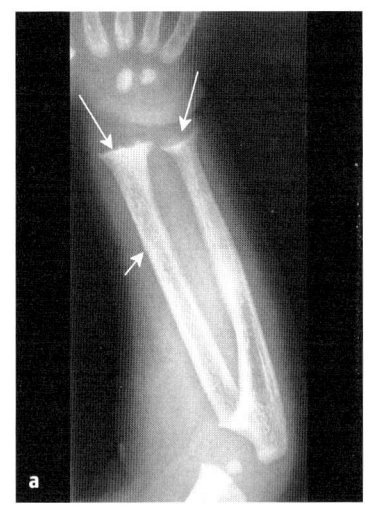

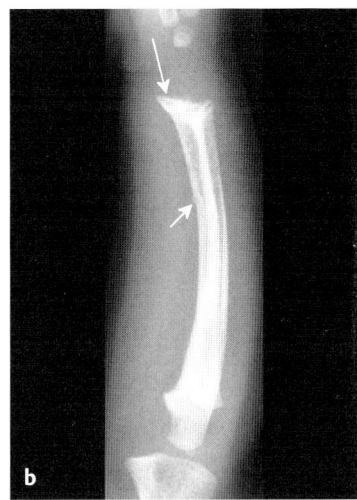

Abb. 114 Rachitis. Unterarm in 2 Ebenen: Typische rachitische Veränderungen mit becherförmiger metaphysärer Auftreibung der distalen Unterarmknochen (große Pfeile), zusätzlich Grünholzfraktur des mittleren Radiusschafts (kleiner Pfeil).

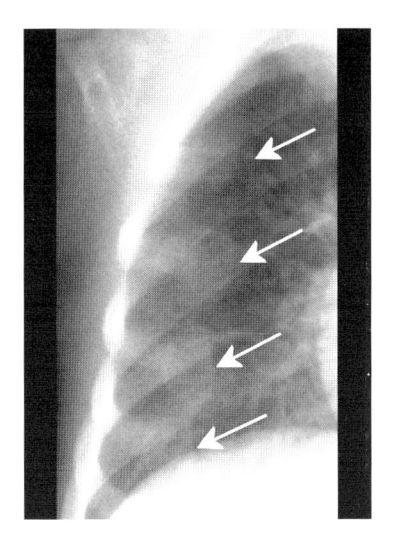

Abb. 115 „Rachitischer Rosenkranz" mit typischer Auftreibung der Rippen am Knochen-Knorpel-Übergang (Pfeile).

Rachitis

Klinik

▶ **Typische Präsentation**
Knochenschmerzen • Kraniotabes • Rachitischer Rosenkranz • O-Beine • Disproportionierter Kleinwuchs • Muskelhypotonie • Verzögerter Fontanellenschluss • Verspätetes Zahnen • Zahnschmelzdefekte.
  - Vitamin-D-Mangel-Rachitis: alkalische Phosphatase und Parathormon erhöht • 1,25-Dihydroxy-Vitamin-D normal bis erhöht
  - phosphopenische Rachitis: alkalische Phosphatase erhöht • Parathormon und 1,25-Dihydroxy-Vitamin-D normal

▶ **Therapeutische Optionen**
Vitamin-D-Prophylaxe bei Säuglingen • Phosphatsubstitution und Kalzitriol bei Phosphatdiabetes.

▶ **Verlauf und Prognose**
Abhängig von der Grunderkrankung und dem Zeitpunkt der Diagnosestellung.

▶ **Komplikationen**
Frakturen • Knöcherne Fehlstellungen • Minderwuchs.

Differenzialdiagnose

Morbus Blount	– aseptische Osteonekrose der medialen Tibiametaphyse
	– konsekutive Genua vara bei Absinken des medialen Tibiaplateaus
	– jenseits des 6. Lebensjahres
	– Schwarzafrikaner häufiger betroffen, w > m
Osteogenesis imperfecta	– ausgedünnte Kortikalis
	– Diaphysendurchmesser vermindert
	– selten „corner sign"
	– häufig Fraktur der Diaphyse
	– Familienanamnese (autosomal dominanter Erbgang)
	– evtl. blaue Skleren
kongenitale Fehlstellung	– wahrscheinlich durch intrauterine Fehllage
renale tubuläre Azidose	– Demineralisierung durch Pufferwirkung des Knochens für H^+-Ionen
	– rein radiographisch nicht von einer Vitamin-D-Mangelrachitis zu unterscheiden
Fanconi-Syndrom	– generalisierter Defekt der proximalen Nierentubuli
	– Glukosurie
	– Hyperphosphaturie
	– Aminoazidurie
Neurofibromatose Typ I	– autosomal dominanter Erbgang
	– Fehlstellung bei kongenitaler Tibiapseudarthrose
	– bekannte ZNS-Manifestationen bei Neurofibromatose Typ I (Hirnstammgliome, Opticus-Gliome) und Typ II (beidseitige Akustikusneurinome, Prädisposition für Meningeome und Ependymome)

Typische Fehler

O-Beine sind in den ersten 2 Lebensjahren physiologisch und dürfen nicht mit einer pathologischen Knochenverbiegung verwechselt werden ● Das radiologische Erscheinungsbild lässt keinen Rückschluss auf die Ursache der Rachitis zu ● Eine Rachitis sollte nicht mit einer Osteomalazie verwechselt werden.

Ausgewählte Literatur

Cheema JI et al. Radiographic characteristics of lower-extremity bowing in children. Radiographics 2003; 23: 871–880

Schaper J et al. Stoffwechselstörungen des Skeletts. In: Benz-Bohm G (ed.). Kinderradiologie. Stuttgart: Thieme; 2005: 102–103

Schnabel D et al. Rachitis. Diagnostik und Therapie. Orthopäde 2005; 34: 703–714

Coxitis fugax

Kurzdefinition

▶ **Epidemiologie**
3 % aller Kinder und Jugendlichen ● Am häufigsten zwischen 5 und 7 Jahren ● Kann bis zum 13. Lebensjahr vorkommen ● m : w = 2 – 3 : 1.

▶ **Ätiologie/Pathophysiologie/Pathogenese**
Äthiologie unbekannt ● Oft vorangehende Infektion des Respirationstrakts (40 – 50 %) ● Keine bakterielle oder virale Infektion des Hüftgelenks ● Evtl. Induktion eines Morbus Perthes durch Ergussbildung und Kompression der intraartikulären epiphysären Gefäße.

Zeichen der Bildgebung

▶ **Sono**
Meist echofreier Gelenkerguss mit Verbreiterung des medialen Gelenkrezessus und Ballonierung der Gelenkkapsel ● Bei länger bestehenden Beschwerden häufig Verdickung der Gelenkkapsel als Ausdruck einer Synovialitis.

▶ **Röntgen**
Zum Ausschluss anderer knöcherner Erkrankungen, z. B. eines Morbus Perthes ● Verbreiterung des Gelenkspalts durch Erguss (25 %) ● Evtl. ergussbedingte Lateralisierung des Hüftkopfs ● Regionale Osteoporose (30 %).

▶ **MRT**
Zum Ausschluss der Frühform eines Morbus Perthes oder einer Osteomyelitis ● In der fettsupprimierten T2w Aufnahme signalreicher Gelenkerguss ● Normales Knochenmarksignal ● T1w: KM anreichernde Synovialis (Synovialitis).

Klinik

▶ **Typische Präsentation**
Plötzlicher Hüft- oder Knieschmerz ● Schonhinken ● Entlastung eines Beins ● Verminderte Beweglichkeit ● Meist auch leichte Beugung, Abduktion und Außenrotation des betroffenen Beins (positives Viererzeichen) ● Bewegungs- und Funktionsprüfung schmerzhaft.

▶ **Therapeutische Optionen**
● leichte Schmerzen: 2 – 3 Tage Bettruhe ● Antiphlogistika ● Analgetika.
● erhebliche Schmerzen: evtl. Ergusspunktion ● Evtl. Längsextension.

▶ **Verlauf und Prognose**
Prognose sehr gut ● Vollständige Rückbildung ● Meist sind die Kinder nach wenigen Tagen, spätestens nach 1 – 2 Wochen wieder gesund.

▶ **Komplikationen**
Protrahierter Verlauf bei Gabe von Analgetika und fehlender Ruhigstellung ● Rezidivierendes Auftreten möglich ● Eitriger Gelenkerguss nach Gelenkpunktion.

Coxitis fugax

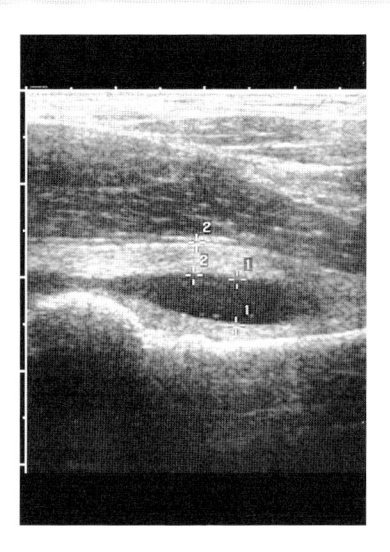

Abb. 116 Coxitis fugax. Sonographie des Hüftgelenks: Echofreier Gelenkerguss (1) und Kapselverdickung (2).

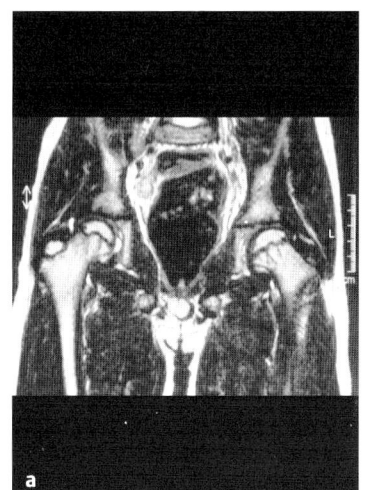

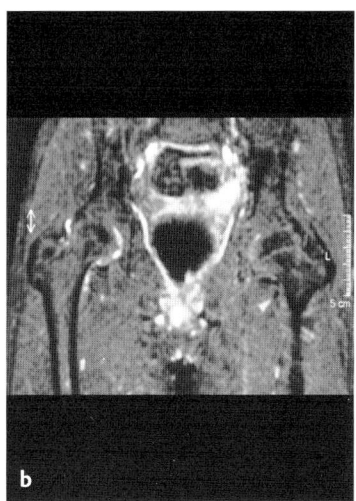

Abb. 117 MRT der Hüftgelenke: Schulkind mit Coxitis fugax rechts. In der T2w TSE (**a**) signalreicher Hüftgelenkerguss bei normalem Knochenmarksignal der Femurkopfepiphysen. Nach i.v. KM-Gabe rechts in der T1w (Subtraktion, **b**) KM-anreichernde Synovialis (Synovialitis). Keine Durchblutungsstörung des Hüftkopfs.

Coxitis fugax

Differenzialdiagnose

septische Arthritis	– Kind schwer krank – Schmerzen in der Hüfte und Bewegungseinschränkung deutlich stärker, Blutbildveränderungen – im Röntgenbild Verbreiterung des Hüftgelenkspalts auf über 2 mm
Morbus Perthes	– Kind nicht innerhalb weniger Tage beschwerdefrei – Frühform im MRT zu erkennen – Hüftgelenkerguss, Signalveränderungen der Epiphyse
Epiphyseolysis capitis femoris	– im Alter zwischen 12 und 15 Jahren – Sonographie: Stufenbildung in der Epiphysenfuge – Lauensteinaufnahme: posteromediale Dislokation der Epiphyse in Bezug zur Metaphyse
rheumatoide Arthritis	– eher selten im Hüftgelenk – Symptome progredient – Synovialitis, Pannusbildung

Typische Fehler

Frage nach Antibiotikagabe in der näheren Vergangenheit wichtig, da dieses die Symptome einer septischen Arthritis maskieren kann ● Kleinkinder im Alter bis zu 4 Jahren lokalisieren Hüftschmerz häufig ins Knie ● Die Diagnose „Coxitis fugax" ist erst dann sicher, wenn sich die Symptome innerhalb 1 Woche zurückgebildet haben.

Ausgewählte Literatur

Bosch R et al. Value of ultrasound in differential diagnosis of pediatric hip joint effusion (Perthes disease, C. fugax, epiphysiolysis capitis femoris). Z Orthop Ihre Grenzgeb 1998; 136: 409–412

Jung ST et al. Significance of laboratory and radiologic findings for differentiating between septic arthritis and transient synovitis of the hip. J Pediatr Orthop 2003; 23: 368–372

Lee SK et al. Septic arthritis versus transient synovitis al MR imaging preliminary assessment with signal intensity alterations in bone marrow. Radiology 1999; 211: 459–465

Niethard FU. Coxitis fugax. In: Niethard. Kinderorthopädie. Stuttgart: Thieme; 1997: 108–109

Osteomyelitis und septische Arthritis

Kurzdefinition

- **Epidemiologie**
  Akute Osteomyelitis betrifft überwiegend Kinder • 50 % unter 5 Jahre alt.
- **Ätiologie/Pathophysiologie/Pathogenese**
  Entzündung von Knochenmark, Spongiosa, Kortikalis und Periost • Infektionsweg: hämatogen oder exogen durch Verletzung/iatrogen • Erreger: bei Neugeborenen Staph. aureus, Streptokokken der Gruppe B und E. coli, bei Kindern Staph. aureus • Bei primär chronischer Osteomyelitis kein Keimnachweis. • Bevorzugt untere Extremität (75 %), seltener Wirbelsäule (53 %), v. a. lumbal.
  - akute hämatogene Osteomyelitis: je nach Alter unterschiedliche Gefäßversorgung der Metaphyse und Epiphyse mit entsprechender Manifestation
  - chronische Osteomyelitis: nach akuter Osteomyelitis oder primär chronisch mit Sequesterbildung und/oder Fistelbildung nach außen
  - Brodie-Abszess: ausgedehntes Granulationsgewebe um den Abszess • Dadurch keine Ausdehnung möglich • Typische Lage in der tibialen Metaphyse
  - plasmazelluläre Osteomyelitis: chronisch rekurrierende multifokale Osteomyelitis (CRMO) • Schleimartiges Exsudat ist umgeben von plasmazelligem Granulationsgewebe in einer Knochenhöhle • Nicht bakteriell induziert • Häufig Klavikulabefall • Sonderform: SAPHO-Syndrom (Synovitis, Akne, palmoplantare Pustulose, Hyperostose, Osteitis)
  - sklerosierende, nicht eitrige Osteomyelitis Garré: überwiegend in Tibia und Unterkiefer • Chronische Verlaufsform ohne Einschmelzung • Periostale Knochenapposition

  Akute hämatogene Osteomyelitis des Säuglingsalters: Infantiler Typ • Vor dem 18. Lebensmonat • Bei gemeinsamer Gefäßversorgung der Epi- und Metaphyse greift die Entzündung von der Metaphyse auf die Epiphyse über (septische Arthritis).
  Akute hämatogene Osteomyelitis des Kindesalters: Juveniler Typ • Bis zum Epiphysenfugenschluss • Bei getrennter Gefäßversorgung von Meta- und Epiphyse bevorzugt in der Metaphyse der langen Röhrenknochen • Großer Kortikalissequester • Subperiostale Abszesse.
  Akute hämatogene Osteomyelitis des Jugendlichen und Erwachsenen: Adoleszententyp • Nach dem Epiphysenfugenschluss • Wieder gemeinsame Gefäßversorgung der Epi- und Metaphyse • Septische Arthritis • Markraumphlegmone in der Diaphyse • Übergang in chronisches Stadium • Fisteln.

Zeichen der Bildgebung

- **Röntgen**
  Akute hämatogene Osteomyelitis: Frühphase (bis 10. Tag nach Symptombeginn) meist unauffällig • Metaphysäre Weichteilschwellung mit verstrichenen Fettlamellen • Osteopenie • Knochendestruktionen • Lamelläre und spiculaartige Periostreaktionen • Knochensequester • Gelenkspaltverbreiterung bei septischer Arthritis.
  Chronische Osteomyelitis: Irreguläre Sklerosierung des Knochens mit Zonen erhöhter Transparenz • Abgehobenes Periost • Volumenvermehrung des Knochens.

6 Osteomyelitis und septische Arthritis

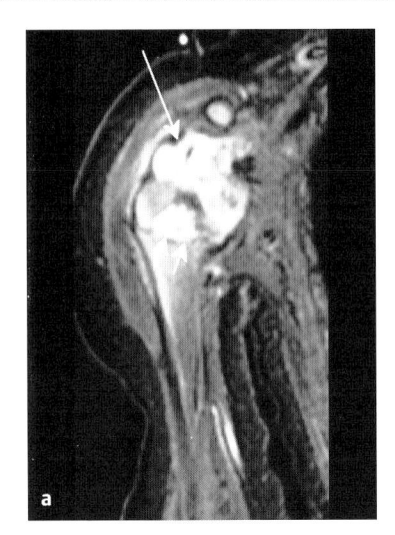

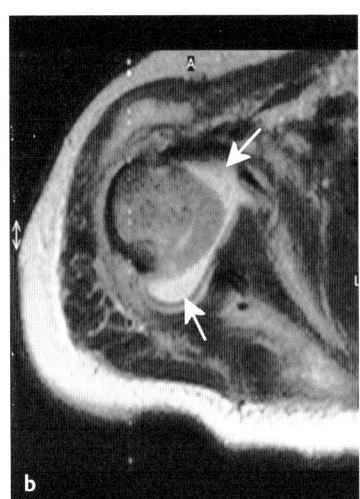

Abb. 118 Septische Arthritis. MRT der rechten Schulter: 6 Wochen alter Säugling. Koronare STIR-Sequenz (**a**), axiale T2-TSE (**b**), axiale T1-SE nach KM-Gabe (**c**): Gelenkempyem (**a**, großer Pfeil; **b**, Pfeile) mit begleitender Synovialitis (**c**, Pfeile), metaepiphysäre Osteomyelitis (**a**, kleine Pfeile).

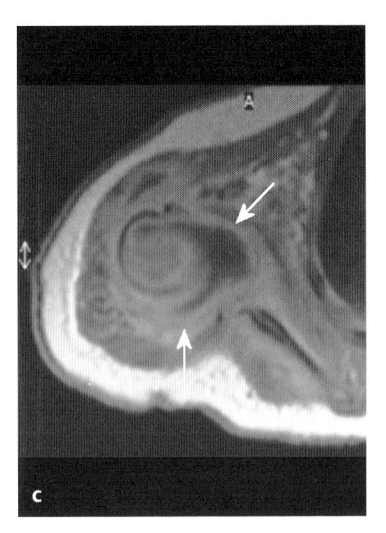

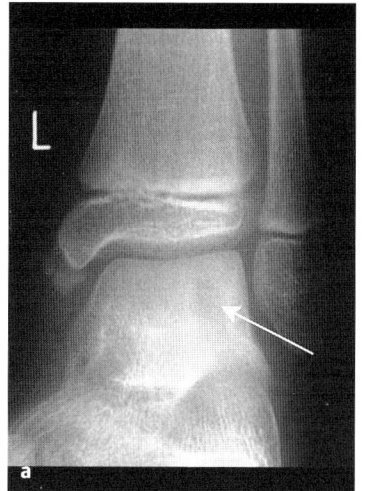

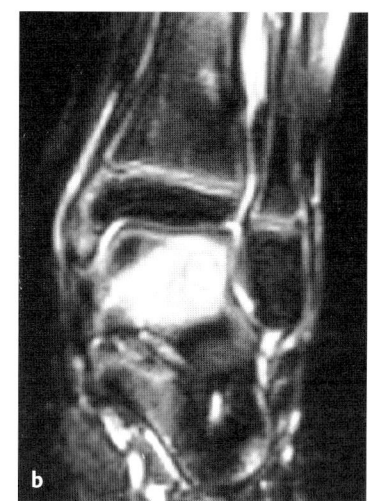

Abb. 119 Brodie-Abszess. Röntgenaufnahme des oberen Sprunggelenks a. p. (**a**) und MRT (**b**): In der Röntgenaufnahme Brodie-Abszess des lateralen Talus (**a**, Pfeil), erkennbar an einer scharf begrenzten ovalen Aufhellungszone mit umgebendem diskreten Sklerosesaum. Die MRT zeigt in der fettsupprimierten T2w Sequenz (**b**) die Abszesshöhle mit zartem signalarmen Sklerosesaum und perifokalem talaren Begleitödem.

Sklerosierende, nicht eitrige Osteomyelitis Garré: Verdickte Kortikalis • Sklerosierung des Knochens • Keine subperiostale Abszesse.
Brodie-Abszess: Umschriebene, scharf begrenzte Osteolyse • Randsklerosierung des Defekts • Keine Periostreaktionen.

▶ **Sono**
Echoreicher, inhomogener, extraossärer Weichteilanteil • Gelenkerguss, evtl. mit echoreichem Inhalt (Pus) • Subperiostaler Abszess.

▶ **MRT**
Gute Darstellung der entzündlichen intramedullären Ausdehnung (fettsupprimierte T2w Sequenz) • Exzellente Darstellung von Abszessen (Areale mit fehlender KM-Aufnahme) • Ausschluss/Nachweis einer Gelenkbeteiligung • Fistel- und Sequesterbildung • Entzündliche Weichteilbeteiligung.

▶ **Skelettszintigraphie**
Hohe Sensitivität (3-Phasenskelettszintigraphie, Leukozytenszintigraphie) • Multiple Herde sind gut zu erfassen.

6 Osteomyelitis und septische Arthritis

Klinik

▶ **Typische Präsentation**
Fieber (septische Temperatur) ● Reduzierter Allgemeinzustand ● Schmerzen ● Rötung und Schwellung ● Schonhaltung ● Entzündungsparameter im Labor erhöht ● Bei chronischer Form nur diskrete Symptomatik.

▶ **Therapeutische Optionen**
konservativ: intravenöse Antibiotikagabe über mindestens 3 Wochen ● Anschließend orale Antibiose ● Ruhigstellung.
operativ: Entlastung ● Ausräumung von Sequestern/Abszessen ● Evtl. Spongiosaauffüllung ● Fistelexzision ● Bei Gelenkbefall Saug-Spül-Drainage.

▶ **Verlauf und Prognose**
Bei chronischer Osteomyelitis komplizierter, meist langwieriger Verlauf ● Akute Form ohne Gelenkbeteiligung hat bei adäquater Therapie meist gute Prognose.

▶ **Komplikationen**
Wachstumsbeschleunigung durch entzündlich bedingte Hyperämie ● Weichteilabszess ● Fistelbildung ● Pathologische Fraktur ● Pyarthros ● Knöcherne Deformierungen bei vorzeitigem Epipyhsenfugenschluss ● Gelenkdestruktionen bei septischer Arthritis ● Pyomyositis.

Differenzialdiagnose

Osteosarkom/Ewingsarkom	– meist keine Entzündungszeichen
	– Differenzialdiagnosen teils nicht zu unterscheiden (Biopsie)
	– keine subperiostalen Abszesse
	– Markraumödem meist schärfer begrenzt
	– Metastasen
Metastasen	– Grunderkrankung oft bekannt
	– multiple Knochenläsionen
	– Entzündungsparameter nicht erhöht
Langerhanszell-Histiozytose	– s. entsprechendes Kapitel
Lymphom	– Lymphknotenbefall
	– extraossäre Manifestationen
	– umschriebene Läsionen
	– keine Erhöhung der Entzündungsparameter

Typische Fehler

Die schwierigste DD ist das osteogene Sarkom bzw. Ewingsarkom ● Bei Verdacht auf Osteomyelitis ohne erkennbaren Herd primär 3-Phasenszintigraphie durchführen und anschließend gezielte weiterführende Diagnosik ● Bei klarem Lokalbefund zügig Abklärung mit MRT ● Ein unauffälliges Röntgenbild schließt eine Osteomyelitis nicht aus, sodass bei rein klinischem Verdacht umgehend eine MRT durchgeführt werden muss (bei der Säuglingsosteomyelitis ist im Rahmen der septischen Arthritis ohne schnelle und adäquate Therapie eine Gelenkdestruktion unvermeidbar).

Ausgewählte Literatur

AWMF online. Leitlinien: Osteomyelitis. Gesellschaft für Kinderchirurgie. AWMF-Leitlinien-Register Nr. 006/079

Blickman JG et al. Current imaging concepts in pediatric osteomyelitis. Eur Radiol 2004; 14 Suppl 4: L55–64

Dähnert W. Osteomyelitis. In: Dähnert W. Radiology Review Manual. Baltimore: Williams & Wilkins; 1991: 66–67

Robben SG. Ultrasonography of musculoskeletal infections in children. Eur Radiol 2004; 14 Suppl 4: L65–77

Schaper J et al. Osteomyelitis. In: Benz-Bohm G (ed.). Kinderradiologie. Stuttgart: Thieme; 2005: 102–103

Schilling F et al. Die chronische rekurrierende multifokale Osteomyelitis (CRMO) Teil 1 Übersicht. Klin Padiatr 2001; 213: 271–276

6 Fibröser Kortikalisdefekt / nicht-ossifizierendes Fibrom

Kurzdefinition

▶ **Epidemiologie**
30% bei Kindern und Jugendlichen ● m:w = 2:1 ● Altersgipfel 7.–8. Lebensjahr ● Meist vor Epiphysenfugenschluss ● Fibröser Kortikalisdefekt und nicht-ossifizierendes Fibrom sind die häufigsten fibrösen Knochenläsionen.

▶ **Ätiologie/Pathophysiologie/Pathogenese**
Periost dringt in Kortikalis ein ● Bevorzugt an den langen Röhrenknochen ● Beim fibrösen Kortikalisdefekt bleibt die Läsion auf die Kortikalis beschränkt ● Beim nicht-ossifizierenden Fibrom Wachstum in die Markhöhle ● Histologie: Spindelzellen und Histiozyten, osteoklastenartige vielkernige Riesenzellen, Lymphozyten, Plasmazellen ● Bevorzugt distaler medialer Femur, proximale Tibia und Femur, proximaler Humerus.

Zeichen der Bildgebung

▶ **Röntgen**
Zystische Knochenläsion ● Typische Lage: metaphysär exzentrisch ● Geringe Randsklerose, teils muschelartig ● Elliptisch konfiguriert ● Tumorlängsachse parallel zur Knochenlängsachse ● Kortikale Ausdünnung ● Enge Nachbarschaft zur Epiphysenfuge (initial) ● Keine typischen Malignitätszeichen ● Bei Knochenwachstum zunehmende Entfernung der Läsion von der Wachtumsfuge und zunehmende Sklerosierung (ossifizierendes Fibrom).

▶ **Sono**
Gut abgrenzbarer Knochendefekt ● Ausgefüllt mit hypoechogenem Material ● Im Duplex-Modus prominente intraläsionale Vaskularisierung ● Mit der Zeit wird die Läsion echoreicher und kleiner.

▶ **MRT**
Zur Diagnosesicherung nicht erforderlich ● Meist Zufallsbefund ● T1w isointenses Signal zur Muskulatur ● T2w hohe Signalintensität ● T1w und T2w hypointenser Randsaum (Randsklerosierung) ● Geringe KM-Aufnahme, v.a. am Rand ● Keine Periostreaktionen.

Klinik

▶ **Typische Präsentation**
Asymptomatisch ● Meist Zufallsbefund ● Bei großen Läsionen evtl. pathologische Fraktur.

▶ **Therapeutische Optionen**
Kürettage und Spongiosaauffüllung, wenn mehr als 50% des Markraumquerschnitts betroffen sind.

▶ **Verlauf und Prognose**
Die meisten Läsionen verschwinden spontan (Heilung) durch Ossifikation innerhalb von 2–4 Jahren ● Evtl. auch weiteres Wachstum ● Nach Operation keine Rezidive.

▶ **Komplikationen**
Pathologische Fraktur.

Fibröser Kortikalisdefekt / nicht-ossifizierendes Fibrom

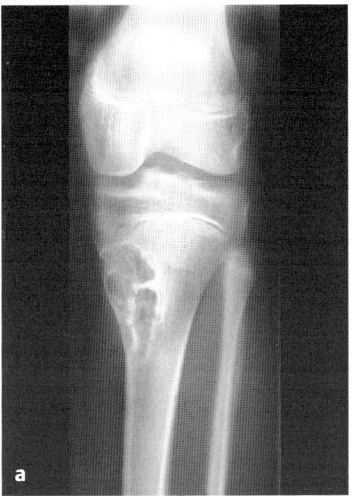

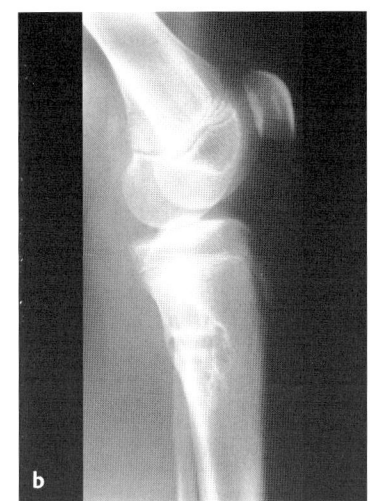

Abb. 120 Nicht-ossifizierendes Knochenfibrom. Röntgenaufnahme des Kniegelenks in 2 Ebenen: Klassische Röntgenmorphologie eines nicht-ossifizierenden Knochenfibroms der mediodorsalen proximalen Tibiametaphyse.

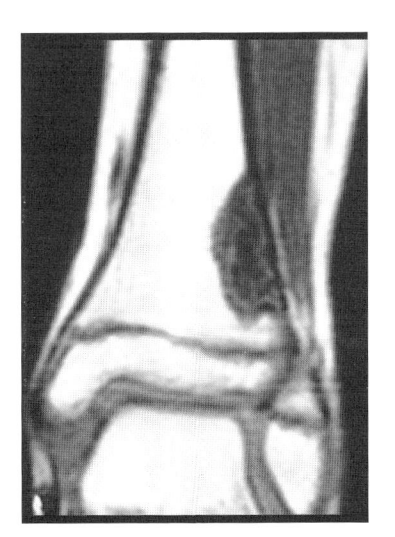

Abb. 121 MRT, native T1w Sequenz: Nicht-ossifizierendes Knochenfibrom der distalen lateralen Tibiametaphyse.

Differenzialdiagnose

benignes fibröses Histiozytom	– meist vor dem 25. Lebensjahr – kann Schmerzen verursachen – Rezidiv nach Kürettage möglich – radiologisch nicht zu unterscheiden
periostales Desmoid	– v. a. zwischen dem 12.–20. Lebensjahr – bevorzugt medialen Femurkondylus dorsalseitig – ähnelt fibrösem Kortikalisdefekt – teils Malignitätskriterien – meist spontane Remission – niemals biopsieren („noli me tangere")
fibröse Dysplasie	– mono- oder polyostotisch – bevorzugt Femur, Tibia, Rippen – entsteht zentral im Knochen – blasiger Charakter – z. B. im Rahmen eines McCune-Albright-Syndroms

Typische Fehler

Das abheilende nicht-ossifizierende Fibrom darf nicht mit osteosklerotischen Knochenmalignomen verwechselt werden • MRT und CT sind bei der Abklärung des fibrösen Kortikalisdefekts nicht indiziert • Fibröse Kortikalisdefekte sollten nicht bioptisch abgeklärt werden.

Ausgewählte Literatur

Araki Y et al. MRI of fibrous cortical defect of the femur. Radiat Med 1994; 12: 93–98

Dähnert W. Fibrous Cortical Defect. In: Dähnert W. Radiology Review Manual. Baltimore: Williams & Wilkins; 1991: 36

Greenspan A. Skelettradiologie. New York: VCH; 1993: 473–475

Huzjan R et al. The value of ultrasound in diagnosis and follow-up of fibrous cortical defect. Ultraschall Med 2005; 26: 420–423

Yanagawa T et al. The natural history of disappearing bone tumours and tumour-like conditions. Clin Radiol 2001; 56: 877–886

Aneurysmatische Knochenzyste (AKZ)

Kurzdefinition

▶ **Epidemiologie**
Vorwiegend bei Kindern ● 90 % der Patienten sind jünger als 20 Jahre ● 7 % aller benignen Knochentumoren ● Geschlechterverteilung m : w = 1 : 1.

▶ **Ätiologie/Pathophysiologie/Pathogenese**
Primäre AKZ entstehen de novo (meist posttraumatisch, 65 – 99 %) ● Sekundäre AKZ entwickeln sich in vorbestehenden, meist zystischen Läsionen (z. B. fibröse Dysplasie, Riesenzelltumor, Chondroblastom, NOF, solitäre Knochenzyste, Osteosarkom, 1 – 35 %) ● Vorwiegend meta-diaphysär in den langen Röhrenknochen (50 %) ● Seltenere Lokalisationen: Diaphyse langer Röhrenknochen, flache Knochen (Skapula, Becken), Wirbelsäule (12 – 30 %) ● Intraossäre und extraossäre (meist posttraumatisch) AKZ ● Histologie: viele blutgefüllte sinusoidale Räume und einzelne solide Abschnitte (fibröses, stark vasularisiertes Gewebe) ● Die Sinosoide haben Wände, die sowohl Osteoid als auch reifen Knochen enthalten können ● Selten mehrkernige Riesenzellen.

Zeichen der Bildgebung

▶ **Röntgen**
Multizystische, exzentrische und expansive Läsion mit blasigem Charakter ● Liegt in kurzen Röhrenknochen meist zentral ● Große extraossäre Tumoranteile (v. a. Rippen und Becken) mit „eierschalenartiger" Periostverknöcherung ● Teilweise sklerotische Begrenzung ● Trabekulierung/Septen in der Läsion (Knochenleisten durch ungleichmäßige Knochenresorption), seltener bei Wirbelsäulenbefall ● Überschreitet niemals die Epiphysenfuge ● Geringe Periostreaktionen möglich (meist nach Fraktur) ● Ausgeprägte Auftreibung der Wirbelkörperanhangsgebilde.

▶ **CT**
Ausdehnung und Beziehung zum Spinalkanal ● Ausgedünnte Kortikalis ● Keine kortikalen Destruktionen darstellbar ● Keine malignitätstypischen Periostreaktionen ● Flüssigkeitsspiegel bei Einblutung (10 – 35 %) ● Zur perkutanen Biopsie.

▶ **MRT**
Ausdehnung und Beziehung zum Spinalkanal ● Multizystischer Tumor ● Unterschiedliche Signalintensitäten (je nach Alter der Einblutung) der Zysten ● Typische Zysteneinblutungen mit Sedimentationsphänomen ● Hypointenser Randsaum (Sklerosezone, z. B. verdicktes Periost).

▶ **Angiographie**
Ausgeprägte peripher betonte Hypervaskularisierung ● Selektive Embolisation der AKZ.

6 Aneurysmatische Knochenzyste (AKZ)

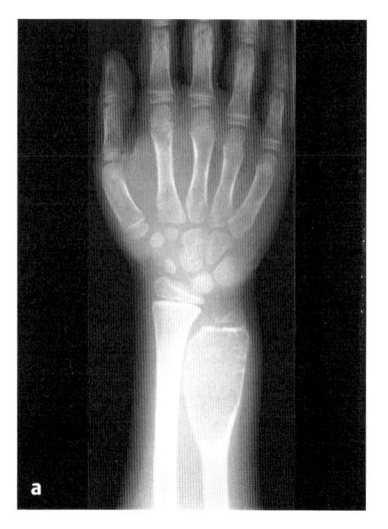

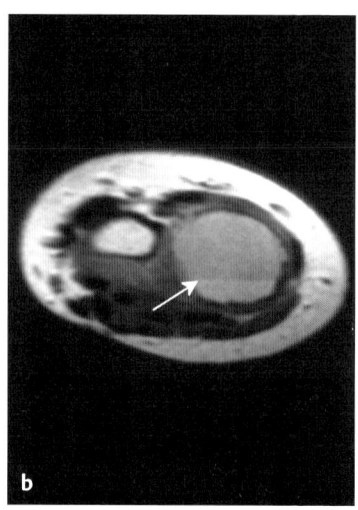

Abb. 122 Aneurysmatische Knochenzyste. Röntgenaufnahme (**a**) und MRT (**b**): In der konventionellen Röntgenaufnahme erkennt man eine große aneurysmatische Knochenzyste der Meta-/Diaphyse der distalen Ulna. In der T1w-MRT zeigt der zystische Tumor ein signalreiches Sedimentationsphänomen (**b**, Pfeil) nach Einblutung.

Klinik

▶ **Typische Präsentation**
 Schmerzen • Schwellung • Bewegungseinschränkung • Neurologische Symptome bei Wirbelsäulenbefall durch Kompression des Rückenmarks und/oder der Spinalnerven • Oft Zufallsbefund bei pathologischer Fraktur.

▶ **Therapeutische Optionen**
 Kürettage mit Spongiosa- oder Zementauffüllung, evtl. mit Gabe von Phenol oder flüssigem Stickstoff • An der Wirbelsäule eher selektive arterielle Embolisation • Evtl. ergänzend Radiatio.

▶ **Verlauf und Prognose**
 Langsame Größenzunahme oder auch schnelle knöcherne Destruktion möglich.

▶ **Komplikationen**
 Pathologische Fraktur (5 %) • Einblutungen, Rezidivneigung (10–15 %, unvollständige Kürettage) • Querschnittslähmung bei großen Wirbelsäulentumoren.

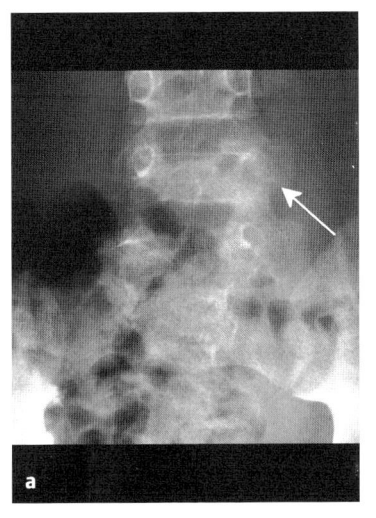

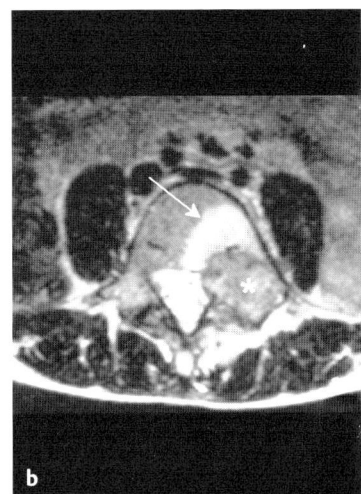

Abb. 123 Aneurysmatische Knochenzyste im linken Wirbelbogen LWK 4. Röntgen (**a**), MRT, T2w TSE (**b**). Die konventionelle Röntgenaufnahme zeigt lediglich eine Auftreibung des Wirbelbogens (**a**, Pfeil) ohne Abgrenzbarkeit der linken Bogenwurzel. In der MRT (**b**) zeigt sich neben dem Tumor (*), der bis in den Spinalkanal vorwächst, auch ein Knochenmarködem im Wirbelkörper (Pfeil).

Differenzialdiagnose

Riesenzelltumor (Osteoklastom)	– bevorzugt meta-epiphysär in den langen Röhrenknochen – weniger deutliche Trabekulierung – keine Matrixverkalkung – kleinerer extraossärer Tumoranteil – ältere Patienten
juvenile Knochenzyste	– zentrale Lage – geringe Expansion – deutliche Randsklerosierung, keine zentrale Trabekulierung – evtl. pathologische Fraktur
Enchondrom	– typische punkt- oder girlandenförmige Verkalkungen – liegt meist zentral – ovaläre Form mit Ausdünnung der Kortikalis und Auftreibung des Knochens
teleangiektatisches Osteosarkom	– oft nur histologisch zu unterscheiden – Spiegelbildung bei Einblutung

fibröse Dysplasie	– milchglasartige Knochenstruktur
	– feinfleckige oder schollige Verkalkungen
	– wabig zystisches Erscheinungsbild
	– Auftreibung und Verbiegung des Knochens
Osteoblastom	– betrifft auch Wirbelsäule
	– kleinerer Weichteilanteil als AKZ
	– oft zentrale punktförmige Verkalkungen
	– öfter solide Tumoranteile
	– meist solitärer Befall
hämophiler Pseudotumor	– bekannte Koagulopathie

Typische Fehler

Bei Nachweis einer AKZ muss immer auch ein zugrunde liegender Knochentumor ausgeschlossen werden ● Spiegelbildungen in der Zyste sind nicht pathognomonisch – kommen z. B. auch bei Osteosarkomen vor.

Ausgewählte Literatur

Cottalorda J et al. Aneurysmal bone cysts of the pelvis in children: a multicenter study and literature review. J Pediatr Orthop 2005; 25: 471 – 475

Greenspan A. Skelettradiologie. New York: VCH; 1993: 486 – 488

Mankin HJ et al. Aneurysmal bone cyst: a review of 150 patients. J Clin Oncol 2005; 23: 6756 – 6762

Niethard FU. Kinderorthopädie. Stuttgart: Thieme; 1997: 368 – 370

Reiser M et al. Radiologische Differentialdiagnose der Skeletterkrankungen. Stuttgart: Thieme; 1995: 249 – 251

Enchondromatose

Kurzdefinition

▶ **Epidemiologie**
Diagnosestellung meist im frühen Kindesalter ● Familiäre Häufung oder erbliche Faktoren sind nicht bekannt ● Geschlechterverteilung m : w = 1 : 1.

▶ **Ätiologie/Pathophysiologie/Pathogenese**
Bevorzugt eine Körperhälfte ● Streng einseitiger Befall möglich (Morbus Ollier) ● Nur knorpelig vorgebildete Skelettabschnitte betroffen ● Ätiologie nicht sicher bekannt ● Bildung ektoper Chondroblastennester, die von der Epiphysenfuge in die Metaphyse wandern und dort proliferieren ● Fehlende Ausreifungsfähigkeit der Knorpelzellen und der Epiphysenfuge ● Dadurch Gliedmaßenverkürzung ● Histologisch nicht von solitären Enchondromen zu unterscheiden (evtl. etwas zellreicher)
Prädilektionsstellen: Proximaler Humerus ● Distaler Unterarm ● Metakarpal und phalangeal ● Becken und proximaler Femur ● Um das Kniegelenk (distaler Femur, proximale Tibia) ● Distale Tibia.

Zeichen der Bildgebung

▶ **Röntgen**
Gut abgrenzbare, rundliche Transparenzvermehrungen ● Säulenförmige streifige Hypertransparenz von der Epiphysenfuge bis in die Diaphyse ● Am Beckenkamm fächerförmige Läsionen ● Auftreibung der Metaphyse und der angrenzenden Diaphyse mit Skelettdeformitäten ● Typische Gliedmaßenverkürzung ● Bei älteren Kindern irreguläre Darstellung der Epiphysenfugen mit Epiphysenbeteiligung ● Mit zunehmendem Alter punkt-, popcorn- oder ringförmige Kalzifikationen ● Madelung-Deformität.

▶ **MRT**
Zur Diagnosestellung nicht erforderlich ● Evtl. zur Darstellung einzelner Enchondrome (T2w hyperintens, T1w hypointens).

Klinik

▶ **Typische Präsentation**
Wachstumsstörungen mit Arm- oder Beinverkürzungen ● Erstsymptom meist nur Hinken infolge geringer Extremitätenverkürzung ● Hand- und Fußdeformität.

▶ **Therapeutische Optionen**
Operation bei funktioneller Behinderung (Verlängerungsosteotomie, Ilizarov-Technik) oder Entartung.

▶ **Verlauf und Prognose**
Abhängig von der Ausprägung sowie der Skelettdeformierung.

▶ **Komplikationen**
Assoziation mit juvenilem Granulosazelltumor des Ovars.
Sarkomatöse Entartung in 25–30% der Fälle:
- bei jungen Erwachsenen Osteosarkom
- bei älteren Patienten Chondrosarkom (auch Läsionen in kurzen Röhrenknochen betroffen) oder Fibrosarkom

6 Enchondromatose

Abb. 124 Enchondromatose. Röntgen der linken Hand a. p.: Befall der kurzen Röhrenknochen und der distalen Unterarmknochen (Pfeile).

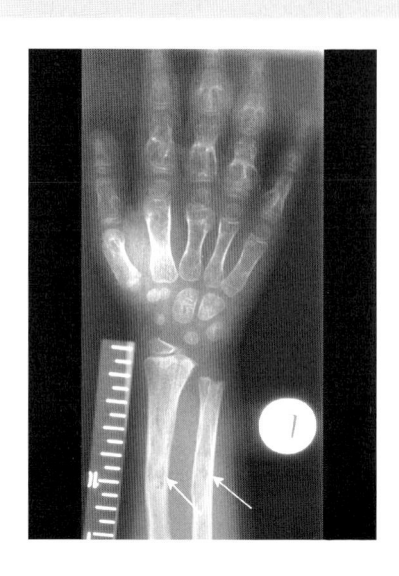

Differenzialdiagnose

Maffucci-Syndrom	– angeboren, nicht erblich
	– Enchondromatose und Weichteilhämangiomatose
	– multiple verkalkte Phlebolithen in den Weichteilen
	– gleiche Verteilung der Knochenläsionen wie beim Morbus Ollier
	– sonographische Suche nach intraabdominalen Hämangiomen
einfaches solitäres Enchondrom	– reifer, hyaliner Knorpel
	– zentral oder juxtakortikal
	– meist im 2.–4. Lebensjahrzehnt
	– keine Geschlechterbevorzugung
	– am häufigsten in kurzen Röhrenknochen
	– meist asymptomatisch, evtl. pathologische Fraktur
kartilaginäre Exostosenerkrankung	– autosomal dominanter Erbgang
	– typische Morphologie mit knöchernem Anbau, ausgehend von der Knochenoberfläche
	– Knorpelkappe
	– eigene Wachstumsfuge
	– Wachstumsstillstand mit Skelettreife
	– meist in Metaphysen der langen Röhrenknochen, besonders in der Knie- und proximalen Humerusregion

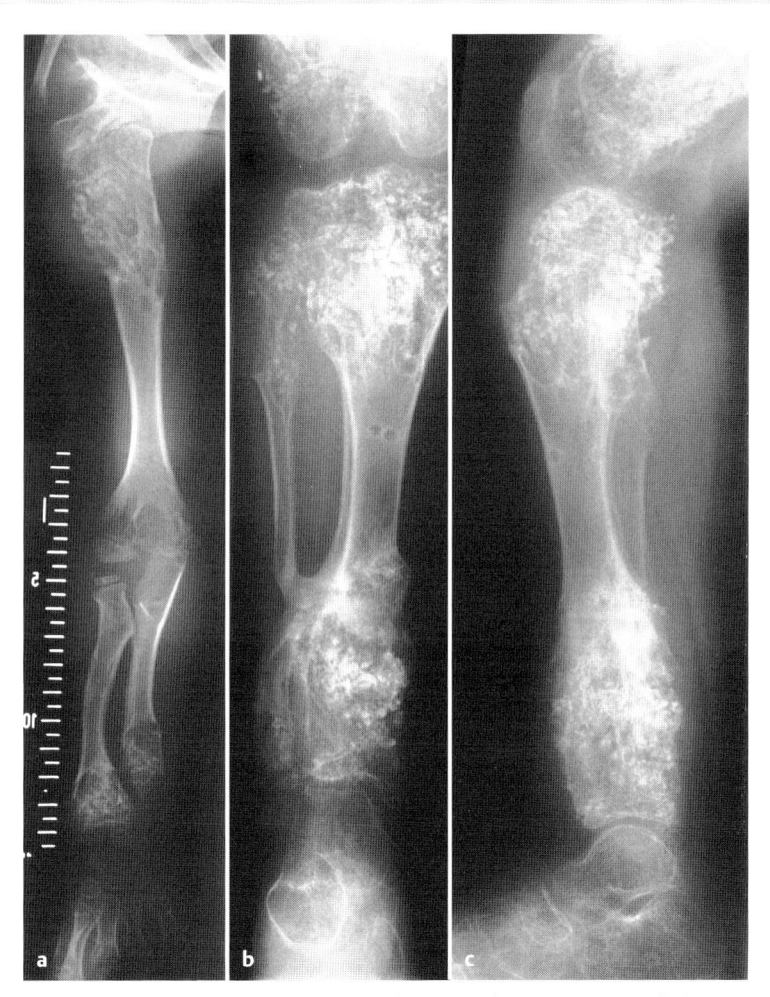

Abb. 125 Multiple große Enchondrome in der oberen (**a**) und unteren Extremität (**b, c**) mit typischer Verkürzung, Deformierung und Auftreibung des Knochens. Die Enchondrome zeigen typische Kalzifikationen.

fibröse Dysplasie (polyostotische Form)	– meist ebenfalls Seitenbevorzugung – milchglasartige Knochenstruktur (durch Verlust der Trabekulierung) – keine Beteiligung der Epiphysen – deutliche Knochendeformierungen – Ausdünnung der Kortikalis mit „muschelartiger" Konfiguration der inneren Kortikalis – evtl. pathologische Fraktur (mit Hirtenstabdeformität des proximalen Femurs) – Darstellung aller Läsionen mit Skelettszintigramm
McCune-Albright-Syndrom	– polyostotische Form der fibrösen Dysplasie – polymorphe Café-au-lait-Flecken – Pubertas praecox
metaphysäre Dysplasien	– autosomaler Erbgang – metaphysäre Ossifikationsstörungen – unterschiedlich starker Kleinwuchs bei Extremitätenverkürzung – Auftreibung der Gelenke

Typische Fehler

Verwechslung mit Differenzialdiagnosen.

Ausgewählte Literatur

Bukte Y et al. A case of multiple chondrosarcomas secondary to severe multiple symmetrical enchondromatosis (Ollier's disease) at an early age. Clin Radiol 2005; 60: 1306–1310

Dähnert W. Radiology Review Manual. Baltimore: Williams & Wilkins; 2003: 71

Greenspan A. Skelettradiologie. New York: VCH; 1993: 460–462

Kolodziej L et al. The use of the Ilizarov technique in the treatment of upper limb deformity in patients with Ollier's disease. J Pediatr Orthop 2005; 25: 202–205

Kartilaginäre Exostose

Kurzdefinition

▶ **Epidemiologie**
Solitäre kartilaginäre Exostose: Häufigster gutartiger Knochentumor (35%) ● 9% aller Knochentumoren ● m : w = 1 : 1.
Multiple kartilaginäre Exostosen: Autosomal dominanter Erbgang ● Tritt erst nach dem 30. Lebensjahr auf ● m : w = 3 : 1.

▶ **Ätiologie/Pathophysiologie/Pathogenese**
Kappenartig mit Knorpelgewebe überzogener knöcherner Vorsprung auf der Außenfläche eines Knochens (WHO-Definition) ● Wahrscheinlich versprengte enchondrale Ossifikationskeime aus der Wachstumszone ● In Nachbarschaft zur Epiphysenfuge ● Histologisch typischer Aufbau wie eine Epiphysenfuge (proliferierender Knorpel, Übergang in Säulenknorpel, Verkalkungszone und Ossifikationszone) ● Knorpelkappe bei aktiven Osteochondromen meist nur wenige Millimeter dick ● Wachstum endet mit Schluss der Epiphysenfugen.
Typische Lokalisation ist die Metaphyse der langen Röhrenknochen: distales Femur (25%) ● Proximale Tibia (14%) ● Proximaler Humerus (17%) ● Skapula ● Becken ● Wirbelbögen ● Dornfortsätze ● Rippen ● Phalangen.

Zeichen der Bildgebung

▶ **Röntgen**
Erscheinungsformen: gestielt, pilzförmig, breitbasig aufsitzend (sessil) ● 50% der solitären Osteochondrome sind gestielt ● Bis zu 80% der multiplen Osteochondrome sind sessil ● Spongiosa des Mutterknochens geht direkt in Spongiosa der Exostose über ● Matrixossifikationen (bogen-, ring-, popcorn-, traubenförmig).

▶ **Sono**
Darstellung der nicht verkalkten Knorpelkappe ● Evtl. Bursitis.

▶ **MRT**
Insbesondere in überlagerungsreichen anatomischen Regionen (Becken, Wirbelsäule, Skapula) sinnvoll ● Knorpelkappe T2w signalreich ● Knorpelkappe von mehr als 2 cm Dicke ist malignomverdächtig.

Klinik

▶ **Typische Präsentation**
Häufig Zufallsbefund ● Tastbare Raumforderung oder Vorbuckelung ● Schmerzen bei Druck auf Kapselansätze, Nerven, Gefäße, Muskeln oder bei traumatischem Abriss ● Wachstumsstörungen v.a. bei der Exostosenkrankheit ● Bei Entwicklung akzessorischer Bursen Reizerscheinungen und Entzündung (Bursitis) möglich ● Bei maligner Entartung häufig erneutes Wachstum nach Abschluss des Knochenwachstums und Schmerzen.

▶ **Therapeutische Optionen**
Beobachtung ● Bei symptomatischen Osteochondromen chirurgische Abtragung.

6 Kartilaginäre Exostose

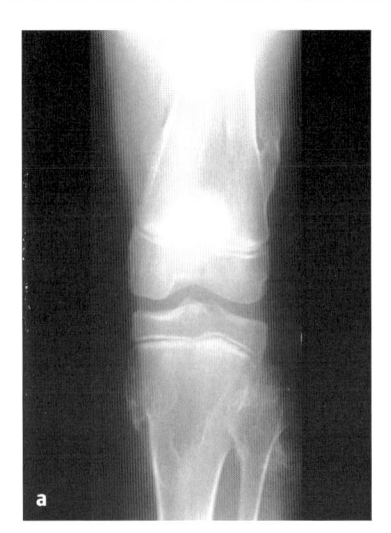

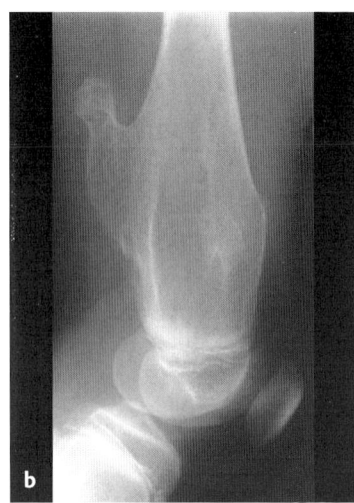

Abb. 126 Kartilaginäre Exostose. Röntgenaufnahme des Kniegelenks in 2 Ebenen: Multiple, überwiegend sessile metaphysäre Osteochondrome. Verbreiterung und Verplumpung der Metaphysen.

▶ **Verlauf und Prognose**
Solitäre Osteochondrome entarten in weniger als 1 % (Chondrosarkom) ● Bei Exostosenkrankheit maligne Entartung in 5–10 % ● Entartungsrisiko bei Osteochondromen an Schulter oder Becken am höchsten.

▶ **Komplikationen**
Druck auf Kapselansätze, Nerven, Gefäße, Muskeln ● Traumatischer Abriss ● Nach Resektion Rezidiv, Wachstumsstörungen oder Fraktur des Mutterknochens ● Maligne Entartung.

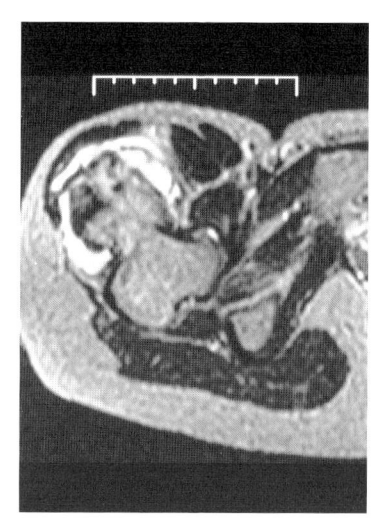

Abb. 127 MRT. Axiale T2w TSE Sequenz durch den rechten Schenkelhals: Große, breitbasig aufsitzende und nach ventral gerichtete Exostose. Knorpelkappe signalreich.

Differenzialdiagnose

Normvariante, z. B. Processus supracondylaris	– hakenförmig, exostosenähnlich konfiguriert – beugeseitig diametaphysär – Basis sitzt direkt der Kompakta auf
bizarre paraosteale osteochondromatöse Proliferationen (Nora-Tumor)	– in 25 % an den langen Röhrenknochen – Verknöcherungen, die direkt von der Kortikalis ausgehen – Knorpelkappe
juxtakortikales periostales Chondrom	– metaphysär – arrodierende Läsion der äußeren Kompakta – scharfe Randbegrenzung – schüsselförmiger Substanzdefekt – überhängende Knochenränder an den proximalen und distalen Begrenzungen – Tumormatrixverkalkungen
periossales Osteosarkom	– Kompaktaverdickung – parossaler Tumoranteil – dichte Matrixossifikation – Spiculae
epiexostotisches Chondrosarkom	– Wachstum nach Abschluss des Knochenwachstums – Verkalkungen fein, diffus verteilt, amorph, von der Tumorbasis entfernt – Knorpelkappe dicker als 2 cm

Kartilaginäre Exostose

Typische Fehler

Osteochondrome können auch durch eine Strahlentherapie bei Kindern induziert werden, v. a. an Wirbelsäule und Becken ● Bei Knorpelkappen von mehr als 2 cm Dicke und unregelmäßigen, von der Tumorbasis entfernt liegenden Kalzifikationen an sekundäres Chondrosarkom denken ● Auch die dynamische KM-angehobene MRT kann häufig nicht zwischen benignen und malignen Läsionen unterscheiden.

Ausgewählte Literatur

Freyschmidt J. Osteochondrom. In: Freyschmidt, Ostetag, Jundt (eds.). Knochentumoren. Berlin, Heidelberg: Springer; 1998: 292–312

Malghem J et al. Benign osteochondromas and exostotic chondrosarcomas: evaluation of cartilage cap thickness by ultrasound. Skeletal Radiol 1992; 21: 33–37

Murphey MD et al. Imaging of osteochondroma: variants and complications with radiologic-pathologic correlation. Radiographics 2000; 20: 1407–1434

Oviedo A et al. Bizarre parosteal osteochondromatous proliferation: case report and review of the literature. Pediatr Dev Pathol 2001; 4: 496–500

Wörtler K et al. Osteochondroma: MR imaging of tumor-related complications. Eur Radiol 2000; 10: 832–840

Osteoidosteom

Kurzdefinition

▶ **Epidemiologie**
Meist im 2. und 3. Lebensjahrzehnt • Prädilektionsstellen sind die langen Röhrenknochen, v. a. Femur und Tibia.

▶ **Ätiologie/Pathophysiologie/Pathogenese**
Ätiologie unklar (neoplastisch/entzündlich?) • Gutartige knochenbildende Veränderung • Zentraler Nidus charakteristisch • Nidus meist kleiner als 1 cm • Umgebende reaktive Knochenneubildung • Meist metaphysär, v. a. femoral • An der Wirbelsäule (thorakolumbaler Übergang) v. a. dorsale Abschnitte betroffen (Pedikel, Processus spinosus und Wirbelbögen) • Multizentrisches/multifokales Osteoidosteom (mehr als 1 Nidus) • Formen: kortikal, medullär, subperiostal, paraartikulär (intrakapsulär) • Aufgebaut aus Osteoid oder mineralisiertem unreifen Knochen • Osteoidinsel (Nidus) von stark vaskularisiertem Bindegewebe umgeben • Um den Nidus dichter Knochen unterschiedlichen Reifegrades.

Zeichen der Bildgebung

▶ **Röntgen**
Meist kortikale Verdickung mit zentralem Nidus (strahlentransparent mit oder ohne zentrale Verkalkung • Evtl. konventionelle Tomographie zur Darstellung des Nidus.

▶ **CT**
Zur exakten Lokalisations- und Größenbestimmung des Nidus • Evtl. als Planungs-CT zur interventionellen Therapie.

▶ **MRT**
In flüssigkeitssensitiven Sequenzen hyperintense Darstellung des Nidus mit ausgedehntem perifokalen Knochenmarködem • Deutliche und frühe KM-Aufnahme des vitalen Nidus • Als Erfolgskontrolle nach interventioneller Ausschaltung des Nidus unabdingbar (Restnidus?).

▶ **Skelettszintigraphie**
Weist auch kleine Osteoidosteome mit hoher Sensitivität nach.

Klinik

▶ **Typische Präsentation**
Schmerzen nehmen nachts zu und bessern sich nach Acetylsalicylsäuregabe (in bis zu 75%) • Erhöhung von Prostaglandin E_2 innerhalb des Nidus.

▶ **Therapeutische Optionen**
Vollständige „En-bloc-Resektion" • Zunehmend interventionelle Verfahren wie CT-gesteuerte Radiofrequenzablation.

▶ **Verlauf und Prognose**
Heilung nach kompletter Ausschaltung des Nidus • Keine Wachstumstendenz • Selten spontane Regression.

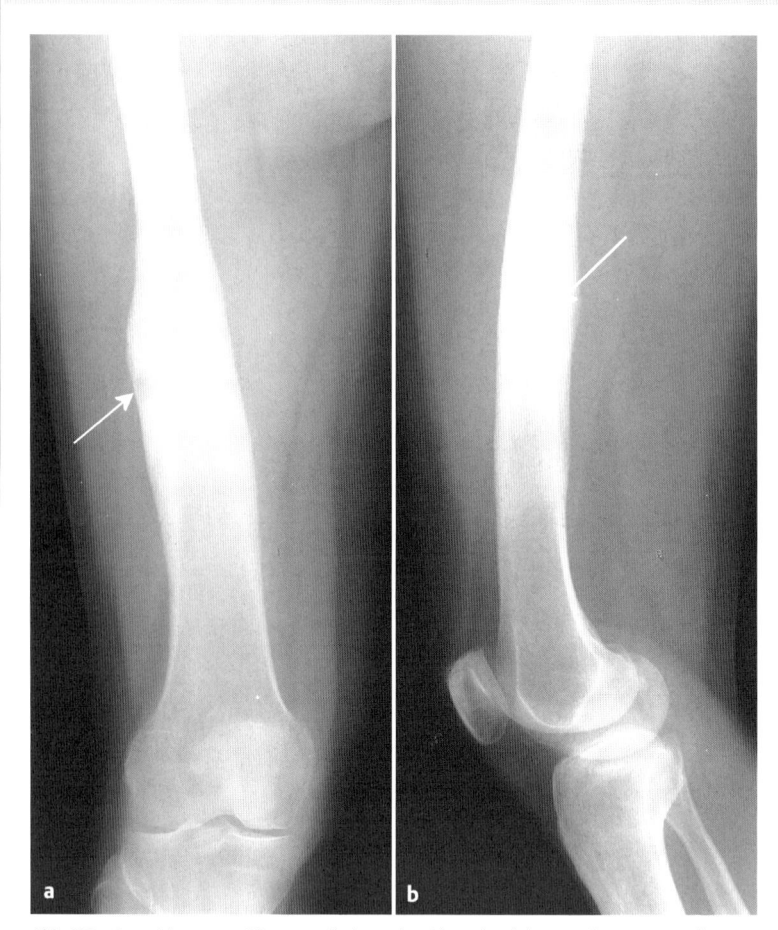

Abb. 128 Osteoidosteom. Röntgenaufnahme des Oberschenkels in 2 Ebenen: Typische Darstellung eines Osteoidosteoms an der lateralen Femurkortikalis. Der strahlentransparente Nidus (Pfeil) ist von einem breiten Sklerosesaum umgeben. Zusätzlich ist die Kortikalis erheblich verdickt.

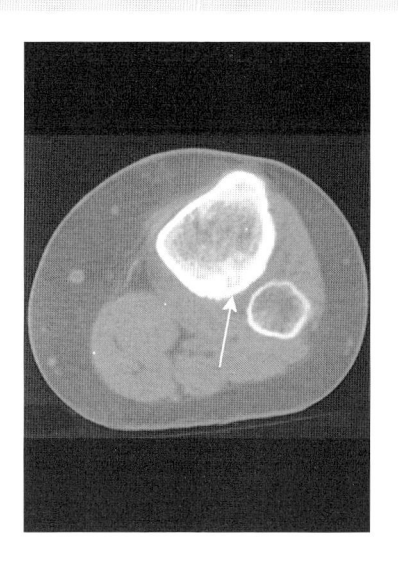

Abb. 129 Native CT, Knochenfenster: Zentral gering verkalkter Nidus (Pfeil) in der dorsalen Tibia.

▶ **Komplikationen**

Beschleunigtes Knochenwachstum bei Lage nahe der Epiphysenfuge ● Schmerzbedingte Skoliose bei Wirbelkörperbefall ● Vorzeitige Arthrose bei intrakapsulärem Osteoidosteom.

Differenzialdiagnose

Knochenabszess (Brodie-Abszess)	– Fistelgang (meist zur nächsten Wachstumsfuge) – konstante Schmerzen, keine nächtliche Zunahme – Labor (Entzündungskonstellation)
Osteom (Kompaktainsel)	– symptomlos, Zufallsbefund – unauffällige Szintigraphie – bei Osteopoikilie multipel
Ermüdungsfraktur	– lineare knöcherne Aufhellung, senkrecht (nicht parallel!) zur Kortikalis verlaufend – kortikale Verdickung – Kallusbildung – typische Lage (z. B. Metatarsalia) – Röntgenzeichen etwa 10 Tage nach Fraktur
Osteoblastom	– ähnelt dem Osteoidosteom (> 1,5 – 2 cm) – meist an der Wirbelsäule – auch an langen Röhrenknochen möglich – Patienten können symptomfrei sein, Ansprechen auf Salicylate deutlich geringer

Abb. 130 MRT. Radiofrequenzablation bei einem Osteoidosteom der Tibia mit bipolarer Sonde.

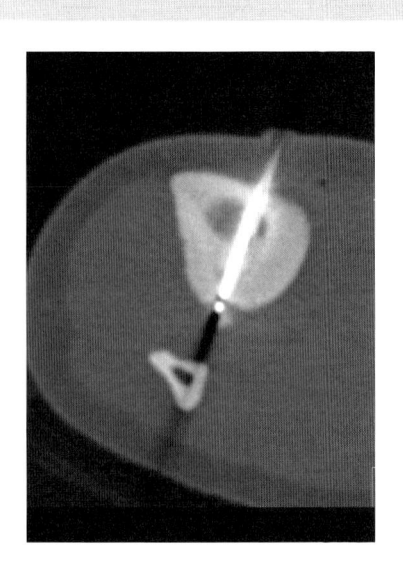

Typische Fehler

Vor allem an der Wirbelsäule ist die Abgrenzung eines Osteoidosteoms/Osteoblastoms gegen eine aneurysmatische Knochenzyste häufig nicht möglich ● Bei typischer Klinik und fehlendem Nachweis eines Osteoidosteoms Szintigraphie durchführen ● Der vitale Nidus ist nur in der frühen KM-Phase gut darstellbar und kann in späteren KM-Phasen dem Nachweis entgehen (v. a. im MRT) ● Nach jeder Intervention MRT-Kontrolle zum sicheren Nachweis der kompletten Nidus-Entfernung ● Intrakapsuläre Osteoidosteome entgehen meist dem nativradiologischen Nachweis.

Ausgewählte Literatur

Assoun J et al. Osteoid osteoma: MR imaging versus CT. Radiology 1994; 191: 217–223

Cantwell CP et al. Current trends in treatment of osteoid osteoma with an emphasis on radiofrequency ablation. Eur Radiol 2004; 14: 607–617

Gaeta M et al. Magnetic resonance imaging findings of osteoid osteoma of the proximal femur. Eur Radiol 2004; 14: 1582–1589

Greenspan A. Skelettradiologie. New York: VCH; 1993: 446–456

Ewing-Sarkom

Kurzdefinition

▶ **Epidemiologie**
Zweithäufigster Knochentumor bei Kindern und Jugendlichen ● m:w = 3:2 ● Am häufigsten bei Jungen zwischen dem 10. und 15. Lebensjahr.

▶ **Ätiologie/Pathophysiologie/Pathogenese**
Klein- und rundzelliger Tumor ● Geht wahrscheinlich von postganglionären cholinergen Neuronen aus ● Am häufigsten in Diaphysen (60%) der langen Röhrenknochen (25% Femur, außerdem Tibia, Humerus, Fibula und Rippen) ● Seltener in platten Knochen (Becken, Scapula) ● Selten periosteales Ewing-Sarkom ● Sehr selten extraossäre Lage ● Metastasierung am häufigsten in andere Knochen und Lunge.

Zeichen der Bildgebung

▶ **Röntgen**
Tumor mit sehr aggressivem Aussehen ● Schlecht abgrenzbar ● Hat meist eine Weichteilkomponente (Verdrängung der intramuskulären Fettlinien) ● Häufig Infiltration der umgebenden Weichteile ● Permeative oder mottenfraßartige Osteolysen ● Periostreaktion: lamelläres, zwiebelschalenartiges Aussehen, Spiculae, Codman-Dreieck ● Gemischte osteolytisch-sklerotische Formen kommen vor ● Im Becken häufig rein sklerotische Läsion ● Extraossäre Form: massive parossale Tumormasse, Arrosion und periostale Reaktion des benachbarten Knochens.

▶ **Sono**
Aufgelockerte, unterbrochene Kortikalisreflexe ● Hyperämischer, konvex begrenzter Weichteiltumor.

▶ **CT**
Hilfreich zur Darstellung der Knochendestruktion ● Thorax-CT zum Ausschluss von Metastasen.

▶ **MRT (mit KM)**
Methode der Wahl zur Darstellung der lokalen Tumorausdehnung, zur Verlaufsbeurteilung unter Therapie und zur Biopsieplanung ● Unterscheidung zwischen Tumor und peritumoralem Ödem ● Veränderungen der KM-Dynamik des Tumors unter Therapie sind prognostisches Kriterium ● T2w hyperintens zum Skelettmuskel ● T1w hypointens/intermediär zum normalen Knochenmark ● Inhomogene KM-Aufnahme in T1w.

▶ **Knochenszintigraphie**
Zur Suche von Knochenmetastasen.

▶ **PET**
FDG-PET zur Verlaufsbeurteilung unter Therapie ● Zur Metastasensuche ● Unterscheidung zwischen Rezidiv und postoperativen Veränderungen.

6 Ewing-Sarkom

Abb. 131 Ewing-Sarkom. Röntgenaufnahme in 2 Ebenen: Mottenfraßartige Osteolysen und ausgeprägte Periostreaktion am proximalen Femur, lamelläres und spiculaartiges Aussehen, Codman-Dreiecke, großer Weichteiltumor mit Verdrängung der Fettlinien.

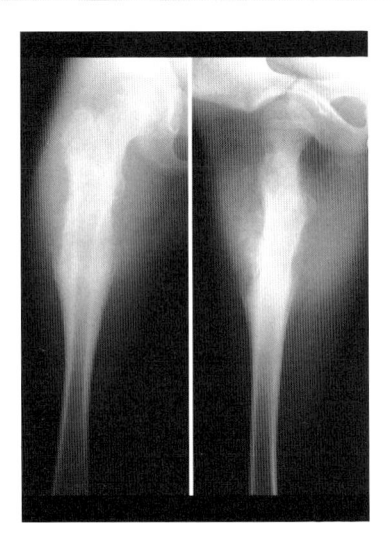

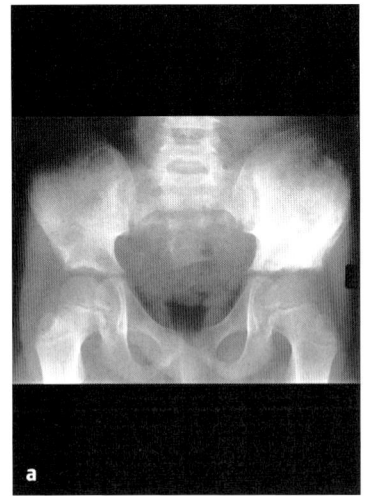

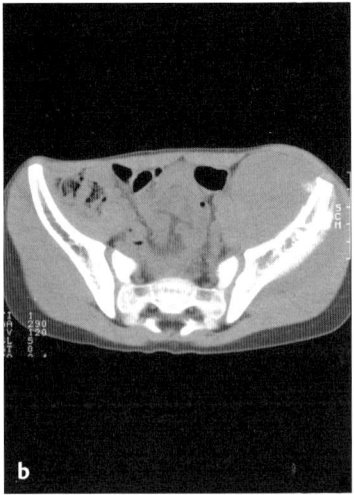

Abb. 132 Ewing-Sarkom der linken Beckenschaufel bei einem 6-jährigen Jungen. In der Röntgenaufnahme des Beckens (a) überwiegend sklerotische Knochenveränderungen des linken Os ileums. In der CT (b) ist zusätzlich eine überwiegend spiculaartige Periostreaktion und ein großer Weichteiltumor an der Innenseite des Os Ileums erkennbar.

Klinik

▶ **Typische Präsentation**
Schmerzen und Schwellung in der Tumorregion ● Krankheitsgefühl ● Gewichtsverlust ● Fieber ● Blutbildveränderungen (Leukozytose, Anämie, erhöhte BSG) ● Bei Befall der Wirbelsäule evtl. Spontanfraktur mit Gibbusbildung möglich ● Bei Ausdehnung in den Spinalkanal neurologische Symptomatik.

▶ **Therapeutische Optionen**
Polychemotherapie (Vincristin, Adriamycin, Cyclophosphamid oder Ifosfamid, Actinomycin D und evtl. Etopsid) ● Danach Lokaltherapie (OP und evtl. Bestrahlung) ● Anschließend weitere Chemotherapie bis zu einer Gesamtdauer von 1 Jahr.

▶ **Verlauf und Prognose**
5-Jahre-Überlebensrate hängt ab vom Tumorstadium zum Diagnosezeitpunkt ● Überlebenswahrscheinlichkeit bei Befall langer Röhrenknochen höher (65%) als bei Befall platter Knochen (54%) ● Prognostisch ungünstig: großes Tumorvolumen und Metastasen bei Diagnosestellung.

▶ **Komplikationen**
Pathologische Fraktur ● Infiltration von Gefäß-Nerven-Bündeln ● Rezidive ● Granulome und Narben nach OP ● Bestrahlungsfolgen.

Differenzialdiagnose

Osteomyelitis	– häufiger bei Kindern unter 5 Jahren – raschere Verschlechterung der Symptomatik – metaphysäre Lokalisation – nicht unterbrochene, regelmäßige periostale Knochenneubildung (lamellär) – keine Tumormatrix in der MRT
Osteosarkom	– Tumorsklerosen häufiger – mottenfraßartige Destruktionen
eosinophiles Granulom	– Unterscheidung nicht immer möglich – häufig diaphysär – relativ scharf begrenzte Osteolyse, aber auch mottenfraßähnliche Osteolysen – lamelläre Periostreaktion möglich
Metastase eines Neuroblastoms	– häufiger bei Kindern unter 3 Jahren – Mottenfraßdestruktion mit oder ohne Sklerose – unscharfe, meist unterbrochene Periostreaktion
embryonales Rhabdomyosarkom mit Knocheninfiltration	– radiologisch identisch zum Ewing-Sarkom – häufig auch schwierige histologische Unterscheidung

6 Ewing-Sarkom

Typische Fehler

Ein Ewing-Sarkom kann aufgrund der Veränderungen im Röntgenbild, des klinischen Aspekts und der Veränderungen laborchemischer Parameter leicht mit einer Osteomyelitis verwechselt werden • Wenn Unterscheidung zwischen Rezidiv und therapeutischen Veränderungen schwierig ist, an FDG-PET denken • Zwiebelschalenartige Periostreaktionen kommen nur bei bis zu 25% der Ewing-Sarkome vor und sind nicht pathognomonisch (auch bei Osteomyelitis, eosinophilem Granulom).

Ausgewählte Literatur

Eggli KD et al. Ewing's sarcoma. Radiol Clin North Am 1993; 31: 325–337

Henk CB et al. Das Ewing-Sarkom, Bildgebende Diagnostik. Radiologe 1998; 38: 509–522

Von Kalle T et al. Knochentumoren und tumorähnliche Läsionen. In: Benz-Bohm G (ed.). Kinderradiologie. Stuttgart: Thieme; 2005: 359–373

Kutluk MT et al. Treatment results and prognostic factors in Ewing sarcoma. Pediatr Hematol Oncol 2004; 21: 597–610

Shapeero LG et al. Periosteal Ewing sarcoma. Radiology 1994; 191: 825–831

Osteogenes Sarkom

Kurzdefinition

▶ **Epidemiologie**
Medulläre Osteosarkome sind die häufigsten primär malignen Knochentumoren • Häufigkeitsgipfel in der 2. Lebensdekade • m : w = 1,5 : 1 • Im Kindesalter 60% der malignen Knochentumoren.

▶ **Ätiologie/Pathophysiologie/Pathogenese**
Ätiologie unklar • Genetische Disposition mit familiärer Häufung kommt vor • Tumor kann Osteoid und kalzifizierten Knochen bilden • In den Metaphysen langer Röhrenknochen • 58% an distalem Femur oder proximaler Tibia • Wächst in 75% in die Epiphyse vor • Platte Knochen und Wirbelsäule sind in 20% betroffen • Meist unizentrisch • Selten multizentrischer Knochenbefall („skip lesions").

Tabelle **11** Einteilung des osteogenen Sarkomes nach der WHO

Primäres Osteosarkom

zentrales (medulläres) Osteosarkom:
- klassisches Osteosarkom
- teleangiektatisches Osteosarkom (höchste Malignität, seltener bei Kindern, m > w)
- gut differenziertes (low grade) Osteosarkom
- kleinzelliges (mesenchymales) Osteosarkom

oberflächliches (juxtakortikales) Osteosarkom:
- parossales Osteosarkom (sehr selten, häufiger metadiaphysär)
- periostales Osteosarkom (20.–50. Lebensjahr)
- High-grade-Osteosarkom (konventionelles Osteosarkom)

Sekundäres Osteosarkom
- nach früherer Strahlenexposition
- bei Osteodystrophia deformans Paget

Zeichen der Bildgebung

▶ **Röntgen**
Klassisches Osteosarkom: Unscharf begrenzte Osteolysen mit Kortikalisdestruktion • Permeatives Wachstum • Knochenneubildungen, auch in dem angrenzenden Weichteiltumor • Maligne Periostreaktionen wie Codman-Dreieck, Spiculae • Selten zwiebelschalenartige Periostreaktion.
Teleangiektatisches Osteosarkom: Große osteolytische Veränderungen • Nahezu fehlende osteosklerotische Reaktionen.
Parossales Osteosarkom: Sehr dicht aufgrund des Kalkgehalts • Liegt dem Knochen schalenartig auf • Feine, vom Periost gebildete Aufhellungszone, die sich zwischen Tumor und darunter liegender Kortikalis einschiebt.
Periostales Osteosarkom: Breitbasig dem Knochen aufsitzend • Inhomogener dichter Tumor • Verdickte Kortikalis.

6 Osteogenes Sarkom

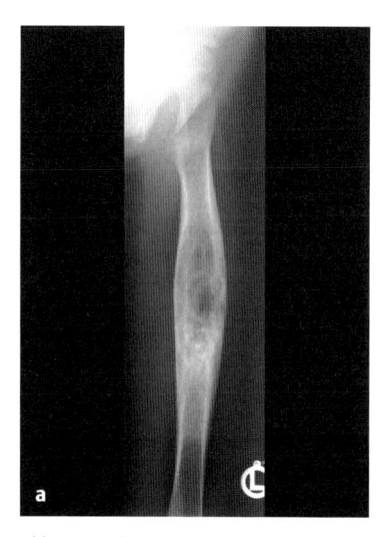

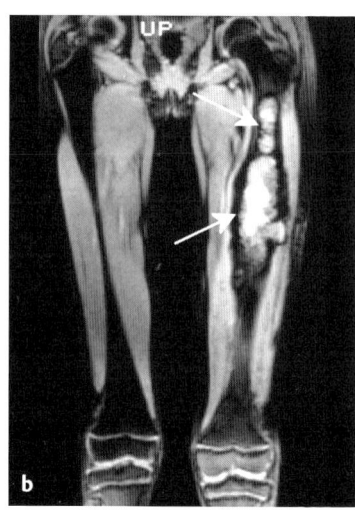

Abb. 133 Teleangiektatisches Osteosarkom des linken Femurs. Röntgenaufnahme (**a**) und MRT (**b**): 8 Jahre altes Mädchen. In der Röntgenaufnahme überwiegend osteolytische Knochenläsion. Im unteren Tumorbereich einzelne osteosklerotische Veränderungen. In der koronaren flüssigkeitssensitiven MRT-Sequenz (**b**) lässt sich die gesamte Tumorausdehnung darstellen (Pfeile).

▶ **CT**
  Zur optimalen Darstellung der ossären Destruktionen und der Knochenneubildungen ● Weichteilprozesse werden nicht ideal erfasst ● Vor allem zum Ausschluss/Beweis einer thorakalen Metastasierung.

▶ **MRT**
  Methode der Wahl zur Darstellung des gesamten Tumorausmaßes (einschließlich der Weichteilbeteiligung und evtl. „skip lesions") ● Tumorvolumen ● Beziehung zu Nachbarstrukturen (Gefäße und Nerven) ● Besonders für Verlaufskontrollen geeignet ● Beim teleangiektatischen Osteosarkom Tumoreinblutungen und evtl. Flüssigkeitsspiegel.

▶ **Digitale Subtraktionsangiographie**
  Pathologische Tumorvaskularisierung ● Evtl. präoperative Tumorembolisation.

▶ **Sono**
  Screening der lokoregionären Lymphknotenstationen ● Ausschluss einer abdominalen Tumorabsiedlung.

▶ **Skelettszintigraphie**
  Zur Darstellung ossärer Metastasen ● Nicht im Rahmen der Primärdiagnostik.

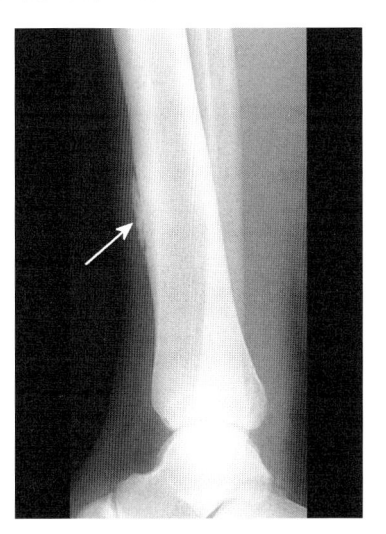

Abb. 134 Parossales Osteosarkom. Röntgenaufnahme der Tibia: Ventral dem Knochen schalenartig aufliegende Läsion mit schmalem Zwischenraum zwischen Tumor und angrenzendem Knochen.

Klinik

▶ **Typische Präsentation**
Schmerzen unklarer Genese • Lokale Schwellung • Lymphknotenvergrößerungen • Entzündungszeichen (Rötung, Schwellung, Hyperthermie) • Ungewollte Gewichtsabnahme bis zur Kachexie • Reduzierter Allgemeinzustand • Pathologische Fraktur • B-Symptomatik • Labor: Erhöhung der alkalischen Phosphatase.

▶ **Therapeutische Optionen**
Neoadjuvante Chemotherapie • Chirurgische Tumorentfernung (bei extrapulmonaler Metastasierung keine kurative OP möglich).

▶ **Verlauf und Prognose**
Bei 20% bereits bei Diagnosestellung Fernmetastasierung • Unbehandelt Tumorprogression mit Letalität • Bei lokalisiertem Osteosarkom mit adäquater Therapie liegt die Überlebensrate bei über 70% • Bei pulmonaler Metastasierung wird die Überlebensrate durch eine chirurgische Entfernung der pulmonalen Rundherde deutlich verbessert (30–50%).

▶ **Komplikationen**
Frühzeitige hämatogene Metastasierung (Lunge, Skelett).

Differenzialdiagnose

Ewing-Sarkom	– typischerweise diaphysär – oft zwiebelschalenartige Periostreaktionen – im Verlauf Kontrollen des NSE-Wertes
Chondrosarkom	– verkalkte Knorpelmatrix – häufigste Lokalisation: Becken, Femur, Humerus – maligne Entartung eines stammnahen Enchondroms oder Osteochondroms
chronische Osteomyelitis	– Anamnese, Labor – kein ausgedehnter Weichteilprozess – evtl. Abszesse – kann jeden Knochentumor imitieren
Myositis ossificans	– typisches Zonenphänomen mit aktivem zentralen Keimzentrum – scharfe Abgrenzung gegenüber dem Knochen – anamnestisch oft Trauma oder Immobilisierung
ossäre Metastasen	– meist multipel – Grunderkrankung bekannt (DD: CUP) – osteolytisch/osteosklerotisch – Tumormarker – seltener Periostreaktionen
aneurysmatische Knochenzyste	– zystische Läsion mit intraläsionaler Einblutung und Spiegelbildung wie beim teleangiektatischen Osteosarkom

Typische Fehler

Geschlossene Biopsieverfahren sollten beim Verdacht auf einen malignen soliden Knochentumor nur nach Rücksprache mit dem operativen Kollegen durchgeführt werden. Der bioptische Zugangsweg muss im operativen Zugangsweg liegen, so dass die evtl. in den Punktionskanal verschleppten malignen Zellen reseziert werden können • Schnittbildverfahren nie ohne vorheriges konventionelles Röntgenbild durchführen.

Ausgewählte Literatur

AWMF online. Leitlinien: Osteosarkom. Gesellschaft für Kinderchirurgie. AWMF-Leitlinien-Register Nr. 033/038

Bieling P et al. Neoadjuvante Chemotherapie des Osteosarkoms – Vorläufige Ergebnisse der Kooperativen Osteosarkomstudie COSS86. Klin Pädiatr 1991; 203: 220–230

Greenspan A. Skelettradiologie. New York: VCH; 1993: 446–456

Murphey MD et al. The many faces of osteosarcoma. Radiographics 1997; 17: 1205–1231

Murphey MD et al. Telangiectatic osteosarcoma: radiologic-pathologic comparison. Radiology 2003; 229: 545–553

Schajowicz F. Tumors and Tumorlike Lesions of Bone. Berlin: Springer; 1994

Langerhanszell-Histiozytose (LZH)

Kurzdefinition

▶ **Epidemiologie**
Inzidenz insgesamt ca. 0,4/100 000 Kinder unter 15 Jahren ● Über 75% der Fälle vor dem 10. Lebensjahr.

▶ **Ätiologie/Pathophysiologie/Pathogenese**
Frühere Einteilung der Langerhanszell-Histiozytose:
Eosinophiles Granulom: Überwiegend Knochenbefall ● Mindestens 10% der Patienten haben später multifokale oder extraossäre Läsionen ● Häufigkeitsgipfel zwischen dem 5.–10. Lebensjahr ● Männliches Geschlecht bevorzugt ● 60–80% der LZH
Abt-Letterer-Siwe-Krankheit: Akute disseminierte, fulminante Form der Histiozytose X ● Meist Kinder vor dem 1. Lebensjahr ● Hepatosplenomegalie ● Lymphadenopathie ● Lungenbefall ● 10% der LZH.
Hand-Schüller-Christian-Krankheit (Xanthomatose): Chronische disseminierte, fulminante Form der Histiozytose X ● Altersgipfel 3.–6. Lebensjahr ● Hepatosplenomegalie ● Exophthalmus ● Bei ZNS-Befall Diabetes insipidus ● Hautbefall ● Schädelknochenosteolysen.
Ätiologie unklar ● Unterschiedliche Manifestation (s. frühere Einteilung) ● Reaktive Proliferation und/oder Akkumulation dendritischer Zellen ● Wahrscheinlich interzellulärer Kommunikationsdefekt mit Zytokinungleichgewicht ● Bisher kein Beweis für Malignität.
Skelett ist das am häufigsten betroffene Organ beim monosystemischen Befall (eosinophiles Granulom) ● Skelett ist das am zweithäufigsten betroffene Organ beim multisystemischen Befall ● Besonders häufig ist der Schädel beteiligt.

Tabelle **12** Einteilung nach der Histiocyte Society

monosystemische Erkrankung
lokalisierter Befall
• monostotischer Knochenbefall
• solitärer Hautbefall
• solitärer Lymphknotenbefall
• solitärer Lungenbefall
• solitärer ZNS-Befall
multipler Befall
• multipler Knochenbefall
• multipler Lymphknotenbefall
multisystemische Erkrankung
• Beteiligung von 2 oder mehr Organen bzw. -systemen
• mit oder ohne Organdysfunktion

Langerhanszell-Histiozytose (LZH)

Abb. 135 Eosinophiles Granulom. Röntgen-Schädel: Hoch okzipital scharf berandete, wie ausgestanzt wirkende Osteolyse.

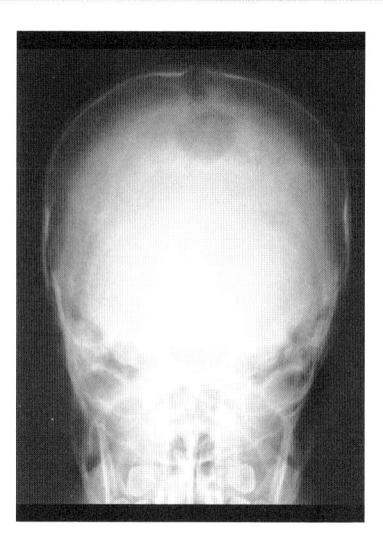

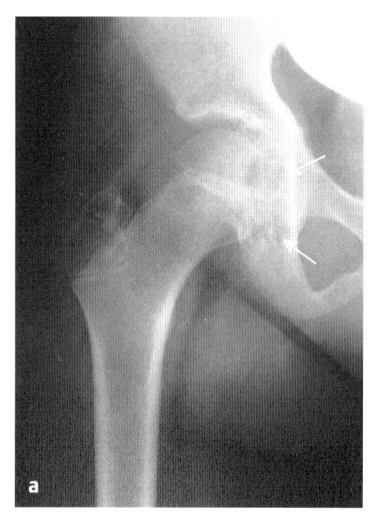

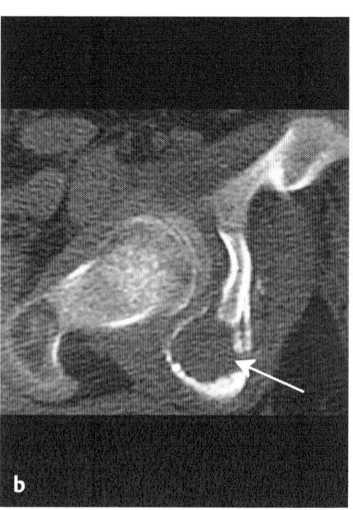

Abb. 136 Langerhanszell-Histiozytose, Befall des Beckens. Röntgenaufnahme (**a**) und CT (**b**): 9-jähriges Mädchen. In der Röntgenaufnahme blasige, inhomogene Knochenstruktur im Acetabulum und im Verlauf des hinteren Pfeilers (**a**, Pfeile). In der CT ist die ausgeprägte knöcherne Destruktion besser erkennbar (**b**, Pfeil).

Zeichen der Bildgebung

▶ **Röntgen**

Solitär (50–75%) oder multipel ● Lokalisation: Schädel (50%), Mandibula, Wirbelsäule, Rippen, lange Röhrenknochen und Becken.
Schädel: Wie ausgestanzt wirkende Osteolysen ● Teils auch unscharfe Ränder, v. a. in der Akutphase ● In der Heilungsphase Randsklerose (50%) ● Zentraler Knochensequester möglich („button sequester") ● Evtl. „Regentropfen-Muster" der Schädelkalotte ● Bei ausgedehntem Befall landkartenähnliches Erscheinungsbild ● Destruktion von Sella, Mastoid (chronische Otitis media), Orbita und Felsenbein ● „Flottierende Zähne" in Unter- und Oberkiefer ● Vertebra plana.
Lange Röhrenknochen/Becken: Destruierende Osteolyse ● Lamelläre Periostreaktion ● Kortikalisdestruktion ● Später zunehmend sklerotische Herde ● Große, ovale, girlandenförmige Destruktionen.

▶ **Röntgen-Thorax**

Zystische Formationen ● Bullae mit Spontanpneumothorax (25%) ● Disseminierte retikulonoduläre Veränderungen beidseits ● Später Umwandlung zur Fibrose und „Honigwabenlunge".

▶ **Sono**

Hepatosplenomegalie mit Granulomen ● Lymphadenopathie ● Weichteilknoten über den knöchernen Läsionen.

▶ **CT**

HR-CT des Thorax: Symmetrische noduläre (bis 10 mm groß) und zystische Lungenveränderungen ● Bevorzugt im Mittel- und Oberfeld ● Bullae (meist < 2 cm) ● Lungenfibrose ● Wabenlunge ● Selten hiläre Lymphadenopathie.
CT des Knochens: Darstellung des genauen Ausmaßes ossärer Herde ● Evtl. Weichteilbeteiligung besser darstellbar.

▶ **MRT**

Zerebraler Befall: Granulomatöse Herde mit gleicher Signalcharakteristik wie andere entzündliche Granulome ● Befall der Meningen und/oder des Hirnparenchyms (bevorzugt Hypothalamus, Kleinhirn, Temporal-, Okzipitallappen und Rückenmark) ● Am häufigsten ist die Hypothalamus-Hypophysen-Achse betroffen ● Granulomatöse Verdickung des Hypophysenstiels ● Neurohypophyse in nativen T1w Sequenzen nicht hyperintens.
Ossärer Befall: Knochenmarködem ● Diffuse KM-Aufnahme ● Evtl. unmittelbar angrenzender Weichteilknoten ● Bei Schädelbefall typische trichterförmige Konfiguration der Tabula externa/interna ● T1w niedrige Signalintensität ● T2w hohe Signalintensität.

▶ **Szintigraphie**

Disseminierter Knochenbefall ● $1/3$ der inaktiven Läsionen ist szintigraphisch stumm.

6 Langerhanszell-Histiozytose (LZH)

Klinik

▶ **Typische Präsentation**
Sehr unterschiedliche Symptomatik ● Bis zum disseminierten Organbefall symptomlos ● Häufigste Erstsymptome: Knochenschmerzen, Schwellungen, Hauterscheinungen ● „Typische" Symptome wie Exophthalmus, chronische Otitis media (knöcherner Mastoidbefall) und prämaturer Zahnverlust nur bei 1–2% Erstmanifestation ● Typischer Hautbefall: braune bis rote Papeln mit Bläschenbildung, Ulzerationen, Krusten und Hämorrhagien ● Hiervon sind besonders Körperstamm und Schädel betroffen ● Evtl. einzelne knotige Läsionen ● Anämie ● Panzytopenie ● Schleimhautulzera ● Bei ZNS-Befall neurologische Symptome ● Diabetes insipidus ● Bei pulmonaler Beteiligung Husten, Dyspnoe.

▶ **Therapeutische Optionen**
Chirurgische Exzision bei solitärem Skelettbefall und lokalisierten Hautläsionen ● Lokale Cortisonapplikation ● Bei ausgedehntem Hautbefall Photochemotherapie ● Bei multisystemischen Befall und multiplen Knochenläsionen systemische Therapie mit Corticosteroiden, Zytostatika und Immunsuppressiva ● Radiatio nur als Ultima Ratio.

▶ **Verlauf und Prognose**
Unabhängig von der Therapie sehr gute Prognose bei monosystemischem Befall ● Bei multisystemischer Erkrankung gilt als prognostisch ungünstig: Alter unter 2 Jahren, Multiorganbefall und Organdysfunktionen (Leber, Lunge und/oder Knochenmark) ● Wichtigste prognostische Faktoren sind der Befall einer oder mehrerer „Risiko-Organe" bei Diagnosestellung (Leber, Milz, Lunge und die Hämatopoese) und das Therapieansprechen während der ersten 6–12 Wochen ● 5-Jahre-Überlebensrate 80% ● Davon bei 45% Rezidive (meist Knochen, Haut und Hypophyse) ● Selten chronisch rekurrierender Verlauf ● Mortalitätsrate bei multisystemischen Befall 20%.

▶ **Komplikationen**
Spätfolgen je nach Organbefall ● Skoliose bei Vertebra plana ● Zahnverlust ● Lungenfibrose ● Leberzirrhose ● Hypophyseninsuffizienz (Oligomenorrhö, Hypothyreose, Minderwuchs, Diabetes insipidus).

Differenzialdiagnose

▶ **Knochenbefall**

Osteomyelitis
– buntes Muster mit osteolytischen und -sklerotischen Veränderungen
– Periostreaktionen
– Entzündungszeichen
– bei CRMO auch Vertebra plana

Ewing-Sarkom
– selten multifokal
– evtl. auch Vertebra plana
– Weichteilbeteiligung
– typischerweise diaphysär
– zwiebelschalenartige Periostreaktion

Osteosarkom	– typischerweise metaphysär – häufig mit „Knochenneubildung" (osteosklerotische Form) – maligne Periostreaktionen – teils mit großem Weichteilanteil (Kalzifikationen) – biphasischer Altersgipfel
Plasmozytom	– unscharf begrenzte Osteolysen – tumoröser Weichteilanteil – Altersgipfel deutlich später – Labor: typischer Befund der Eiweißelektrophorese (evtl. Bence-Jones-Proteinurie)
Lymphom	– unscharf begrenzte Osteolysen – Periostreaktionen – Weichteilanteil ohne Kalzifikationen – extraossärer Befall
Fibröse Dysplasie	– osteolytisch-blasige Läsion – Zeichen der Benignität mit scharfer Randsklerose – Knochenverbiegungen – polyostotisch und monoostotisch
Knochenzysten	– meist solitär und Zufallsbefund (evtl. pathologische Fraktur) – scharfe Randsklerose – meist proximaler Schaft von Humerus und Femur

▶ **Lungenbefall**

idiopathische fibrosierende Lungenerkrankungen	– z. B. Hamman-Rich-Syndrom – restriktive Ventilations- und Diffusionsstörung – typischer PO_2-Abfall unter Belastung – diffuse retikuläre oder noduläre Strukturverdichtungen, meist symmetrisch
atypische Pneumonien	– zeitlicher Verlauf wegweisend – Labor und Klinik mit Entzündungszeichen – unscharf begrenzte interstitielle Veränderungen – meist keine Bullae (DD: Abszedierung)
Sarkoidose	– bihiläre Lymphadenopathie – später mit interstitiellen Lungenveränderungen – erst im Spätstadium Lungenfibrose (irreversibel) – Bronchiallavage und Labordiagnostik (ACE-Erhöhung) sichern die Diagnose – rasche Befundverbesserung nach Corticoidgabe

Typische Fehler

Oft wird die Erkrankung wegen ihrer Heterogenität erst spät erkannt ● Bestehen neben Knochenläsionen chronische Haut- und Schleimhautveränderungen und/oder eine therapieresistente Otitis media/Mastoiditis oder ein Diabetes insipidus, so muss immer an die LZH gedacht werden ● Histologische Abklärung oft wegen schlechter Abgrenzbarkeit zu den Differenzialdiagnosen erforderlich.

Ausgewählte Literatur

Favara BE et al. A contemporary classification of histiocytic disorders. The WHO committee on histiocytic/reticulum cell proliferations. Reclassification Working Group of the Histiocytic Society. Med Ped Oncol 1997; 29: 157–166

Gadner H et al. A randomised trial of treatment for multisystem Langerhans' cell histiocytosis. J Pediatr 2001; 138: 728–734

Greenspan A. Skelettradiologie. New York: VCH; 1993: 497–498

Ladisch S et al. LCH-I: A Randomized Trial of Etoposide versus Vinblastine in Disseminated Langerhans Cell Histiocytosis. Med Pediatr Oncol 1994; 23: 107–110

Lahey E. Histiocytosis X: an analysis of prognostic factors. J Pediatr 1975; 87: 184–189

Minkov M et al. Response to Initial Treatment of Multisystem Langerhans Cell Histiocytosis: An Important Prognostic Indicator. Med Pediatr Oncol 2002; 39: 581–585

Willman CL et al. Langerhans cell histiocytosis (Histiocytosis X): a clonal proliferative disease. NEJM 1994; 331: 154–160

Winkler P. Eosinophiles Granulom. In: Benz-Bohm G (ed.). Kinderradiologie. Stuttgart: Thieme; 2005: 370

Akute lymphatische Leukämie (ALL)

Kurzdefinition

▶ **Epidemiologie**
Häufigste maligne Erkrankung im Kindesalter ● 27 % aller malignen Erkrankungen ● Altersgipfel zwischen dem 2. und 6. Lebensjahr ● m : w = 1,2 : 1.

▶ **Ätiologie/Pathophysiologie/Pathogenese**
Maligne Erkrankung der hämatopoetischen Stammzellen ● Diffuse Infiltration oder Verdrängung des normalen blutbildenden Knochenmarks durch unreife oder wenig differenzierte Lymphoblasten ● Hyperämisches/hämorrhagisches Knochenmark ● Destruktion der Knochentrabekel ● Zytomorphologische Subklassifikation in die Gruppen L1–3 nach FAB (französisch-amerikanisch-britische Arbeitsgruppe) ● Zytochemische Differenzierung (Peroxidase, Esterase, saure Phosphatase) hilfreich, um ALL von AML abzugrenzen ● Immunologische Differenzierung: c-ALL, T-ALL, prä-B-ALL, B-ALL ● Gehäuft bei Kindern mit Down-Syndrom oder genetischen Translokationen.

Zeichen der Bildgebung

▶ **Röntgen**
Kann anfangs noch normal sein ● Diffuse Osteopenie der Wirbelkörper und langen Röhrenknochen mit Rarifizierung der Trabekel; Grund- und Deckplatteneinbrüche ● Kompressionsfrakturen der Wirbelkörper ● Evtl. Plattwirbel.
Metaphysäre Aufhellungsbänder („leukämische Banden"): Bedingt durch verminderte enchondrale Ossifikation ● Horizontale Aufhellungsbänder in den Metaphysen der langen Röhrenknochen ● Nach Therapie häufig als Verdichtungslinien zu sehen.
Fokale Knochenläsionen: Scharf begrenzte, umschriebene knöcherne Läsionen ● Mottenfraßähnlicher oder permeativer Aspekt ● An der Kalotte Vergröberung der Diploezeichnung ● Disseminierte konfluierende Osteolysen.
Periostitis an den langen Röhrenknochen: Zwiebelschalenartige oder lamelläre Periostveränderungen ● Subperiostale Infiltrationen durch Leukämiezellen ● Subperiostale Einblutungen ● Pathologische Frakturen, häufig metaphysär.

▶ **CT**
Nur bei großen knöchernen Destruktionen ● Evtl. bei Wirbelsäulenbeteiligung.

▶ **MRT**
Methode der Wahl zur Darstellung der Markraumausbreitung ● Bei erschwerter Diagnosefindung ● Bei Komplikationen unter Therapie ● Ganzkörper-MRT (Fettsuppression) noch nicht als Staging-Methode etabliert ● T1w fokale oder diffuse Knochenmarkinfiltration mit geringer bis intermediärer Signalintensität (bei jüngeren Kindern nicht von blutbildendem Mark zu unterscheiden) ● T1-Relaxationszeit des infiltrierten Knochenmarks verlängert ● T2w hyperintens zum normalen Knochenmark.

▶ **Skelettszintigraphie**
Vermehrte Tracer-Aufnahme ● Kann zur Unterschätzung des Ausmaßes des Knochenmarkbefalls führen.

▶ **PET**
Extramedullärer Befall ● Beurteilung des Therapieerfolgs.

6 Akute lymphatische Leukämie (ALL)

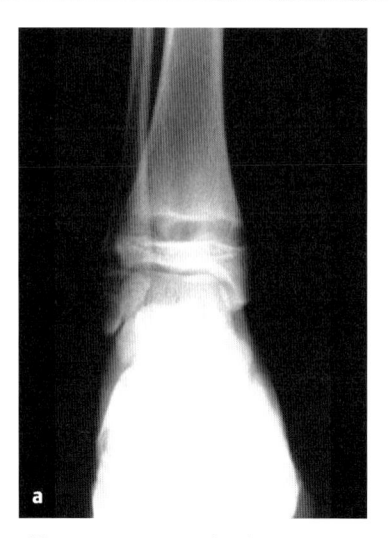

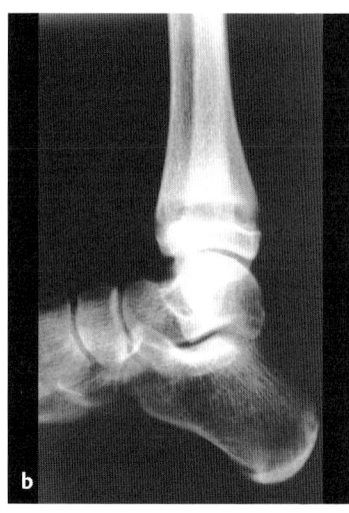

Abb. 137 ALL. Röntgen des oberen Sprunggelenks in 2 Ebenen: 12 Jahre alter Junge. Metaphysäre Aufhellungsbänder in der distalen Tibia und Fibula.

Klinik

▶ **Typische Präsentation**
Oft uncharakteristische Beschwerden ● Protrahierter Verlauf ● Blässe ● Abgeschlagenheit ● Appetitmangel ● Gewichtsverlust ● Fieber ● Neigung zu rezidivierenden, anhaltenden Infekten ● Hämatome und/oder petechiale Haut- und Schleimhautblutungen ● Häufig Knochen- und Gelenkschmerzen ● Gelenkerguss ● Bei ZNS-Beteiligung Kopfschmerz, Übelkeit, Erbrechen ● Mäßige Lymphknotenvergrößerung ● Spleno- und/oder Hepatomegalie ● Selten Mikulicz-Syndrom (leukämische Infiltrationen in Tränen- und Speicheldrüsen).

▶ **Therapeutische Optionen**
Polychemotherapie: Induktionstherapie ● ZNS-Prophylaxe ● Reinduktionstherapie mit/ohne prophylaktischer Schädelbestrahlung ● Dauertherapie.
Supportivtherapie: Infektionsprophylaxe.

▶ **Verlauf und Prognose**
Prognose je nach absoluter Blastenzahl im peripheren Blutausstrich ● Leber- und Milzgröße bestimmen Zugehörigkeit zu Risikogruppen.
  ● prognostisch ungünstig: schlechtes Ansprechen auf Prednison-Vorphase der Therapie ● Blastenpersistenz nach einmonatiger Chemotherapie ● Rezidiveintritt innerhalb von 18 Monaten nach Diagnosestellung
  ● prognostisch günstig: lange Erstremissionsphase ● Wahrscheinlichkeit des rezidivfreien Überlebens 80%

Akute lymphatische Leukämie (ALL)

▶ **Komplikationen**

Pathologische Frakturen ● Osteonekrosen unter Therapie ● Gelenkerguss ● Blutungen ● Bakterielle Infektionen ● Pilzinfektionen unter Chemotherapie ● Bei ZNS-Befall Meningeosis carcinomatosa.

Differenzialdiagnose

Neuroblastommetastasen	– häufiger bei Kindern unter 3 Jahren – Mottenfraßdestruktion mit oder ohne Sklerose – unscharfe, meist unterbrochene Periostreaktion
eosinophiles Granulom	– osteolytische Läsionen (wie ausgestanzt) – lamelläre Periostreaktion – Kortikalisdestruktion
Osteomyelitis	– knöcherne Destruktion kann leukämischer Infiltration ähneln – Periostreaktionen – Entzündungszeichen
Lymphom	– meist solitäre Läsion, gelegentlich multifokal – häufig osteolytische unscharfe Knochenläsionen – pathologische Frakturen – parossale Weichteilkomponente
Ewing-Sarkom	– typischerweise diaphysär – keine metaphysären Aufhellungslinien – aggressive Periostreaktion (lamellär, Spiculae, Codman-Dreieck) – knöcherne Destruktion (permeativ, mottenfraßähnlich) – große Weichteilkomponente

Typische Fehler

Bei Gelenkschmerzen, Gelenkerguss und beschleunigter BSG Verwechslung mit rheumatischem Fieber, rheumatoider Arthritis und Osteomyelitis möglich ● Metaphysäre Aufhellungsbänder kommen auch bei Rachitis in Abheilung, Hypervitaminose D, konnataler Syphilis, Röteln, Zytomomegalie, Toxoplasmose und Skorbut vor.

Ausgewählte Literatur

Benz G et al. Radiological aspects of leukaemia in childhood: an analysis of 89 children. Pediatr Radiol 1976; 20; 4: 201–213

Gallager DJ et al. Orthopedic manifestations of acute pediatric leukemia. Orthop Clin North Am 1996; 27: 635–644

Goncalves M et al. Diagnosis of malignancies in children with musculoskeletal complaints. Sao Paolo Med J 2005; 123: 21–23

Müller HL et al. Acute lymphoblastic leukaemia with severe skeletal involvement: a subset of childhood leukaemia with a good prognosis. Pediatr Hematol Oncol 1998; 15: 121–133

6 Hüftdysplasie

Kurzdefinition

▶ **Epidemiologie**
Häufigkeit: ca. 3 % aller Neugeborenen • m : w = 1 : 8 • Bei einseitiger Luxation linke Hüfte doppelt so häufig betroffen wie die rechte • Bei über 25 % beidseitige Luxation.

▶ **Ätiologie/Pathophysiologie/Pathogenese**
Ätiologie unbekannt • Als Risikofaktoren werden diskutiert: familiäre Belastung (v. a. durch die Mutter), Beckenend- oder Steißlage, Fußfehlbildungen, Oligo-/Anhydramnion • Verspätete oder mangelhafte Hüftgelenkentwicklung • Fehlstellung des Femurs zum Azetabulum • Abnorme Entwicklung des Pfannendachs und der Hüftpfanne • Lockere Gelenkkapsel durch mütterliche Hormone führt zu zusätzlicher Gelenkinstabilität • Inkongruenz der Gelenkflächen kann zur Interposition von Bindegewebe oder Gelenkkapselanteilen führen.
Folgen der Gelenkdeformität:
- flache Hüftpfanne mit steilem Pfannendachwinkel
- deformierter Hüftkopf
- steil gestellter Schenkelhals

Zeichen der Bildgebung

▶ **Sono**
Untersuchung in stabiler Seitenlage mit leicht abgewinkelter Hüfte, Kniebeugung und Innenrotation des Hüftgelenks (5–7,5 MHz) • Dynamische Untersuchung durch Druck und Zug am Oberschenkel.
Einstellung der Standardebene: Klare Darstellung des Unterrandes des Os ilium • Geradliniger Verlauf des Vorderrandes des Os ilium • Gute Darstellung des knöchernen Erkers • Eindeutige Abgrenzung des Labrum acetabulare.
Hilfslinien und Winkel: Grundlinie: Tangente an das Os ilium nach kaudal • Pfannendachlinie: Tangente an den Unterrand des Pfannendachs • Knorpeldachlinie: vom knöchernen Erker durch das Labrum acetabulare • Knochenwinkel (α): zwischen Grund- und Pfannendachlinie • Knorpelwinkel (β): zwischen Pfannendach- und Knorpeldachlinie.
Qualitative Auswertung: Form des Azetabulums • Lage des Hüftkopfs • Form des knöchernen und knorpeligen Erkers • Reflexgebung des knorpeligen Erkers • Lage des Labrum acetabulare.
Quantitative Auswertung: Knochenwinkel (α) • Knorpelwinkel (β).

▶ **Farbdoppler-Sono**
Noch nicht standardmäßig angewendet • Beurteilung der Durchblutung des Hüftkopfs.

▶ **Beckübersichtsaufnahme**
Hauptsächlich nach beginnender Verknöcherung der Epiphyse • Ausmaß der Ossifikationsstörungen an der Hüftpfanne • Ausmaß der Subluxations-/Luxationsstellung des Hüftkopfs.

Tabelle 13 Sonographische Stadieneinteilung nach Graf

Typ	Charakteristik	Knöcherne Form	Knöcherner Erker	Knorpeliger Erker
I a (jedes Alter)	• reifes Hüftgelenk • $\alpha \geq 60°$ • $\beta < 55°$	gut	eckig	übergreifend
I b (jedes Alter)	• reifes Hüftgelenk • $\alpha \geq 60°$ • $\beta > 55°$	gut	stumpf	übergreifend
II a plus (Reifungsdefizit altersgemäß)	• physiologisch unreif • $\alpha = 50-59°$ (Sanometer: altersentsprechend) • $\beta > 55°$	ausreichend	rund	übergreifend
II a minus (Reifungsdefizit bis 3. Lebensmonat)	• physiologisch unreif • $\alpha = 50-59°$ (Sanometer: Reifungsdefizit) • $\beta > 55°$	mangelhaft	rund	übergreifend
II b (Reifungsdefizit nach 3. Lebensmonat)	• Verknöcherungsverzögerung • $\alpha = 50-59°$	mangelhaft	rund	übergreifend
II c (jedes Alter)	• Gefährdungsbereich • $\alpha = 43-49°$ • $\beta < 77°$	hochgradig mangelhaft	rund bis flach	noch übergreifend
D	• am Dezentrieren • $\alpha = 43-49°$ • $\beta > 77°$	hochgradig mangelhaft	rund bis flach	verdrängt
III a	• dezentriertes Gelenk • $\alpha < 43°$	schlecht	flach	nach kranial verdrängt ohne Strukturstörung
III b	• dezentriertes Gelenk • $\alpha < 43°$ • $\beta > 77°$	schlecht	flach	nach kranial verdrängt mit Strukturstörung
IV	• dezentriertes Gelenk • $\beta > 77°$	schlecht	flach	nach mediokaudal verdrängt

6 Hüftdysplasie

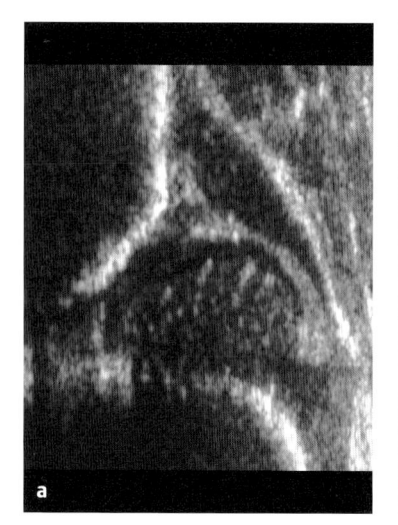

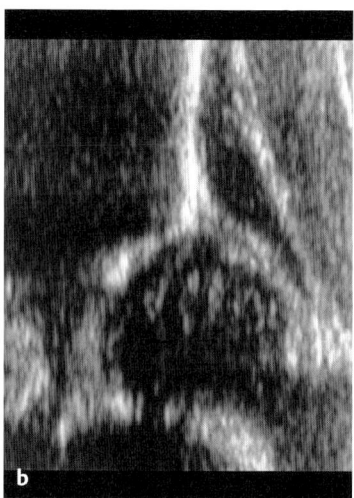

Abb. 138 Dysplasie des linken Hüftgelenks. Sonographie der betroffenen (**a**) und der gesunden Seite (**b**): Dezentriertes linkes Gelenk mit schlechter knöcherner Formgebung. Der knöcherne Erker ist flach und das knorpelige Labrum ist nach kranial verdrängt, keine Strukturstörung (α: 40°, β: 80°, Hüfttyp IIIa nach Graf).

Abb. 139 Säugling mit nicht reponibler Hüftluxation bei Hüftdysplasie links. MRT (T2w TSE) beider Hüftgelenke: Der linke Hüftkopfkern ist im Seitenvergleich verkleinert. Hüftluxation und Knorpelhypertrophie des linken Azetabulums.

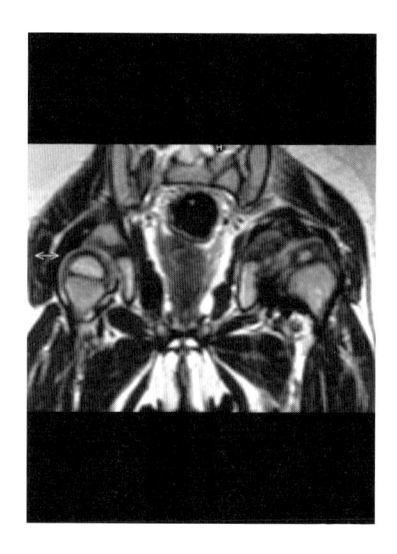

Zu den gebräuchlichen Messungen zählen:
- Hilgenreiner- oder Y-Linie: beidseits durch den Oberrand der Y-Fuge ● Zeigt Beziehung zwischen Hüftkopf und Azetabulum ● Dient als Grundlage für andere Indikatoren
- Azetabulumindex: Winkel zwischen der Tangente an das Pfannendach und der Y-Linie ● Normal = 25–29°
- Perkins-Ombrédanne-Linie: Lot von der äußersten Ecke des verknöcherten Pfannenknorpels auf die Y-Linie ● Bildet ein Fadenkreuz, in dessen innerem unteren Quadranten die Femurkopfepiphyse liegen sollte
- Shanton-Menard-Linie: Bogen von der Schenkelhalsinnenseite zum Oberrand des Foramen obturatum ● Bei Luxation unterbrochen
- Andre-von-Rosen-Linie: Lagebeziehung der Femurschaftlängsachse zum Azetabulum ● Aufnahme bei 45° Hüftabduktion und Innenrotation ● Bei normaler Stellung im Hüftgelenk schneidet sie das Becken am Azetabulumrand

▶ **Arthrographie**
Bei Repositionshindernissen.
▶ **CT**
Manchmal präoperativ zur dreidimensionalen Bestimmung des Ausmaßes der Subluxation oder Luxation ● Gelegentlich nach Operationen zur Kontrolle der Hüftgelenksstellung.
▶ **MRT**
Nur in schwierigen Fällen ● Zur postoperativen Kontrolle.

Klinik

▶ **Typische Präsentation**
Gebeugte Hüfte eingeschränkt abduzierbar ● Inguinalfalte vertieft oder asymmetrisch ● Bein verkürzt ● Ortolanizeichen ● Bewegungsarmut ● Positives Allis- oder Galeazzi-Zeichen ● Positiver Trendelenburg-Test ● Watschelnder Gangtyp (bei älteren Kindern).
▶ **Therapeutische Optionen**
Spreizhose ab Stadium IIc nach Graf ● Dauer der Therapie anhängig von Alter und Schweregrad der Dysplasie ● Regelmäßige Kontrolle ● Stabilere Schienenbehandlung oder Gips bei Luxationsgefahr auch in der Spreizhose ● Beckenosteotomie zur Verbesserung der Hüftkopfüberdachung (Salter-, Triple-Osteotomie).
▶ **Verlauf und Prognose**
Bei frühzeitiger Diagnostik und Therapie meist folgenlose Ausheilung ● Bei Spontanverlauf droht vorzeitige Koxarthrose ● Bei verspäteter Diagnostik Verbesserung der Prognose durch operative Maßnahmen.
▶ **Komplikationen**
Bei zu spät durchgeführter Therapie können Restdysplasie der Pfanne, eine Coxa valga et antetorta oder eine Kombination beider zurückbleiben ● Dysplasiekoxarthrose ● Hüftkopfnekrose (selten).

Differenzialdiagnose

Kinderlähmung, neuromuskuläre Erkrankungen	– Muskeltonus erhöht, dadurch Fehlstellungen – Kapsel-Band-Apparat straff – keine knöchernen Deformierungen
eitrige Arthritis	– klinische Zeichen der Infektion – Hüftgelenkerguss – Synovialitis – Gelenkpunktat eitrig
proximaler umschriebener Femurdefekt	– verkürztes Femur mit verformtem oder fehlendem Kopf und Schenkelhals – Foramen obturatum vergrößert – horizontal gestelltes oder dysplastisches Azetabulum – M. sartorius hypertrophiert, dadurch Flexion, Abduktion und Außenrotation im Hüftgelenk

Typische Fehler

Exakte Lagerung zur Beckübersichtsaufnahme notwendig, sonst Messungenauigkeiten wegen Rotationsfehlstellung ● Eine verzögerte Verknöcherung der Epiphyse (Reifungsverzögerung) kann Hinweis auf eine Hüftdysplasie sein ● Ist das Hüftgelenk sonographisch nicht typisch darstellbar, muss eine Röntgenaufnahme des Beckens die Ursache klären (z. B. bei Skelettdysplasie).

Ausgewählte Literatur

Cady RB. Developmental dysplasia of the hip: definition, recognition and prevention of late sequelae. Pediatr Ann 2006; 35: 92–101

Hahn H. Spezielle Sonographie, Hüftgelenke. In: Benz-Bohm G (ed.). Kinderradiologie. Stuttgart: Thieme; 2005, 291–297

Jaramillo D et al. Gadolinium-enhanced MR imaging of pediatric patients after reduction of dysplastic hips: assessment of femoral head position, factors impeding reduction, and femoral head ischemia. AJR Am J Roentgenol 1998; 170: 1633–1637

von Kries R et al. Effect of ultrasound screening on the rate of first operative procedures for developmental hip dysplasia in Germany. Lancet 2003; 362: 1883–1887

US Preventive Services Task Force. Screening for developmental dysplasia of the hip: recommendation statement. Pediatrics 2006; 117: 898–902

Epiphyseolysis capitis femoris (ECF)

Kurzdefinition

▶ **Epidemiologie**
Inzidenz: 1/10 000 ● Altersgipfel bei Mädchen: 8.–15. Lebensjahr, bei Jungen 10.–17. Lebensjahr ● m : w = 3 : 1 ● Beidseitig in 2–40 % ● ECF der Gegenseite häufig innerhalb eines Jahres nach Erstmanifestation.

▶ **Äthiologie/Pathophysiologie/Pathogenese**
Im Kindesalter sind Hüftkopf und Schenkelhals durch die Wachstumsfuge verbunden ● Durch das Körpergewicht Fraktur (Typ I nach Salter u. Harris) in Zonen mit hypertrophen Chondrozyten ● Epiphyse gleitet von der Metaphyse.
Prädisponierende Faktoren: Übergewicht ● Akuter Wachstumsschub ● Primäre Hypothyreose ● Wachstumshormonmangel ● Hüftdysplasie ● Down-Syndrom.

Zeichen der Bildgebung

▶ **Sono**
Untersuchung in verschiedenen Rotationsstellungen ● Stufenbildung in der Epiphysenfuge ● Gelenkerguss ● Verdickung der Synovia.

▶ **Röntgen**
Beckenübersicht und Aufnahme nach Imhäuser erforderlich ● Dreieckzeichen nach Capener (dreieckiger Schatten durch Überlagerung der Schenkelhalsinnenseite mit der Azetabulumhinterwand) geht verloren ● Klein-Tangente (an der äußeren Schenkelhalskortikalis) schneidet die Epiphyse nicht mehr ● Periartikuläre Osteoporose ● Später asymmetrische Erweiterung und Unschärfe der Epiphysenfuge ● Scheinbare Höhenabnahme der Epiphyse ● Dislokation der Epiphyse nach dorsomedial und kaudal ● Unscharfe Begrenzung oder Sklerose der Metaphyse ● Im chronischen Stadium bekommt der Schenkelhals ein pistolengriff-ähnliches Aussehen ● Schweregrad je nach Ausmaß der Epiphyseolyse ● Messung des Epiphysengleitwinkels: Differenz zwischen Schenkelhalslängsachse und Senkrechte zur Epiphysenlinie (< 10° normal).
Einteilung:
● Grad I: milde Form, < 30°
● Grad II: moderate Form, 30–50°
● Grad III: schwere Form, > 50°
Postoperativ Beurteilung der Lage des Osteosynthematerials und der Durchbauung der Epiphysenfuge.

▶ **CT**
Evtl. Bestimmung des Ausmaßes der Dislokation bei eingeschränkter Beurteilbarkeit im konventionellen Röntgenbild ● Erweiterte Epiphysenfuge.

▶ **MRT**
Erweiterung der Epiphysenfuge früher als im konventionellen Röntgenbild erkennbar ● Epiphysenfuge T2w (STIR) hyperintens ● Ausprägung von Knochenmarködem und Gelenkerguss je nach Schweregrad der ECF ● KM-angehobene dynamische MRT zur Beurteilung der Hüftkopfdurchblutung vor und nach Operation (Titanschrauben).

▶ **Skelettszintigraphie**
Vermehrte Tracer-Aufnahme des Hüftgelenks bei Synovialitis ● Verminderte Tracer-Aufnahme der Epiphysenfuge bei avaskulärer Knochennekrose.

6 Epiphyseolysis capitis femoris (ECF)

Abb. 140 Epiphyseolysis capitis femoris. Imhäuser-Aufnahme des linken Hüftgelenks: Nach dorsomedial und kaudal dislozierte Epiphyse. Der Epiphysengleitwinkel beträgt 20°, entsprechend einer mild ausgeprägten Epiphyseolysis capitis femoris (Grad I).

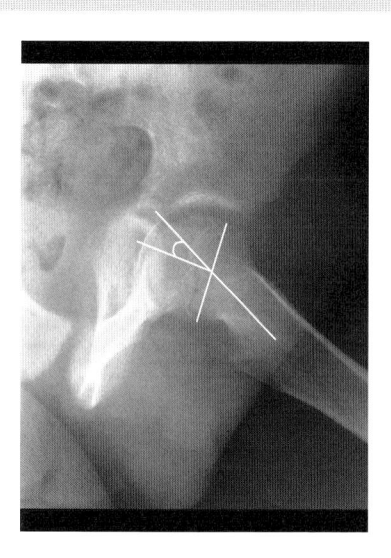

Abb. 141 Akute, moderate Epiphyseolysis capitis femoris rechts. MRT, STIR-Sequenz: Gelenkerguss, erweiterte, signalreiche Epiphysenfuge und meta-epiphysäres Knochenmarködem. Linke Seite unauffällig.

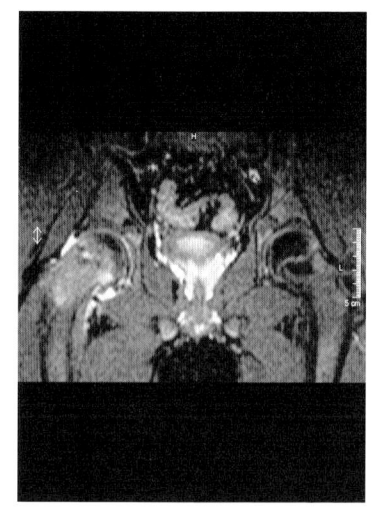

Epiphyseolysis capitis femoris (ECF)

Klinik

- **Typische Präsentation**
  Einteilung nach Ausprägung und Dauer der klinischen Symptome:
  - Akuta: akute Belastungsunfähigkeit des Beins • Kinder können plötzlich nicht mehr gehen • Zwangsmäßige Abduktion und Außenrotation des Beines bei Beugung des Hüftgelenks (positives Drehmann-Zeichen)
  - Lenta: Beschwerden seit mehr als 3 Wochen • Ermüdbarkeit nach Belastung • Hinken • Leistenschmerz und Knieschmerz sind erste Symptome • Häufig verharmlost • Zunehmende Außenrotationshaltung und Verkürzung der Beins bei eingeschränkter Innenrotation
  - Acute-on-chronic: akut auftretende Beschwerden bei chronischer Epiphyseolyse • akute Verschlechterung des Epiphysengleitwinkels (Femurkopfepiphyse rutscht ab)
  - Pre-slip: milde klinische Symptome bei erweiterter und irregulärer Epiphysenfuge • Kein Abrutschen der Femurkopfepiphyse auf den Röntgenbildern erkennbar

  Ferner unterscheidet man zwischen stabiler (Kind kann Gelenk belasten) und instabiler (kann nicht belasten) Form.

- **Therapeutische Optionen**
  Notfall! • Sofortige Bettruhe und Belastungsverbot • Evtl. kurzzeitige Extension • Transepiphysäre Spickung der Epiphyse mit Kirschnerdrähten oder Schrauben meist ohne Repositionsversuch.

- **Verlauf und Prognose**
  Gute Prognose bei Frühdiagnose und operativer Therapie mit Epiphyseodese • Schlechtere Prognose bei instabiler Form • Heilungschancen direkt proportional zum Schweregrad der ECF.

- **Komplikationen**
  Chondrolyse bei ca. 30–35% • Frühe Koxarthrose (25–30%) • Verschmälerung des Gelenkspalts • Schmerzen • Bewegungseinschränkung • Evtl. begleitende Synovialitis.

  Avaskuläre Hüftkopfnekrose: Häufigkeit: 25% • Tritt auch als postoperative Komplikation auf • Schmerzen • Bewegungseinschränkung • Dislokation des Osteosynthesematerials.

6 Epiphyseolysis capitis femoris (ECF)

Differenzialdiagnose

Coxitis fugax	– Hüftgelenkerguss
	– Epiphysenfuge regelrecht
	– keine Epiphyseolyse
Morbus Perthes	– Kinder jünger (5–8 Jahre)
	– Fragmentation des Femurkopfs, Abflachung der Epiphyse und später Coxa-magna-Bildung
	– Knochenmarködem im Femurkopf mit Durchblutungsstörung in der KM-angehobenen MRT
	– Gelenkerguss, Synovialitis
traumatische ECF	– eindeutiges Trauma in der Anamnese
	– sehr selten bei Neugeborenen als Geburtstrauma

Typische Fehler

Ein Normalbefund im konventionellen Röntgenbild schließt eine ECF nicht aus ● Vorsicht beim Vergleich der kranken Seite mit der vermeintlich Gesunden, evtl. beidseitige ECF.

Ausgewählte Literatur

Bhatia NM et al. Body Mass Index in patients with slipped capital femoral epiphysis. J Pediatr Orthop 2006; 26: 197–199

Billing L et al. Slipped capital femoral epiphysis. The mechanical function of the periosteum: new aspects and theory including bilaterality. Acta Radiol Suppl 2004; 432: 1–27

Katz DA. Slipped capital femoral epiphysis: The importance of early diagnosis. Pediatr Ann 2006; 35: 102–111

Kennedy JG et al: Osteonecrosis of the femoral head associated with slipped capital femoral epiphysis. J Pediatr Orthop 2001; 21: 189–193

Loder RT et al. Slipped capital femoral epiphysis. J Bone and Joint Surg 2000; 82: 1170–1188

Staatz G et al. Evaluation of femoral head vascularization in slipped capital femoral epiphysis before and after cannulated-screw fixation with use of contrast-enhanced MRI: initial results. Eur Radiol 2006 [in press]

Morbus Perthes

Kurzdefinition

▶ **Epidemiologie**
Häufigkeit: 1/1000–5000 ● Tritt zwischen dem 3. und 12. Lebensjahr auf ● Altersgipfel um das 5.–6. Lebensjahr ● Doppelseitiger Befall in 10–20% ● m:w = 4:1.

▶ **Äthiologie/Pathophysiologie/Pathogenese**
Aseptische Knochennekrose ● Ätiologie unklar ● Diskutiert werden eine idiopathische Osteonekrose, Durchblutungsstörung des Epiphysenkerns oder ein Knocheninfarkt durch wiederholte Mikrotraumen ● Anfangs epiphysäre Durchblutungsstörung ● Hierdurch Knochennekrose ● Es folgt eine Wachstumsstörung des Hüftkopfs mit Hypertrophie des Epiphysenknorpels ● Während des Fragmentationsstadiums Resorption der Knochennekrose ● In der Metaphyse finden sich Knorpel enthaltende Zysten oder Pseudozysten ● Einbruch der Femurkopfgelenkfläche (subchondrale Fraktur) über Nekrosezonen ● Verlust der knöchernen Abstützung durch den lateralen Pfeiler ● Dadurch Lateralisierung und Subluxation des Femurkopfs ● Bei rascher Sinterung der Epiphyse entsteht eine Inkongruenz der Gelenkflächen („hinge abduction"): Anstoßen des lateralen Femurkopfteils am Pfannenerker bei Abduktion ● Im Reparationsstadium Neuansielung von Knochenzellen und Wiederaufbau des Hüftkopfs.

Stadieneinteilung nach Catterall orientiert sich am Ausmaß der Epiphysenveränderungen:

- Stadium 1: weniger als 25% der Epiphyse beteiligt ● Kein subchondraler Kollaps ● Keine Fragmentation des Hüftkopfs
- Stadium 2: weniger als die Hälfte der Epiphyse betroffen ● Mediales und laterales Segment noch gut erhalten ● Kleine zystische Veränderungen in der Metaphyse
- Stadium 3: fast die gesamte Epiphyse betroffen ● Epiphyse verdichtet mit „Kopf-in-Kopf"-Phänomen ● Schenkelhals verbreitert
- Stadium 4: gesamte Epiphyse betroffen ● Femurkopf abgeflacht

Catterall ergänzte diese Einteilung durch Risikozeichen („head at risk"):

- laterale Femurkopfsubluxation
- horizontale Wachstumsfuge
- ausgedehnte metaphysäre Beteiligung
- Verkalkungen lateral der Epiphyse
- strahlentransparentes, V-förmiges Segment im äußeren Femurkopfanteil (Gage-Zeichen)

Zeichen der Bildgebung

▶ **Röntgenaufnahme (Beckenübersicht, Aufnahme nach Lauenstein)**
Stadieneinteilung nach Waldenström:

- Initialstadium: Erweiterung des Gelenkspalts ● Lateralisierung des Hüftkopfs
- Kondensationsstadium: Verdichtung des Femurkopfs ● Subchondrale Fraktur (supero-antero-lateral) ● Erweiterung des Gelenkspalts ● Lateralisierung des Hüftkopfs
- Fragmentationsstadium: Fragmentation und Abflachung der Epiphyse ● Metaphysäre Zysten und Pseudozysten

6 Morbus Perthes

Abb. 142 Morbus Perthes rechts im Fragmentationsstadium. Röntgenaufnahme des Beckens: 5-jähriger Junge. Hochgradig gesinterte Femurkopfepiphyse rechts (Catterall IV). Große zystische Läsionen in der Metaphyse, Gelenkspalterweiterung und beginnende Verkürzung und Verbreiterung des Schenkelhalses.

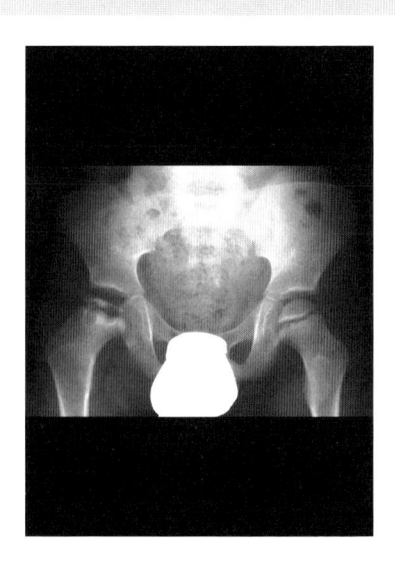

- Regenerationsstadium: Reossifikation der Epiphyse • Vergrößerung und Deformierung des Hüftkopfs • Verkürzung, Verbreiterung des Schenkelhalses • Trochanterhochstand
- Ausheilungsstadium: Physiologische oder pathologische Kongruenz oder asphärische Inkongruenz (pilzförmige Coxa magna, Coxa vara mit Trochanterhochstand)

▶ **Sono**

Gelenkerguss • Abflachung der Epiphyse • Epiphysenkontur unregelmäßig begrenzt • Manchmal Fragmentierung erkennbar.

▶ **MRT**

Darstellung der morphologischen Veränderungen • Hüftgelenkerguss • Knorpelhypertrophie • Subluxationsstellung des Femurkopfs • Coxa magna • Je nach Stadium unterschiedliche Signalveränderungen:

- anfangs unauffällige Signalcharakteristik des Hüftkopfs • Perfusionseinschränkung in den KM-angehobenen Sequenzen
- Fragmentationsstadium: vitale Fragmente mit Knochenmarködem (T2w signalreich) und KM-Anreicherung • Avitale Fragmente sind signalarm/signallos (STIR, T2w) ohne KM-Anreicherung • Metaphysäre Beteiligung als rundliche, T2w signalreiche Läsionen erkennbar
- Regenerationsstadium: Rückgang des Knochenmarködems • Normalisierung der Hüftkopfperfusion • Coxa magna

▶ **Knochenszintigraphie**

Im Frühstadium verminderte Tracer-Aufnahme aufgrund der Minderperfusion • Im Spätstadium vermehrte Aufnahme durch Revaskularisierung und Reparationsvorgänge.

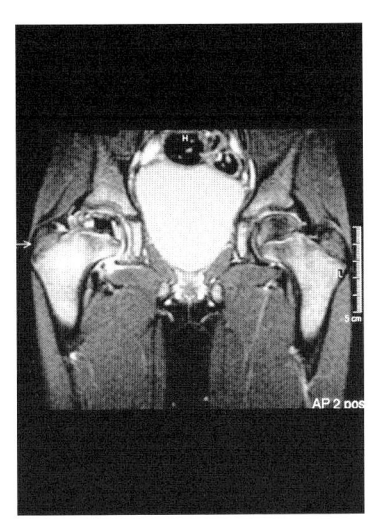

Abb. 143 Morbus Perthes rechts im Fragmentationsstadium. MRT, STIR: Die medialen und lateralen Hüftkopffragmente zeigen ein Knochenmarködem als Zeichen der Vitalität. Das zentrale, signallose Fragment ist avital.

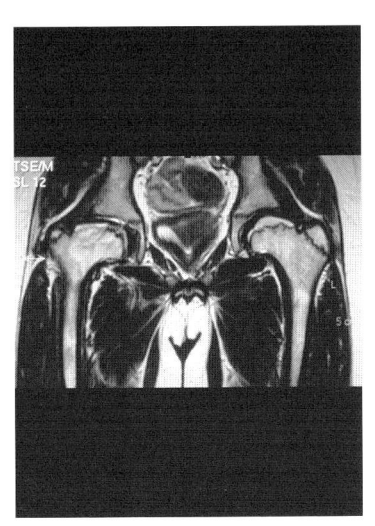

Abb. 144 Morbus Perthes im Regenerationsstadium. MRT, T2w TSE-Sequenz. Beidseits vergrößerte, pilzförmig deformierte Hüftköpfe, verkürzte und verbreiterte Schenkelhälse. Kein Gelenkerguss, normales Signalverhalten der Femurkopfepiphysen als Zeichen der Reparation.

Morbus Perthes

Klinik

- **Typische Präsentation**
  Hinken aufgrund von Hüft-, Oberschenkel- oder Knieschmerzen ● Bewegungseinschränkung (Innenrotation, Abduktion) ● Adduktion ● Kein Trauma in der Anamnese.

- **Therapeutische Optionen**
  In bis zu 50% Spontanheilung ● Konservative Therapie: Entlastung, Orthesen (Thomas-Schiene) ● Chirurgische Therapie: intertrochantäre Varisationsosteotomie oder Beckenosteotomie nach Salter/Tripel Osteotomie ● Bei Spätbefunden mit nicht mehr reponiblem Hüftkopf Valgisations-Extensions-Osteotomie und Beckenosteotomie nach Chiari.

- **Verlauf und Prognose**
  Bessere Prognose bei jungen Kindern ● Schlechter wenn Kind älter als 8 Jahre ist ● Prognostisch ungünstig sind außerdem weibliches Geschlecht, Verkalkungen lateral der Epiphyse, metaphysäre Aufhellungen und eine Beteiligung von mehr als 50% der Epiphyse.

- **Komplikationen**
  Beinlängendifferenz ● Arthritis ● Hüftluxation (bei großem deformierten Hüftkopf) ● Coxa magna ● Coxa plana ● Koxarthrose

Differenzialdiagnose

Meyer-Dysplasie	– beidseitig
	– epiphysäre Dysplasie der Femurköpfe
	– Prädilektionsalter 2.–5. Lebensjahr
	– Beschwerdefreiheit
	– MRT zeigt keine Perfusionsstörung oder Knochenmarkveränderungen
Coxitis fugax	– akut, selbstlimitierend (3–10 Tage)
	– häufig bei Jungen unter 4 Jahren
	– Synovialitis und Gelenkerguss
	– keine knöchernen Veränderungen
juvenile Osteonekrose	– avaskuläre Nekrose bei bekannter Grunderkrankung (z. B. Sichelzellanämie, Thalassämie, Koagulopathie)
septische Arthritis	– akutes Krankheitsgefühl, Hüfte flektiert, abduziert und außenrotiert
	– Entzündungszeichen
	– größerer Gelenkerguss, Synovialitis
	– Knochenmarködem in der MRT
juvenile rheumatoide Arthritis	– Fieber, positive ANA, Ausschlag, Atrophie der Oberschenkelmuskulatur
	– Synovialitis
	– bei lang dauernder Erkrankung ischämische Zeichen am Femurkopf
Epiphyseolysis capitis femoris	– Dislokation der Femurkopfepiphyse nach kaudal und posteromedial
	– metadiaphysäres Knochenmarködem
	– Erweiterung und Distorsion der Wachstumsfuge

Typische Fehler

Erkennen der klinischen Frühzeichen wichtig, da das Röntgenbild der Symptomatik und dem Krankheitsverlauf hinterherhinkt ● Hüftbeschwerden, die länger als 1 Woche anhalten, sind auf eine Perthes-Erkrankung verdächtig ● Bei unklaren Hüftgelenkbeschwerden Röntgenbild anfertigen und evtl. MRT durchführen.

Ausgewählte Literatur

van Campenhout A et al. Serial bone scintigraphy in Legg-Calve-Perthes disease: correlation with the Catterall and Herring classification. J Pediatr Orthop 2006; 15: 6–10

Crofton PM et al. Children with acute Perthes'disease have asymmetrical lower leg growth and abnormal collagen turnover. Acta Orthop 2005; 76: 841–847

Dezateux C et al. The puzzles of Perthes' disease: definitive studies of causal factors are needed. J Bone Joint Surg Br 2005; 87: 1463–1464

Lamer S et al. Femoral head vascularisation in Legg-Calve-Perthes disease: comparison of dynamic gadolinium-enhanced subtraction MRI with bone scintigraphy. Pediatr Radiol 2002; 32: 580–585

Mahnken et al. MR signal intensity characteristics in Legg-Calve-Perthes disease.Value of fat-suppressed (STIR) images and contrast-enhanced T1-weighted images. Acta Radiol 2002; 43: 329–335

Hämangiom und arteriovenöse Malformation (AVM)

Kurzdefinition

▶ **Epidemiologie**
Hämangiom: Häufigste Raumforderung bei Kindern • 2% aller Kinder • Höhere Inzidenz (15%) bei Frühgeborenen • m : w = 1 : 3.
AVM: Vaskuläre Malformationen sind die häufigsten kongenitalen Abnormitäten • Keine Geschlechterprädisposition.

▶ **Ätiologie/Pathophysiologie/Pathogenese**
Hämangiom: Echte Neoplasie aus proliferierenden Endothelzellen • 60% der Hämangiome an Kopf und Hals • 25% am Körperstamm • 15% an den Extremitäten • Solitäres (80%) oder multiples (20%) sowie diffuses Auftreten • In 60% bei Geburt noch nicht vorhanden oder sehr klein • In den ersten Lebenswochen rasche Größenzunahme • Häufig Jahre andauernde spontane Involution • Residualzustände in bis zu 50% • Typen: kapilläre (häufig, bei Geburt schon vorhanden), kavernöse (seltener, bei Kleinkindern) und arteriovenöse Hämangiome.
AVM: Keine echte Neoplasie, sondern angeborene Gefäßfehlbildung • Dysplastische arterielle und venöse Gefäße • Entsteht durch fehlende Differenzierung des embryonalen Gefäßplexus in ein Kapillarnetz • Persistenz arteriovenöser Kurzschlüsse • Gefäßkonvolute ohne Weichteilkomponente • Evtl. plötzliche Expansion unter Stress, bei Traumata oder hormoneller Umstellung • Kein proliferatives Wachstum • Wächst proportional mit dem Kind • Keine Involution • Zählt zu den „High-flow"-Läsionen.

Zeichen der Bildgebung

▶ **Sono**
Hämangiom: Lobulierte, gut abgrenzbare Läsion • Gemischte Echogenität • Befindet sich häufig im Subkutangewebe • Erhöhter Fluss im Farb-Doppler und Power-Doppler • Erhöhte Gefäßdichte.
AVM: Heterogene Echogenität • Gefäßkonvolut • Keine Weichteilkomponente • Farb-Doppler zeigt eine hohe Gefäßdichte, viele geschlängelte Gefäße sowie eine zuführende Arterie und drainierende Vene • Im Power-Doppler systolisches Flussgeräusch, arteriovenöser Shunt, pulsatiler Fluss in venösen Gefäßen.

▶ **Röntgen**
Hämangiom: Weichteilgewebsvermehrung • Evtl. Phlebolithen.
AVM: Enthalten manchmal Fettgewebe und können so eine Weichteilgewebsvermehrung imitieren • Bei Knochenbeteiligung (selten) knöcherne Destruktionen oder Knochenhypertrophie.

▶ **CT mit KM**
Hämangiom: CT bei Lage im Mediastinum oder an Kopf oder Hals • Umschriebene, lobulierte Läsion mit großer drainierender Vene und diffuser KM-Anreicherung.
AVM: CT nur, wenn sonographisch schlecht zugänglich und Kontraindikation für MRT besteht.

▶ **MRT mit KM**
Hämangiom: Umschriebene lobulierte Läsion • T2w hyperintens bei Fettsuppression • T1w muskelisointens • Drainierende Vene als Flussartefakt erkennbar oder als „High-

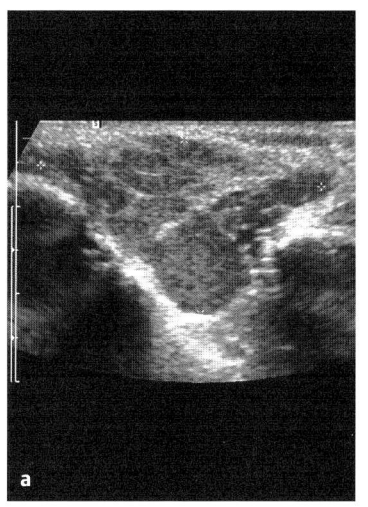

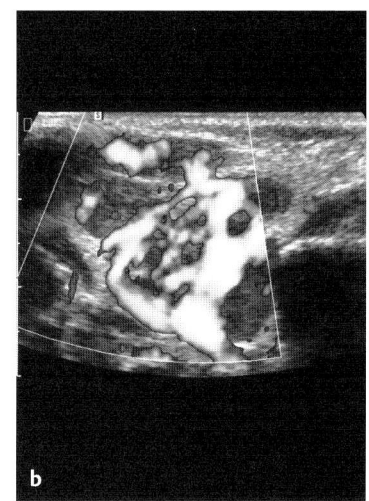

Hämangiom und arteriovenöse Malformation (AVM)

Abb. 145 Weichteilhämangiom. Sonographie (**a**) und Power-Doppler (**b**): Gut abgrenzbare, überwiegend echoreiche Läsion. Im Power-Doppler Hyperperfusion (Hochflusshämangiom).

flow"-Gefäß in einer GE-Sequenz ● Diffuse KM-Aufnahme ● Kann im Involutionsstadium Fett enthalten.

AVM:
- T1w: Gefäßkonvolut mit multiplen Flussartefakten
- T2w: Flussartefakte in multiplen Gefäßen ● Fehlende Weichteilkomponente ● Bei Ödem manchmal hyperintenses Signal des umgebenden Gewebes
- T2*w GE: bei schnellem Blutfluss Gefäße hyperintens
- T1w mit KM: deutliche KM-Anreicherung in den Gefäßen
- MRA: hilfreich zur OP-Planung ● Gefäßkonvolut mit zuführender Arterie und drainierender Vene (deutlich größer als Arterie)

▶ **Angiographie**

Hämangiom: Bei Komplikationen ● Wenn Embolisation geplant ist ● Bei umschriebener Läsion.

AVM: Planung und Durchführung einer Embolisation ● Bei Lage am Kopf Ausschluss einer Anastomose zum intrakraniellen Stromgebiet ● Darstellung der häufig multiplen afferenten Gefäße.

Hämangiom und arteriovenöse Malformation (AVM)

Abb. 146 Thoraxwandhämangiom bei einem Säugling. MRT, koronare STIR Sequenz: Gut abgegrenzte, stark hyperintense Raumforderung in den Weichteilen der linken lateroventralen Thoraxwand. Kein intrathorakaler Hämangiomanteil.

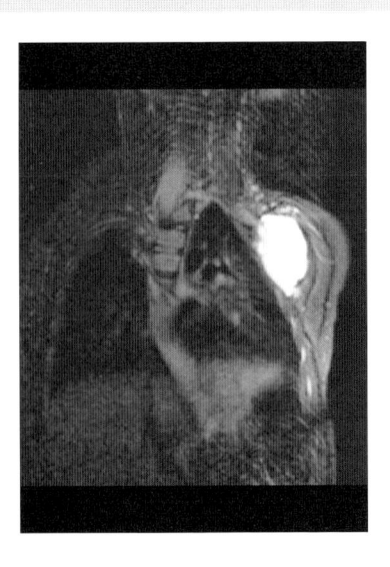

Klinik

▶ **Typische Präsentation**
Hämangiom: Bei Hautbeteiligung hellroter Aspekt ● Bei subkutaner Lage bläulich ● Während der Proliferationsphase Schwirren, Pulsieren und Wärmegefühl ● Fissuren ● Ulzerationen ● Blutungen.
AVM: Pulsierende Struktur ● Schwirren ● Überwärmung ● Hautveränderungen ● Schmerzen ● Blutungen bei Ulzeration ● Herzversagen ● Steal-Syndrom.

▶ **Therapeutische Optionen**
Hämangiom: Abhängig vom Alter des Kindes und von der Lage, Tiefenausdehnung und Größe des Hämangioms:
- unter 2 mm Tiefe und unter 1,5 cm Durchmesser: Kryotherapie
- unter 2 mm Tiefe und über 1,5 cm Durchmesser: Farbstofflaser
- über 2 mm Tiefe im Gesicht: Nd-YAG Laser
- über 2 mm Tiefe am Augenlid, im behaarten Bereich: Operation
- im Gesicht: Kryotherapie ● Laser ● Evtl. sekundäre Operation
- Augenlid und behaarter Kopf: Kryotherapie ● Operation
- Rumpf, Extremitäten: häufig keine Therapie nötig
- bei Komplikationen und schnell wachsenden Hämangiomen: systemisch Cortison ● Interferon

AVM: Embolisation mit Coils, Gelpartikeln oder Ethanol ● Operation (nach Embolisation).

▶ **Verlauf und Prognose**
Hämangiom: Bilden sich in 90% bis zum 9. Lebensjahr zurück • Bei 40–50% bleibt ein Residuum zurück (Teleangiektasien, Pigmentänderungen, Narben, fibröses Fettgewebe).
AVM: Keine spontane Rückbildung • In den meisten Fällen Therapie erforderlich.

▶ **Komplikationen**
Hämangiom: Ulzeration und Blutung • Kompression vitaler Strukturen • Kasabach-Merrit-Syndrom (Verbrauchskoagulopathie) • Psychologische Aspekte • Herzversagen.
AVM: Ulzeration • Blutung • Steal-Syndrom • Herzversagen • Längendifferenz von Extremitäten bei Knochenbeteiligung.

Differenzialdiagnose

venöse Malformation	– angeboren, keine spontane Rückbildung
	– multiple geschlängelte Gefäße, T2w hyperintens
	– in GE-Sequenz hypointens
lymphatische Malformation	– angeboren
	– zystische, septierte Läsion, evtl. mit Einblutungen
	– T2w hyperintens
	– KM-Anreicherung der Septen
	– kein Flussnachweis
Weichteilsarkom	– Weichteilkomponente
	– pseudokapsuläre Begrenzung

Typische Fehler

Konvolut aus „High-flow"-Gefäßen ohne Weichteilkomponente spricht für eine AVM • Bei Weichteilkomponente handelt es sich eher um ein Hämangiom oder einen Gefäßtumor • Bei multiplen Hämangiomen (Hämangiomatose) viszerale Hämangiome ausschließen.

Ausgewählte Literatur

AWMF online. Leitlinien: Hämangiome. Gesellschaft für Kinderchirurgie. AWMF-Leitlinien Register Nr. 006/100

Gorincour G et al. Imaging characteristics of two subtypes of congenital hemangiomas: rapidly involuting congenital hemangiomas and non-involuting congenital hemangiomas. Pediatr Radiol 2005; 5: 1178–1185

Konez O et al. Magnetic resonance of vascular anomalies. Magn Reson Imaging Clin N Am 2002; 10: 363–388

Lee BB et al. Management of arteriovenous malformations: a multidisciplinary approach. J Vasc Surg 2004, 39: 590–600

Lymphangiom

Kurzdefinition

- **Epidemiologie**
  Inzidenz 1/6000 • In 50% unmittelbar postnatal nachweisbar • In 90% Manifestation bis zum 2. Lebensjahr.
- **Ätiologie/Pathophysiologie/Pathogenese**
  Zysten, die mit einer Endothelschicht ausgekleidet sind • Der Inhalt ist serös milchig • Makro- oder mikrozystische Formen • Assoziation mit Turner-Syndrom, Trisomie 21, 18, 13, fetalem Alkoholsyndrom und Noonan-Syndrom • Hals (75%) • Mediastinum (3–10%, zur Hälfte per continuitatem von zervikal) • Axilla (20%) • Thoraxwand (14%) • Seltener mesenterial • Sekundär durch kongenitale Blockierung der Lymphdrainage (fehlende Kommunikation des jugulären lymphatischen Sacks mit der Jugularvene, Virchow-Drüse).

Zeichen der Bildgebung

- **Sono**
  Flüssigkeitsgefüllte Raumforderung mit dünnwandigen Septen • Meist sehr ausgedehnter Prozess • Bei Einblutung auch echoreich • Kompression mit dem Schallkopf möglich • Bei mikrozystischer Variante auch überwiegend solides Erscheinungsbild möglich.
- **Duplex-Sono**
  Allenfalls geringe Vaskularisierung in den Septen • Kompression benachbarter Gefäße.
- **CT**
  Ausgedehnte zystische Raumforderung mit peripherer KM-Anreicherung • Dichtewerte abhängig vom Proteingehalt und Einblutungen • Verdrängung benachbarter Strukturen • Gefäßkompression.
- **MRT**
  Flüssigkeitsgefüllte Hohlräume besonders gut darstellbar mit T2w Sequenzen • Signalintensität in T1w abhängig vom Proteingehalt und Einblutungen • Spiegelbildungen innerhalb der Zysten möglich (Blutung) • Kein Flussnachweis • Mäßige KM-Anreicherung in den Septen • Raumfordernder Effekt erkennbar.

Klinik

- **Typische Präsentation**
  Nicht immunbedingter Hydrops • Periphere Ödeme • Fetaler Aszites • Je nach Lage Zeichen der Affektion benachbarter Strukturen (z.B. Dyspnoe, obere Einflussstauung) • Weicher Tastbefund.
- **Therapeutische Optionen**
  Operative Resektion • Interferongabe • Perkutane Sklerosierungsverfahren • Tracheotomie bei Kompression der Atemwege.
- **Verlauf und Prognose**
  Langsames oder rasch progredientes Wachstum bis nach mediastinal • Intrauteriner Tod (33%) • Bei Hydrops Mortalitätsrate 100% • Rezidive nach Resektion, insbesondere wenn ein infiltratives Wachstum vorlag.

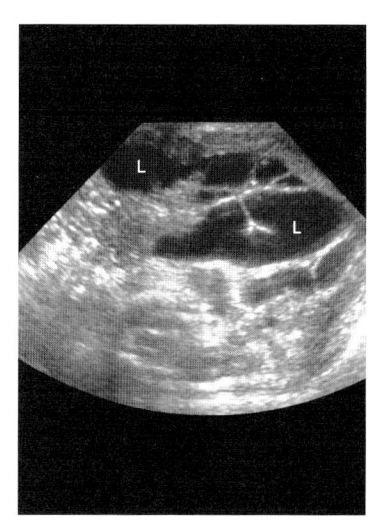

Abb. 147 Lymphangiom. Sonographie: Neugeborenes mit großem zystischen Lymphangiom (L) rechts zervikal. Typische Sonomorphologie: multizystische, mehrfach septierte Raumforderung, die in der Duplexsonographie kein Flusssignal aufweist.

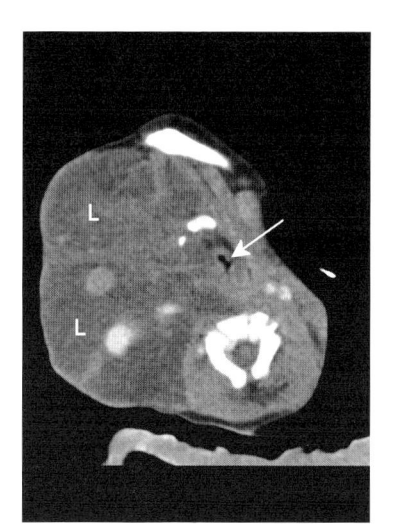

Abb. 148 KM-CT. Die Ausdehnung des teilweise eingebluteten Lymphangioms (L) ist besser erkennbar. Tumorausdehnung auch nach para- und retropharyngeal mit massiver Verlagerung und Kompression der oberen Luftwege (Pfeil).

6 Lymphangiom

Abb. 149 MRT, flüssigkeitssensitive Sequenzen: Lymphangiom (Pfeile) hyperintens. Der parapharyngeale Tumoranteil (*) führt zu einer Verlagerung und Kompression des Pharynxlumens.

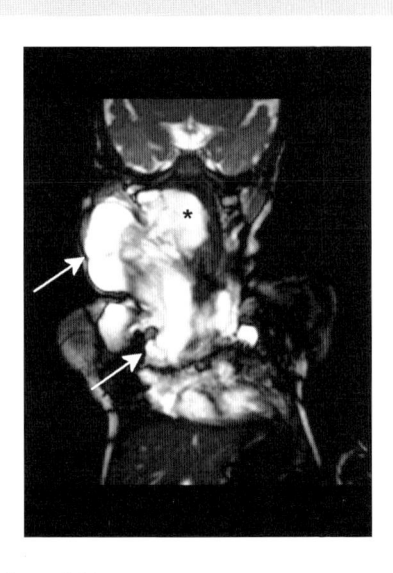

▶ **Komplikationen**
Kompression der Luftwege • Superinfektion • Einblutung.

Differenzialdiagnose

zervikale Meningozele/ Enzephalozele	– spinaler Ursprung – nicht septierte Raumforderung
zystisches Teratom	– evtl. Kalk nachweisbar – evtl. Fett nachweisbar – meist auch solidere Anteile
Thymuszyste	– kaudal des Os hyoideum in unmittelbarer Nachbarschaft zu den Gefäßen – kann sich bis in das Mediastinum ausbreiten
Halszysten	– mediane oder laterale zystische Struktur – deutlich kleiner – selten Septierungen
Weichteilsarkom	– pseudokapsuläre Begrenzung – meist nicht ausgedehnt zystisch – vitale Tumoranteile mit deutlicher KM-Aufnahme
Gefäßfehlbildung	– duplexsonographisch Blutfluss nachweisbar – arteriovenöse Shunts – evtl. Strömungsgeräusche – vaskuläre KM-Aufnahme in CT und MRT
mesenteriale Duplikatur/ mesenteriale Zyste	– meist nicht septiert – schlechter komprimierbar – keine KM-Aufnahme – typische Lage

Typische Fehler

Ein eingeblutetes Lymphangiom darf nicht mit einem soliden Prozess verwechselt werden ● Bei großen zervikalen Lymphangiomen immer Schnittbilddiagnostik zur Darstellung der thorakalen/mediastinalen Ausbreitung durchführen.

Ausgewählte Literatur

Dähnert W. Lymphangioma. In: Dähnert W. Radiology Review Manual. Baltimore: Williams & Wilkins; 1991: 497

Fliegelman LJ et al. Lymphatic malformation: predictive factors for recurrence. Otolaryngol Head Neck Surg 2000; 123: 706–710

Orvidas LJ et al. Pediatric lymphangiomas of the head and neck. Ann Otol Rhinol Laryngol 2000; 109: 411–421

Won JH et al. Percutaneous sclerotherapy of lymphangiomas with acetic acid. J Vasc Interv Radiol 2004; 15: 595–600

6 Kindliche Frakturen

Kurzdefinition

▶ **Epidemiologie**
Inzidenz in Mitteleuropa 21–25 Frakturen pro 1000 Kinder jährlich ● Das Risiko, bis zum Abschluss des Wachstumsalters eine Fraktur erlitten zu haben, wird auf 5–45 % geschätzt ● m : w = 13 : 1.

▶ **Ätiologie/Pathophysiologie/Pathogenese**
74 % betreffen die obere, 26 % die untere Extremität ● 65 % sind metaphysäre, 25 % diaphysäre und 10 % epiphysäre Frakturen ● Unterarmfrakturen in allen Altersklassen am häufigsten.
Inkomplette Frakturen: Wulst- und Grünholzfraktur ● Ursache: axiale Krafteinwirkung auf den Knochen ● Kindliche Knochen sind elastischer als die der Erwachsenen ● Absorption der einwirkenden Kraft auf einem längeren Knochenabschnitt ● Dies führt zu plastischer Verformung.

- Wulstfraktur: metaphysäre Fraktur ● Einstauchung der Spongiosa und der Kortikalis ● Am häufigsten an Humerus, Radius und Ulna
- Grünholzfraktur: Biegungsfraktur ● Eine Kortikalis ist angebrochen, die Gegenkortikalis ist vollständig gebrochen ● Am häufigsten am Unterarm

Salter-Harris-Frakturen: Frakturen mit Beteiligung der Epiphysenfuge ● Entstehen dadurch, dass der Kapsel-Band-Apparat stabiler ist als die Epiphyse ● Mit Ausnahme des Femurkopfs und des Radiusköpfchens haben Epi- und Metaphyse eine separate Gefäßversorgung ● Epiphysenfrakturen beeinträchtigen die Blutversorgung beider Strukturen bis auf genannte Ausnahmen nicht ● Ursachen sind auf den Knochen einwirkende Scher-, Zug- oder Kompressionskräfte ● Betrifft am häufigsten Radius, Phalangen und distale Tibia.

Tabelle **14** Einteilung der Epiphysenfrakturen nach Salter u. Harris

Typ	Definition
I	Epiphysenlösung ohne Knochenbeteiligung
II	partielle Epiphysenlösung mit metaphysärem Fragment (am häufigsten)
III	epiphysäre Fraktur mit Gelenkbeteiligung, Fragment kann geringfügig disloziert sein
IV	Schrägfraktur durch Metaphyse, Epiphysenfuge und Epiphyse mit Gelenkbeteiligung
V	Kompression der Epiphysenfuge

Suprakondyläre Fraktur: Typische Fraktur des distalen Humerus ● Man unterscheidet Extensionstrauma (95 %, Sturz auf den ausgestreckten Arm) und Flexionstrauma (Sturz auf den Ellbogen) ● Kann mit Verletzungen von Olekranon, Epicondylus medialis, distalem Radius, A. brachialis, N. ulnaris und N. medianus vergesellschaftet sein.
Toddler-Frakturen: Häufig bei Kindern, die gerade Laufen lernen ● Zur Fraktur kommt es, weil der Knochen noch nicht an die neue Belastung adaptiert ist ● Ursachen sind Kompressions-, Torsions- und Biegungskräfte ● Betroffen sind Tibia, Fibula, Kalkaneus, Talus, Tarsalia und Metatarsalia.

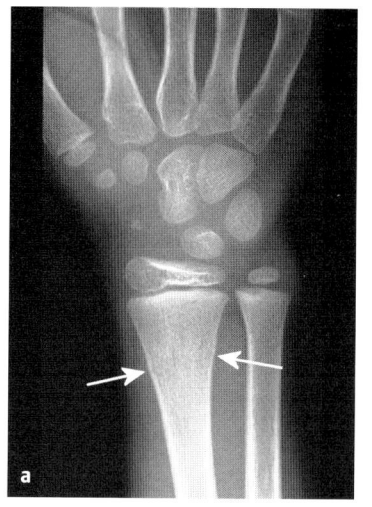

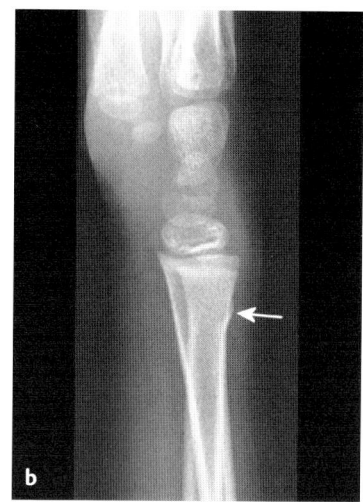

Abb. 150 Wulstfraktur des distalen Radius. Röntgenaufnahme in 2 Ebenen: Metaphysäre wulstförmige Vorwölbung der Kortikalis (Pfeile), die in der a.p. Projektion nur diskret (**a**), in der seitlichen Projektion (**b**) jedoch deutlich erkennbar ist.

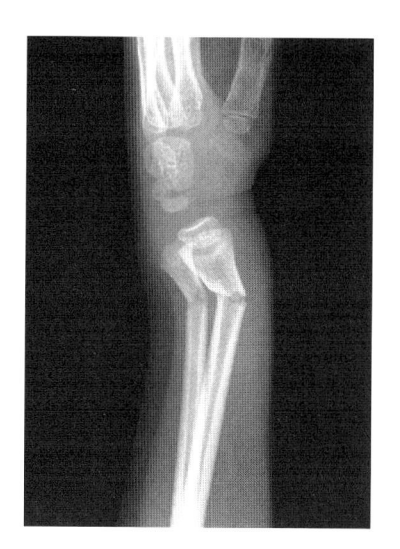

Abb. 151 Grünholzfraktur des Unterarms. Röntgen, Seitprojektion: Biegungsfraktur mit vollständiger Unterbrechung der ventralen Kortikalis, Anbruch der dorsalen Kortikalis von Ulna und Radius.

Übergangsfrakturen: Bei älteren Jugendlichen, wenn der physiologische Epiphysenfugenschluss schon partiell eingesetzt hat ● Formen: Two-plane Frakturen bei rein epiphysären Frakturen und Triplane-I- und -II-Formen bei zusätzlichem metaphysären Keil.

Zeichen der Bildgebung

- ▶ **Röntgen**
  Wulstfraktur: Eckige Deformierung oder Vorwölbung der Kortikalis durch Kortikaliskompression ● Leichte Achsabweichung des distalen Fragments möglich.
  Grünholzfraktur: Diaphysäre Biegungsfraktur mit Fraktur der konvex geformten Kortikalis ● Anbruch der gegenüberliegenden Kortikalis ● Intakter Periostschlauch.
  Salter-Harris Fraktur: Partielle oder komplette Erweiterung der Epiphysenfuge ● Aufhellungslinie in Epi- und/oder Metaphyse.
  Suprakondyläre Fraktur: Positives Fettpolster-Zeichen ● Bei Extensionstrauma Frakturlinie von proximal dorsal nach distal volar ● Bei Flexionstrauma von proximal volar nach distal dorsal ● Frakturlinie in bis zu 25% nicht sichtbar ● Tangente entlang der anterioren Kortikalis des Humerus schneidet das Capitulum humeri im vorderen Capitulumdrittel (Rogers-Hilfslinie) ● Rotationsfehlstellung am volaren Knochensporn im seitlichen Strahlengang erkennbar.
  Toddler-Fraktur: In der Tibia haarfeine Spiralfraktur (Aufhellungs- oder Verdichtungslinie) oder Vorwölbung der ventralen und Schrägfraktur der dorsalen Kortikalis ● In anderen Knochen plastische Deformierung, Wulstfraktur, Kompressionsfraktur, vertikale oder horizontale subkortikale Verdichtungslinie.
  Übergangsfraktur:
  - ● Two-plane-Fraktur: epiphysäre Fraktur mit lateralem Ausrissfragment
  - ● Triplane-I-Fraktur: zusätzlicher metaphysärer Keil, wobei die metaphysäre Fraktur in der Epiphysenfuge endet
  - ● Triplane-II-Fraktur: zusätzlicher metaphysärer Keil, wobei sich die metaphysäre Fraktur bis in die Epiphyse fortsetzt („hinteres Volkmann-Dreieck")
- ▶ **CT**
  Sehr selten bei inkompletten Frakturen, falls Epiphysenbeteiligung im konventionellen Bild nicht ausgeschlossen werden kann ● Selten bei Epiphysenfrakturen und suprakondylären Frakturen zur präoperativen Beurteilung des Frakturausmaßes und des Dislokationsgrades.
- ▶ **MRT**
  Bei kindlichen BWS-Frakturen ● Zur Entdeckung okkulter Frakturen (Knochenmarködem in T2w) ● Präoperativ bei vorzeitigem Epiphysenfugenverschluss.

Klinik

- ▶ **Typische Präsentation**
  Schmerzen ● Schwellungen ● Schonhaltung ● Bewegungseinschränkung.
- ▶ **Therapeutische Optionen**
  Ruhigstellung im Gips ● Offene Reposition und Osteosynthese bei höhergradigen Salter-Harris- oder suprakondylären Frakturen.

▶ **Verlauf und Prognose**
Frakturen im Kindesalter heilen meist folgenlos aus ● Prognose meist sehr gut ● Gute Prognose bei Salter-Harris Fraktur Typ I und II, schlechtere bei Typ III – V.

▶ **Komplikationen**
Rotationsfehlstellungen ● Beteiligung von Nerven und Gefäßen ● Verfrühter Verschluss der Wachstumsfuge mit mangelndem Längenwachstum ● Bei Gelenkbeteiligung Inkongruenz der Gelenkflächen mit späterer Früharthrose.

Differenzialdiagnose

Kindesmisshandlung	– multiple Frakturen unterschiedlichen Alters
	– metaphysäre Eckabsprengungen
	– posteriore Rippenfrakturen
	– subperiostale Einblutungen
Osteogenesis imperfecta	– familiäre Anamnese (autosomal dominanter Erbgang)
	– ausgedünnte Kortikalis
	– Diaphysendurchmesser vermindert
	– häufig Diaphysenfrakturen
	– selten metaphysäre Eckabsprengungen
	– Schaltknochen in der Schädelkalotte
Rachitis	– Kalksalzminderung
	– becherförmige Auftreibung der Metaphysen
	– irregulär erweiterte Epiphysenfugen
	– Periostreaktionen
	– Verbiegung der langen Röhrenknochen

Typische Fehler

Im Zweifelsfall zusätzliche (schräge) Aufnahme anfertigen ● Keine Aufnahmen der Gegenseite zum Vergleich anfertigen, evtl. MRT durchführen ● Traumatisch bedingter Erguss im Ellbogengelenk kann auch ohne Fraktur auftreten.

Ausgewählte Literatur

Barmada A et al. Premature physeal closure following distal tibia physeal fractures: a new radiographic predictor 2003; 23: 733–739

John SD et al. Expanding the concept of the toddler's fracture. Radiographics 1997; 17: 367–376

von Laer (ed.). Frakturen und Luxationen im Kindesalter. Stuttgart: Thieme; 1996: 34–39

O'Driscoll SW et al. Difficult ellbow fractures. Pearls and pitfalls. Instr Course Lect 2003; 52: 113–134

Swischuk LE et al. Frequently missed fractures in pediatrics (value of comparative views). Emerg Radiol 2004; 11: 22–28

6 Battered-child-Syndrom (Kindesmisshandlung)

Kurzdefinition

▶ **Epidemiologie**
Gewaltsame, nicht unfallbedingte, körperliche oder seelische Schädigung eines Kindes • 63 % aller misshandelter Kinder sind jünger als 3 Jahre.

▶ **Ätiologie/Pathophysiologie/Pathogenese**
Je jünger das Kind, umso verletzungsanfälliger ist das Skelett • Typische Lokalisationen: Schädel, Rippen, lange Röhrenknochen.

- subperiostale Ossifikationen: bilden sich durch Einblutungen zwischen Kortikalis und Periost (beim jungen Säugling nicht fest mit dem Knochen verwachsen) • Frühestens am 5. Tag, spätestens am 14. Tag radiologisch nachweisbar • Die Blutungen sind bedingt durch festes Zupacken
- metaphysäre Verletzungen: Mikrofrakturen an Metaphysenendabschnitten mit Einblutungen • Durch ungewöhnliche Druck- oder Zugbelastung in Gelenknähe
- epiphysäre Verletzungen: typischerweise am distalen Humerus, z. B. durch Hyperextension
- Schaftfrakturen: 4-mal häufiger als metaphysäre Verletzungen • Bevorzugt an Femur und Humerus • Querfrakturen häufiger als Spiralfrakturen
- Schütteltrauma mit intrazerebralen Blutungen (s. Kap. 7)

Zeichen der Bildgebung

▶ **Röntgen**
Hohe Spezifität: Metaphysäre Läsionen (Frakturlinien parallel zur Metaphysenendzone, „corner-sign" = lateraler metaphysärer Kantenabriss, Korbhenkelphänomen = schalenförmiger Abriss der Metaphysenendzone) • Posteriore Rippenfrakturen • Skapulafrakturen • Frakturen des Processus spinosus • Frakturen des Sternums.
Mäßige Spezifität: Multiple beidseitige Frakturen • Epiphysenlösungen • Komplexe Schädelfrakturen • Fingerfrakturen • Wirbelkörperfrakturen und -subluxationen • Frakturen unterschiedlichen Alters.
Geringe Spezifität: Subperiostale Ossifikationen • Schädelfissuren • Schaftfrakturen der langen Röhrenknochen • Klavikulafrakturen.

▶ **Sono**
Diagnose von Epiphysenlösungen bei noch nicht verknöcherter Epiphyse • Darstellung subperiostaler Hämatome • Gelenkergüsse • Darstellung der intrazerebralen Strukturen • Ausschluss begleitender parenchymatöser Organ- oder Weichteilverletzungen.

▶ **CT**
Intrazerebrale Blutungen • Knöcherne Verletzungen des Schädel- und Achsenskeletts • Intraabdominale Verletzungen.

▶ **MRT**
Altersbestimmung von Hämatomen • Zerebrale und spinale Verletzungsfolgen.

▶ **Skelettszintigraphie**
Zur Darstellung okkulter Frakturen bei Verdacht auf Kindesmisshandlung, jedoch ohne sicheren Hinweis auf frische Frakturen.

Battered-child-Syndrom (Kindesmisshandlung)

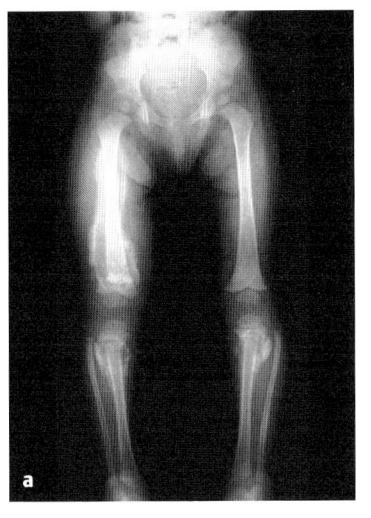

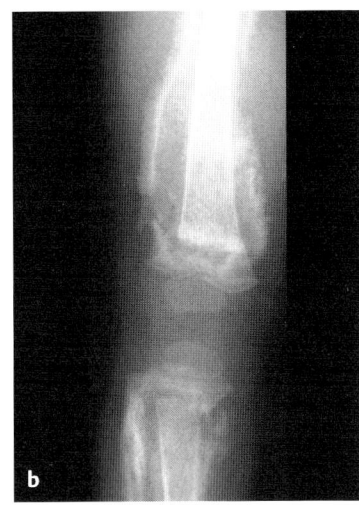

Abb. 152 Kindesmisshandlung. Röntgen der Beine a. p.: Multiple metaphysäre Frakturen mit ausgeprägten subperiostalen Ossifikationen (**a**). Die Ausschnittsvergrößerung (**b**) zeigt die metaphysären Abschnitte des rechten Femurs und der Tibia deutlicher.

Klinik

▶ **Typische Präsentation**
Multiple Hämatome • Wunden • Narben verschiedenen Alters • Retinale Blutungen bei Schütteltraumata • Allgemein Zeichen der Verwahrlosung, Vernachlässigung und Ungepflegtheit • Entwicklungsrückstand bis zur Dystrophie • Apathie • Neurologische Defizite • Psychische Auffälligkeiten • Frakturen unterschiedlichen Alters • Atypische Kopfverletzungen • Intraabdominale Verletzungen.

▶ **Therapeutische Optionen**
Chirurgische Behandlung der aktuellen Verletzung • Psychosoziale Abklärung des Umfeldes • Schutz des Kindes vor weiterer Misshandlung (evtl. außerfamiliäre Unterbringung).

▶ **Verlauf und Prognose**
Abhängig von der Art der akuten und zurückliegenden Verletzungen.

▶ **Komplikationen**
Je nach Verletzung sehr unterschiedlich • Intrazerebrale Verletzungen sind wesentlich komplikationsreicher als einfache Frakturen.

6 Battered-child-Syndrom (Kindesmisshandlung)

Differenzialdiagnose

Osteomyelitis	– Periostreaktionen – buntes knöchernes Bild mit osteolytischen und osteosklerotischen Veränderungen – rein osteosklerotische Veränderungen bei chronischer Osteomyelitis Garré – Entzündungsparameter erhöht – entzündliche Gelenk- oder Weichteilbeteiligung (MRT) – multifokales Auftreten bei chronisch rekurrierender multifokaler Osteomyelitis (CRMO)
Osteogenesis imperfecta	– ausgedünnte Kortikalis – Diaphysendurchmesser vermindert – selten „corner-sign" – häufig Frakturen der Diaphyse – familiäre Anamnese (autosomal dominanter Erbgang) – blaue Skleren möglich
Unfall	– keine Frakturen unterschiedlichen Alters – Unfallmechanismus mit passender Frakturausdehnung
Analgesiesyndrom	– Ursache sind Sensibilitätsstörungen – Frakturen und metaphysäre Läsionen
physiologische Periostreaktion	– meist beidseitig medial an Femur und Tibia, < 2 mm – im Alter zwischen 6 Wochen und 6 Monaten – durch Wachstumsbeschleunigung bedingt
Geburtstrauma	– Anamnese – typische Lokalisationen (Klavikula, Humeruskopf, Schädelfrakturen nach Zangengeburt [„Pingpongball"-Fraktur])
akute lymphatische Leukämie	– Periostreaktionen – metaphysäre Aufhellungsbänder – umschriebene Osteolysen und/oder -sklerosen
seltene Erkrankungen/ Stoffwechselerkrankungen	– Rachitis – Skorbut – Vitamin-A-Intoxikation – Caffey-Syndrom (infantile kortikale Hyperostose) – Prostaglandintherapie zum Offenhalten des Ductus Botalli (kortikale Hyperostosen)

Typische Fehler

Anfertigung von Beckenaufnahmen bei Verdacht auf sexuelle Misshandlung nicht vergessen (knöcherne Veränderungen des R. inferior ossis pubis und des R. ossis ischii) ● Auch typische knöcherne Läsionen schließen eine „normale" traumatische Genese nicht sicher aus ● Bei ausgedehnten Blutungen (auch intrazerebral) Koagulopathie und Thrombozytopathie ausschließen ● Bei typischem Erscheinungsbild muss der Radiologe die Differenzialdiagnose einer Kindesmisshandlung immer benennen, v. a. bei inadäquater Traumaanamnese ● Psychosoziale Komponente darf nicht vernachlässigt werden.

Ausgewählte Literatur

AWMF online. Leitlinien: Battered Child Syndrom, Kindesmisshandlung. Gesellschaft für Kinderchirurgie. AWMF-Leitlinien-Register Nr. 006/090

Kleinman PK. Diagnostic imaging of child abuse. St. Louis: Mosby; 1998: 2–246

Stöver B. Kindesmisshandlung – Bildgebende Diagnostik. Radiologie up2date 2001; 1: 259–272

Stöver B. Kindesmisshandlung. In: Benz-Bohm G (ed.). Kinderradiologie. Stuttgart: Thieme; 2005: 77–93

Prämature Kraniosynostosen

Kurzdefinition

▶ **Epidemiologie**
Inzidenz: 1/1000–2000 • Sagittalnaht am häufigsten betroffen (bis zu 60%), gefolgt von der Koronarnaht • Die meisten Fälle treten sporadisch auf • Jungen sind häufiger betroffen als Mädchen.

▶ **Ätiologie/Pathophysiologie/Pathogenese**
Vorzeitiger Nahtverschluss unklarer Ursache • Im Rahmen von Syndromen: z. B. Morbus Crouzon, Morbus Apert oder Kleeblattschädelsyndrom • Lambdanaht selten isoliert betroffen • Bei den primären Formen Verschluss bereits intrauterin • Zusätzliche Beteiligung der Schädelbasis möglich • Verschluss der Sagittalnaht beginnt am Übergang vom mittleren zum dorsalen Drittel, bei der Koronarnaht lateral • Normalerweise verläuft der Nahtverschluss gleichmäßig.

- Scaphocephalus/Dolichocephalus (Längsschädel): Verknöcherung der Sagittalnaht (60%)
- Brachycephalus/Turricephalus (Turmschädel): beidseitige Verknöcherung der Koronarnaht (20–30%)
- Plagiocephalus: einseitige Verknöcherung der Koronarnaht (5–10%)
- Trigonocephalus (Kielschädel): vorzeitige Verknöcherung der Frontalnaht/Sutura metopica (1–2%)
- Oxycephalus: Verknöcherung aller Schädelnähte

Zeichen der Bildgebung

▶ **Röntgen**
Auffällige Kopfform: Schädel wächst in Richtung der vorzeitig verschlossenen Schädelnaht • Scharf begrenzte, geradlinig verlaufende, schmale Schädelnähte mit Randsklerose • Später partielle oder vollständige knöcherne Überbrückung • Bei Hirndruck Impressionen der Gyri (Impressiones digitatae, Wolkenschädel) und Ausdünnung der Schädelkalotte.

- Scaphocephalus: schmaler, langer Hirnschädel • Koronarnaht verläuft nach dorsal konvex zu • Große Fontanelle sehr klein • Orbitae wirken groß • Normaler bis vergrößerter Kopf
- Brachycephalus/Turricephalus: breiter, hoher und häufig auch kurzer Schädel • Kleines Os frontale • Asymmetrischer Schädel, wenn Koronarnaht nicht gleichmäßig betroffen ist • Normaler bis vergrößerter Kopf
- Trigonocephalus: kielförmiges, kleines Os frontale mit Hyperostose • Hypotelorismus durch Hypoplasie des Os ethmoidale • Eiförmige Orbitae (vertikal größter Durchmesser) • Koronarnaht verläuft nach ventral konvex zur kleinen anterioren Fontanelle • Normale Kopfgröße

▶ **Röntgen-Extremitäten**
Syndrome oft mit kongenitalen knöchernen Anomalien der Extremitäten vergesellschaftet.

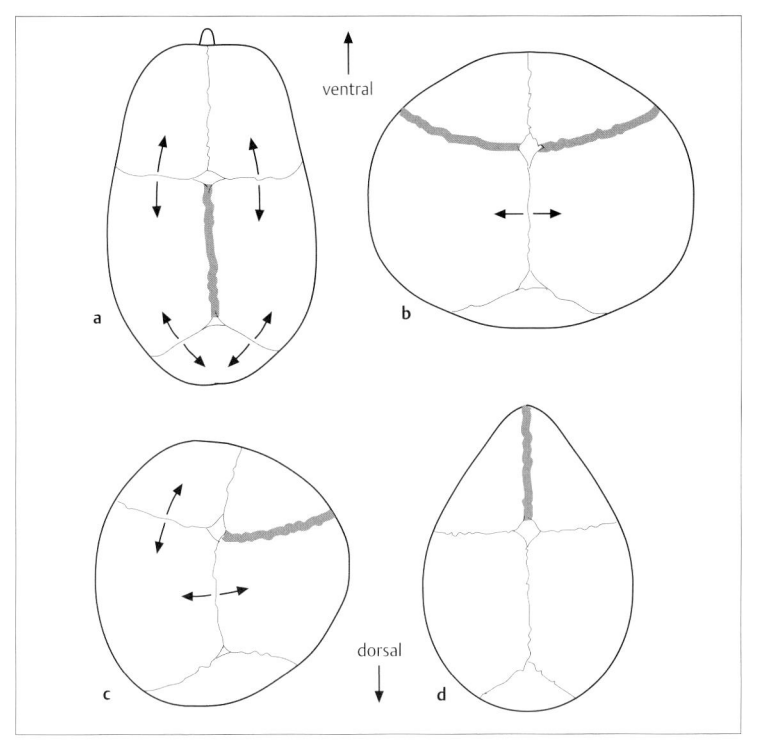

Abb. 153 Prämature Kraniosynostosen. Vorzeitige Suturverschlüsse mit jeweils entsprechender typischer Kopfform. Die verschlossene Schädelnaht ist gekennzeichnet, die daraus resultierende Wachstumsrichtung des Schädels mit Pfeilen hervorgehoben.
a Scaphocephalus, **b** Brachycephalus, **c** Plagiocephalus, **d** Trigonocephalus
(aus Benz-Bohm G. Kinderradiologie. Stuttgart: Thieme; 2005)

▶ **CT**
Bei komplexen Formen 3-dimensionale Darstellung des Schädels • Überlagerungsfreie Darstellung der Suturen.

▶ **MRT**
Bei nicht-syndromalen Formen unauffälliges Gehirn • Je nach zugrunde liegendem Syndrom auffällige intrazerebrale Befunde.

Prämature Kraniosynostosen

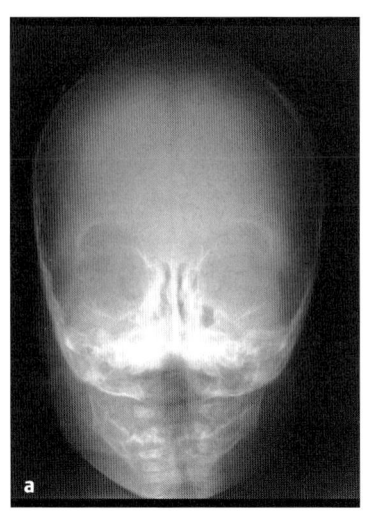

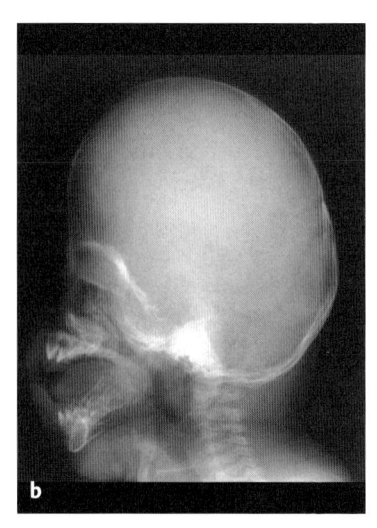

Abb. 154 Turricephalus durch beidseitige vorzeitige Nahtsynostose der Koronarnaht. Röntgen des Schädels in 2 Ebenen: Die Koronarnähte sind verknöchert. Zu hoher und zu kurzer Schädel.

Klinik

▶ **Typische Präsentation**
Je nach betroffener Schädelnaht auffällige Gesichts- und Kopfform ● Erhöhter Schädelinnendruck mit neurologischen Symptomen ● Sehstörung besonders bei Oxycephalus, Turricephalus ● Auffälliger knöcherner Tastbefund.

▶ **Therapeutische Optionen**
Kraniotomie ● Evtl. Kraniektomie ● Frontoorbitales Advancement bei Turricephalus, Plagiocephalus und Trigonocephalus ● Parasagittale Kraniektomie bei Scaphocephalus.

▶ **Verlauf und Prognose**
Sind mehrere Schädelnähte betroffen, kommt es bei zunehmendem Hirnwachstum zu einer Hirndruckerhöhung.

▶ **Komplikationen**
Mikrozephalus ● Intrakranielle Druckerhöhung mit neurologischen Komplikationen.

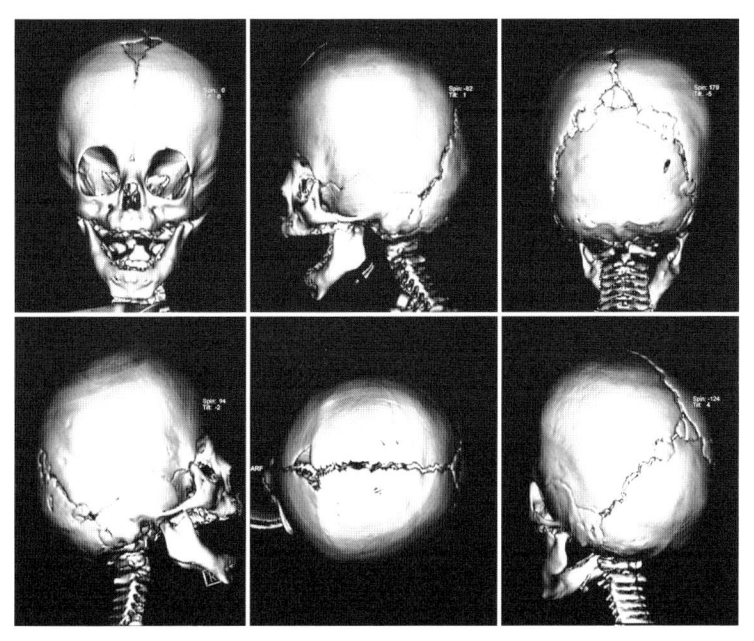

Abb. 155 Koronarnahtsynostose bds. Präoperative Schädel-CT. In der Oberflächenrekonstruktion (VRT) sind die Schädelanatomie und die Pathoanatomie der Schädelnähte überlagerungsfrei darstellbar. Nebenbefundlich Schaltknochen in den Lambdanähten.

Differenzialdiagnose

lageabhängige Schädeldeformierungen
– motorisch gestörtes Kind
– Rachitis (Schädelkalotte sehr weich)
– Osteogenesis imperfecta

sekundär bedingte Ursachen
– Mikrozephalie
– zu schnelle Entlastung bei Hydrozephalus (Unterdruck)
– primärer Hyperthyreoidismus
– Überdosierung bei der Therapie einer Hypothyreose
– Hypophosphatasie
– Vitamin-D-resistente Rachitis
– Mukopolysaccharidosen
– Osteopetrose

Typische Fehler

Fehlinterpretation einer scheinbar offenen Naht bei schmalen Schädelnähten, die geradlinig verlaufen und eine Randsklerose aufweisen.

Ausgewählte Literatur

Richter E. Angeborene Fehlbildungen, Entwicklungsstörungen. In: Benz-Bohm G (ed.). Kinderradiologie. Stuttgart: Thieme; 2005: 39–40

Hayek HW. Kraniostenosen. In: Kinderradiologie 1. Hrsg.: Schuster W et al. Springer-Verlag, Berlin, 1996: 396–404

Bliesener-Harzheim JA. Prämature Nahtsynostose. In: Ebel KD et al. Differentialdiagnostik in der Kinderradiologie. Stuttgart: Thieme; 1995: 36

Bristol RE et al. The effects of craniosynostosis on the brain with respect to intracranial pressure. Semin Pediatr Neurol 2004; 11: 262–267

Lajeunie E et al. Craniosynostosis: from a clinical description to an understanding of bone formation of the skull. Childs Nerv Syst 1999; 15: 676–680

Mittellinienanomalien

Kurzdefinition

▶ **Epidemiologie**
- Kleinhirnwurmdysgenesie: bei Dandy-Walker-Malformation
- Balkendysgenesie: Inzidenz 3–7/1000 ● Tritt häufig in Verbindung mit anderen ZNS-Fehlbildungen auf (50–80%) ● Bei isoliertem Auftreten Jungen häufiger betroffen als Mädchen
- Dysgenesie des Septum pellucidum: Häufigkeit der isolierten Agenesie: 2–3/100 000 ● Häufiger in Zusammenhang mit anderen Syndromen, z.B. bei septooptischer Dysplasie (Häufigkeit 1/50 000)
- Stammgangliendysgenesie bei Holoprosenzephalie: Häufigkeit 1/16 000–25 000 ● m:w = 1,5:1

▶ **Ätiologie/Pathophysiologie/Pathogenese**
Mittellinienanomalien entstehen aufgrund von Fehlern in der Organogenese und betreffen Vermis cerebelli, Balken, Septum pellucidum und die Stammganglien.
Balkendysgenesie: Der Balken entwickelt sich von vorn nach hinten (Rostrum, Genu, Korpus, Splenium) ● Ursachen für eine Agenesie können sein: fehlende Ausbildung der Axone, Axone wachsen aufgrund fehlender Adhäsionsmoleküle nicht bis an die Mittellinie vor, Axone erreichen die Mittellinie, aufgrund eines fehlenden Stimulus, überschreiten sie diese aber nicht, Axone wachsen als dicke Faserbündel (Probst-Bündel) parallel zur Mittellinie ● Bei partieller Agenesie fehlen meist die hinteren Balkenanteile ● Kann isoliert oder assoziiert mit anderen Fehlbildungen auftreten.
Septooptische Dysplasie (De-Morsier-Syndrom): Ätiologie unklar ● Meist sporadisch ● In einzelnen Fällen autosomal dominanter oder rezessiver Erbgang oder Mutation des Hesx/Hesx1-Gens ● Störung in der Entwicklung des Prosenzephalons ● Partielle oder komplette Agenesie des Septum pellucidum, Hypoplasie der Nn. optici und hypophysäre-hypothalamische Funktionsstörung.
Holoprosenzephalie: In 70% Chromosomenanomalien (Trisomie 13, 18q-, 18p-, 3p, 7-) ● Embryonales Prosenzephalon differenziert sich nicht oder nur teilweise in die beiden Großhirnhemisphären, Thalami, Seitenventrikel und III. Ventrikel ● Ausprägungsgrade:
- alobäre Holoprosenzephalie: schwerste Ausprägung
- semilobäre Holoprosenzephalie: mildere Ausprägung
- lobäre Holoprosenzephalie: Minimalvariante

Zwischen den einzelnen Formen gibt es fließende Übergänge.

Zeichen der Bildgebung

▶ **Sono**
Balkendysgenesie: Balken nicht darstellbar, ebenso Sulcus und Gyrus cinguli ● Frontalhörner durch Probst-Bündel von kranial und medial imprimiert, nach lateral verlagert und spitz ausgezogen (Stierhornkonfiguration) ● Freie Kommunikation des Interhemisphärenspalts mit dem III. Ventrikel ● III. Ventrikel nach kranial zwischen die beiden Seitenventrikel verlagert ● Radiäre Anordnung der Gyri und Sulci um den III. Ventrikel ● Häufig dilatierte Hinterhörner und schmale Vorderhörner der Seitenventrikel ● Elongierte Foramina Monroi ● Partielle Agenesie häufig schwierig zu erkennen.

7 Mittellinienanomalien

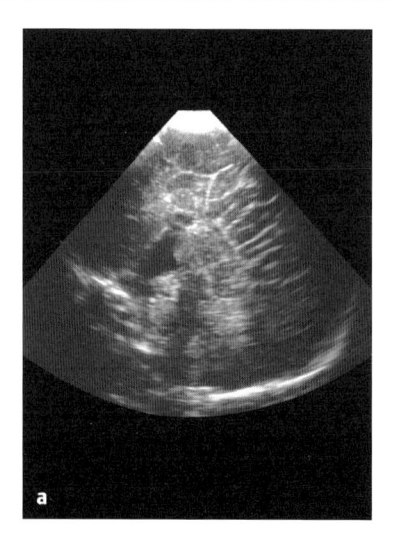

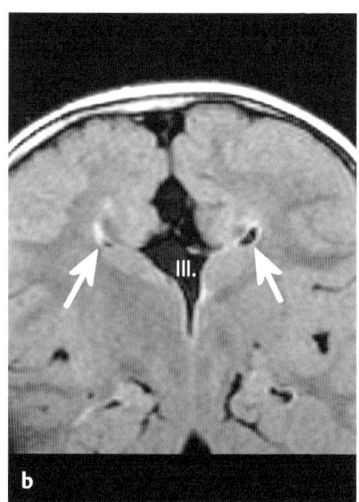

Abb. 156 Balkenagenesie. Sonographie, mittlerer Sagittalschnitt (**a**) und MRT (**b**): Corpus callosum sonographisch nicht darstellbar, radiäre Anordnung der Sulci und Gyri um den III. Ventrikel (**a**). Im koronaren FLAIR Bild (Ausschnittsvergrößerung, **b**) stierhornförmige Konfiguration der Seitenventrikel (Pfeile) bei Balkenagenesie.

Abb. 157 Septumagenesie bei septooptischer Dysplasie. Sonographie: 1-jähriger Junge. Das Septum fehlt, die Vorderhörner bilden einen Monoventrikel und das Dach der Vorderhörner ist abgeflacht.

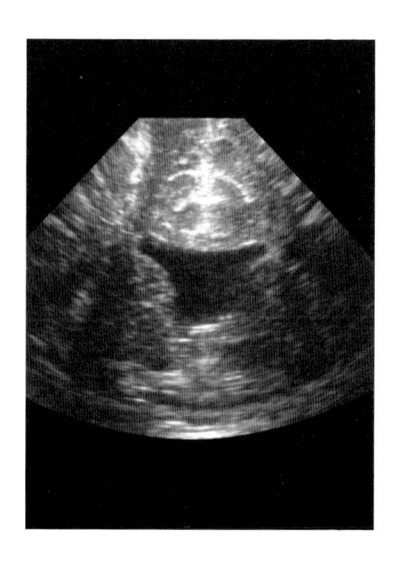

Septooptische Dysplasie: Teilweise oder komplett fehlendes Septum • Kommunizierende Vorderhörner der Seitenventrikel bilden einen Monoventrikel • Dach der Vorderhörner abgeflacht • Leichte Dilatation der Vorder- und Hinterhörner der Seitenventrikel.

Holoprosenzephalie, alobäre Form: Großer, mittelständiger, hufeisenförmiger Monoventrikel mit Übergang in eine große okzipitale Zyste • Thalamuskerne und Plexus choroidei sind in der Mittellinie verschmolzen • Interhemisphärenspalt, Falx cerebri, Balken, III. Ventrikel und Septum pellucidum fehlen • Okzipitallappen nicht angelegt • Große Anteile des Parietal und Temporallappens fehlen • Gyri und Sulci radiär um Monoventrikel angeordnet • Ungeteilte Großhirnscheibe frontal • Einfach angelegte A. cerebri anterior.

Holoprosenzephalie, semilobäre Form: Kleiner mittelständiger Monoventrikel • Okzipital- und Temporallappen angelegt, wenn auch rudimentär • Rudimentäre Anlage der Falx cerebri und des Interhemisphärenspalts • Balken teilweise oder nicht vorhanden • Septum pellucidum nicht angelegt.

Holoprosenzephalie, lobäre Form: Lediglich Frontallappen verschmolzen • Falx cerebri dysplastisch • Septum pellucidum fehlt • Dadurch Vorderhörner der Seitenventrikel verschmolzen • Ventrikelsystem sonst normal angelegt • Normale Balkenanlage oder Balkenagenesie.

▶ **MRT**
Balkendysgenesie: Veränderungen wie bei Sonographie (s. o.) • MRT besser als Sonographie geeignet zum Nachweis einer partiellen Agenesie • Probst-Bündel T1w leicht hyperintens, T2w leicht hypointens zu anderen myelinisierten Fasern • Meanderförmiger Verlauf der Aa. cerebri anteriores in der MR-Angiographie.

Septooptische Dysplasie: N. optici und Chiasma schmächtig • Manchmal schmächtiger Hypophysenstil • Ektopie der Neurohypophyse • Schmaler Balken • Vertikal ausgerichtete Hippokampi.

Holoprosenzephalie: Wie Sonographie (s. o.).

Klinik

▶ **Typische Präsentation**
Balkendysgenesie: Epilepsie • Mentale Retardierung • Mikrozephalie • Stoffwechselstörungen • Syndromale Form hat eine deutlich schlechtere Prognose.
Septooptische Dysplasie: Kinder sind von kleiner Statur • Krampfanfälle (Hypoglykämie) • Apnoe • Zyanose • Hypotonie • Prolongierter Ikterus • Stoffwechselstörungen • Farbenblindheit • Blindheit • Nystagmus • Strabismus • Spastiken • Anosmie.
Holoprosenzephalie: Hypo- oder Hypertelorismus • Lippen-Kiefer-Gaumenspalte • Mikrozephalie • Mentale Retardierung • Stoffwechselstörungen.

▶ **Therapeutische Optionen**
- Balkendysgenesie: Epilepsietherapie • Therapie evtl. Stoffwechselstörungen
- septooptische Dysplasie: Hormonsubstitution
- Holoprosenzephalie: Hormonsubstitution • Epilepsietherapie

- **Verlauf und Prognose**
  - Balkendysgenesie: nichtsyndromale Form kann bis zum 3. Lebensjahr asymptomatisch sein • Syndromale Form hat eine deutlich schlechtere Prognose
  - septooptische Dysplasie: Prognose ist abhängig von assoziierten ZNS-Fehlbildungen
  - Holoprosenzephalie: Prognose ist umso schlechter, je ausgeprägter die Fehlbildung ist • Bei schwerer Ausprägung Spontanabort
- **Komplikationen**
  - Balkendysgenesie: manchmal mit dienzephalen Zysten vergesellschaftet, die die Foramina Monroi verlegen können, wodurch ein shuntpflichtiger Hydrozephalus entstehen kann
  - septooptische Dysplasie: Stoffwechselkrisen • Plötzlicher Kindstod
  - Holoprosenzephalie: hypophysäre-hypothalamische Funktionsstörungen (Diabetes insipidus) • Störungen der Körpertemperaturreglung

Differenzialdiagnose

Balkenhypoplasie	– Balken vollständig nachweisbar, aber verschmächtigt
	– v. a. bei Myelinisierungsstörungen
Balkenagenesie mit interhemisphärischer Zyste	– Typ-1-Zyste kommuniziert mit dem Ventrikelsystem
	– Typ-2-Zysten (multiple) kommunizieren nicht mit dem Ventrikelsystem
	– häufig mit Makrozephalus oder Hydrozephalus assoziiert
Schizenzephalie	– kongenitale Fehlentwicklung des Kortex
	– Spaltbildung, die von der pialen Hirnoberfläche bis zum Seitenventrikelependym reicht
	– 2 Formen: „open lip" und „closed lip", je nach Weite der von grauer Substanz ausgekleideten Spalte
	– große beidseitige „Open-lip"-Schizenzephalie kann Holoprosenzephalie vortäuschen

Typische Fehler

Bei Balken- und Septumagenesie immer nach anderen Fehlbildungen suchen • Partielle Balkenagenesie in der Sonographie manchmal nicht auszuschließen, MRT zur Dokumentation des Ausmaßes der Fehlbildung am besten geeignet.

Ausgewählte Literatur

Antonini Sr et al. Cerebral midline developmental anomalies: endocrine, neuroradiographic and ophthalmological features. J Pediatr Endocrinol Metab 2002; 15: 1525–1530

Barkovich AJ et al. Analysis of the cerebral cortex in holoprosencephaly with attention to the Sylvian fissures. AJNR 2002; 29: 143–150

Campbell CL. Septo-optic dysplasia: a literature review. Optometry 2003; 74: 417–426

Moutard ML et al. Agenesis of corpus callosum: Prenatal diagnosis and prognosis. Childs Nerv Syst 2003; 19: 471–476

Dandy-Walker-Malformation (DWM)

Kurzdefinition

▶ **Epidemiologie**
Häufigkeit: 1/25 000 Geburten ● Mädchen etwas häufiger betroffen als Jungen.
▶ **Ätiologie/Pathophysiologie/Pathogenese**
Unter dem Begriff „Dandy-Walker-Komplex" werden ähnliche Malformationen zusammengefasst, die nicht sämtliche unten genannten Veränderungen aufweisen.
Ätiologie unklar ● Wahrscheinlich fehlende Weiterentwicklung des Rhombenzephalons ● Dadurch Persistenz des Velum medullare anterior, das sich ausdehnt und nach dorsal herniert ● Zystische Erweiterung des IV. Ventrikels, der nicht mit dem Subarachnoidalraum kommuniziert ● Vergrößerte hintere Schädelgrube ● Steilstehendes, hoch ansetzendes Tentorium cerebelli ● Verlagerung der Sinus transversi und des Confluens sinuum nach kranial ● Steil ansteigender Sinus rectus ● Kleinhirnwurmhypo- oder -aplasie ● In 70% der Fälle vergesellschaftet mit anderen ZNS-Anomalien (A-/Dysgenesie des Corpus callosum, Heterotopien der grauen Substanz, Polymikrogyrie oder Agyrie, Schizenzephalie, okzipitale Zephalozele) ● Mitunter kraniofaziale, kardiale, renale, skelettale und respiratorische Malformationen.

Zeichen der Bildgebung

▶ **Sono**
Kann schon während der Fetalperiode sonographisch diagnostiziert werden ● Diagnose sollte nicht vor der 18. SSW gestellt werden ● Große zystische Raumforderung in der hinteren Schädelgrube ● Kommunikation der Zyste mit dem IV. Ventrikel ● Divergenz der Seitenventrikelhinterhörner ● Hypoplastischer Kleinhirnwurm ● Ab dem 3. Lebensmonat häufig assoziierter Hydrozephalus (75%).
▶ **CT**
Zur Verlaufsbeurteilung nach Shunt-Anlage ● Große hintere Schädelgrube mit Zyste unterschiedlicher Größe ● Confluens sinuum liegt kranial der Lambdanaht ● Ausgewalztes und remodelliertes Os occipitale ● Pons nach ventral verlagert.
▶ **MRT**
Evtl. zusätzliche ZNS-Fehlbildungen ● IV. Ventrikel erweitert sich nach dorsal in eine große Zyste ● Zystenwand nur schwer abgrenzbar ● Zysteninhalt ist liquorisointens ● Bei Kleinhirnwurmhypoplasie sind die Wurmanteile nach oben umgeschlagen und liegen auf der Zyste ● Hoch ansetzendes Tentorium, das steil nach kranial verläuft ● Die Kleinhirnhemisphären werden nach ventrolateral verdrängt ● Gelegentlich leichte Signalunterschiede zwischen Zysteninhalt und Liquor in der FLAIR-Sequenz ● In der MR-Venographie angehobene Sinus transversi, steiler Verlauf des Sinus rectus und nach kranial verlagerter Confluens.

Dandy-Walker-Malformation (DWM)

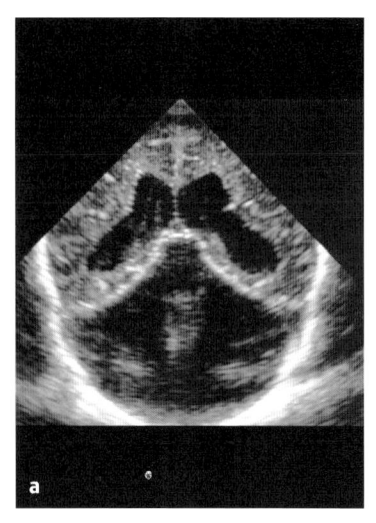

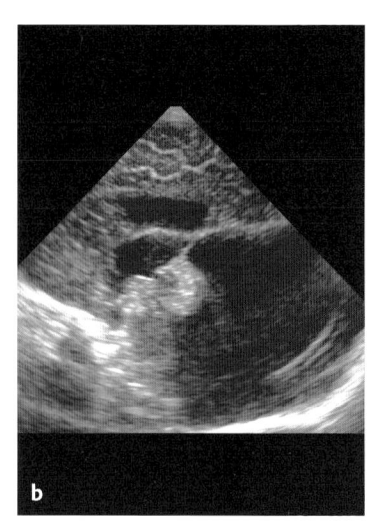

Abb. 158 Dandy-Walker-Malformation bei einem Neugeborenen. Sonographie: Im hinteren Koronarschnitt (**a**) und im Sagittalschnitt (**b**) große zystische Raumforderung, die mit dem IV. Ventrikel kommuniziert. Der Kleinhirnwurm ist hypoplastisch. Assoziierter Hydrocephalus internus.

Klinik

▶ **Typische Präsentation**
Makrozephalie ● Vorgewölbte Fontanelle ● Kopfschmerz ● Krampfanfälle ● Retardierte motorische Entwicklung ● Spastik ● Fehlende Balance ● Atemstörungen.

▶ **Therapeutische Optionen**
Liquorableitung mit ventrikuloperitonealem Shunt mit oder ohne Zysten-Shunt ● Marsupialisation.

▶ **Verlauf und Prognose**
Normale Intelligenz bei bis zu 50% ● Prognose abhängig von begleitenden supratentoriellen Fehlbildungen, Hydrozephalus und Komplikationen.

▶ **Komplikationen**
In bis zu 90% der Fälle Hydrozephalus bei Diagnosestellung ● Shunt-Verschluss ● Shunt-Infektion.

Differenzialdiagnose

Megacisterna magna	– erweiterte hintere Schädelgrube – normaler Vermis – IV. Ventrikel normal – Falx cerebelli und kleine Venen verlaufen durch die Zyste
Arachnoidalzyste	– IV. Ventrikel normal konfiguriert, jedoch komprimiert und verlagert – Falx cerebelli und kleine Venen verlaufen nicht durch die Zyste – Vermis angehoben
Joubert-Anomalie	– geteilter Vermis oder Vermisaplasie – „fledermausflügelartiger" IV. Ventrikel – Das Aussehen des Mesenzephalons ähnelt dem eines Backenzahns
Walker-Warburg-Syndrom	– fehlende oder stark verminderte Gyrierung des Zerebrums – okzipitale Enzephalozele – fehlendes Corpus callosum – Hypoplasie des Kleinhirns

Typische Fehler

Wegen häufiger Assoziation nach anderen ZNS-Fehlbildungen suchen ● Falls sich sonographisch der Verdacht auf eine DWM ergibt, sollte immer auch noch eine MRT durchgeführt werden.

Ausgewählte Literatur

Barkovich AJ et al. Revised classification of posterior fossa cysts and cystlike malformations based on the results of multiplanar MR imaging. AJR Am J Roentgenol 1989; 153: 1289–1300

Nelson MD Jr et al. A different approach to cysts of the posterior fossa. Pediatr Radiol 2004; 34: 720–732

Klein O et al. Dandy-Walker malformation: prenatal diagnosis and prognosis. Childs Nerv Syst 2003; 19: 484–489

Tortori-Donati P et al. Cystic malformations of the posterior cranial fossa originating from a defect of the posterior membranous area. Mega cisterna magna and persisting Blake's pouch: two separate entities. Child Nerv Syst 1996; 12: 303–308

7 Intraventikuläre Hirnblutung (IVH)

Kurzdefinition

▶ **Epidemiologie**
Besonders bei unreifen Frühgeborenen vor der 28. SSW mit einem Körpergewicht von unter 1000 g ● Häufigkeit 30–55% ● Je jünger und unreifer das Kind, desto wahrscheinlicher ist das Auftreten einer Hirnblutung ● Häufig in den ersten 3 Lebenstagen ● Keine Geschlechterprävalenz.

▶ **Ätiologie/Pathophysiologie/Pathogenese**
Ursache ist eine unreife, sehr stoffwechselaktive Schicht reich vaskularisierter, neuroepithelialer Zellen, die Germinalmatrix ● Nach der 32. SSW setzt der Involutionsprozess der Germinalmatrix ein ● Das Gefäßnetz ist in diesem Entwicklungsstadium sehr fragil und anfällig gegen Blutdruckschwankungen, Azidose, Gerinnungsstörungen, Hypoxie und rasche Volumenexpansionen ● Wichtige Risikofaktoren sind Hyper- und Hypoperfusion sowie Hypoxie ● Blutung geht von der Germinalmatrix aus und breitet sich in die Ventrikel aus ● Blutkoagel können die Foramina Luschkae und Magendii verlegen (Hydrozephalus) ● In 20% meist einseitige hämorrhagische Infarzierung (nach Insult) durch zunehmende Kompression der V. terminalis und damit eine Behinderung des venösen Abstroms.

Zeichen der Bildgebung

▶ **Sono**
Papile-Klassifikation:
- Grad I: subependymale Blutung
- Grad II: Ventrikeleinblutung ohne Ventrikelerweiterung
- Grad III: Ventrikeleinblutung mit Ventrikelerweiterung
- Grad IV: Grad I–III mit Blutung ins Hirnparenchym

Grad I: Auf die Germinalmatrix beschränkte, ein- oder beidseitige Echogenitätsvermehrung am Boden des Seitenventrikels zwischen dem Kopf des Nucleus caudatus und dem Thalamus dorsal des gleichseitigen Foramen Monroi ● Meist lösen sich die Blutkoagel innerhalb von Wochen auf ● Manchmal entstehen subependymale Zysten, die sich innerhalb von Monaten zurückbilden.

Grad II: Frisches, echoreiches Blut im Ventrikel ● Mitunter symmetrische, meist jedoch leicht asymmetrische Verteilung des Bluts in den Seitenventrikeln ● Gelangen Koagel in den III. Ventrikel, kann sich dieser als echoreiches Band darstellen ● Plexus choroideus bekommt durch aufgelagerte Blutkoagel eine unregelmäßige Kontur ● 1 Woche nach der Blutung kann es zu einer aseptischen Ventrikulitis kommen ● Das Ventrikelependym erscheint dann echoreich (bis zu 6 Wochen nachweisbar) ● Blutkoagel lösen sich innerhalb von Wochen bis Monaten auf und ihre Echogenität nimmt ab.

Grad III: Größere Blutung als bei Grad II ● Liquor ist nur noch als echoarmer Randsaum zwischen echoarmem Gehirn und echoreichen Koageln erkennbar ● Blutkoagel breiten sich entlang der Liquorabflusswege aus ● Die Verlegung eines Foramen Monrois führt zu einem asymmetrischen Hydrozephalus ● Durch Verlegung der Foramina Luschkae und Magendii entsteht ein alle Liquorräume betreffender Hydrozephalus.

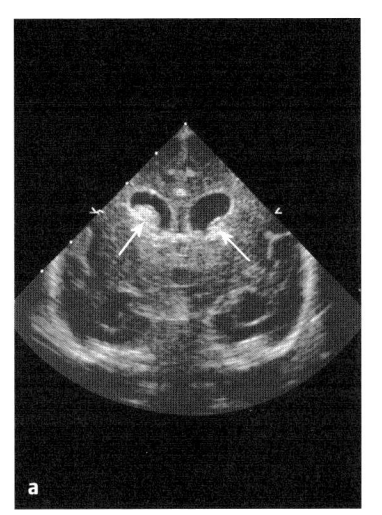

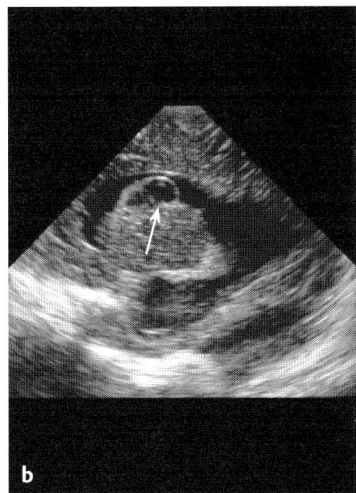

Abb. 159 Ventrikeleinblutung. Sonographie: Frühgeborenes. Im mittleren Koronarschnitt (**a**) beidseits echoreiche subependymale Blutungen (Pfeile), die von der Germinalmatrix ausgehen und in das erweiterte Ventrikelsystem einbrechen (Grad-III-Blutung). In einer Kontrolluntersuchung (Parasagittalschnitt, **b**) einige Wochen später subependymale Zyste (Pfeil) als Blutungsresiduum und posthämorrhagischer Hydrozephalus.

Grad IV: Hämorrhagische Infarzierungen, meist frontoparietal ● Keilförmige Echogenitätsvermehrung ● Die Keilspitze weist zum Parenchym und die Keilbasis zum Ventrikelsystem ● Hämorrhagische Infarzierungen können große Teile einer Hemisphäre betreffen und bis nach subkortikal reichen ● Wenn sie einseitig ausgeprägt sind, kann es zur Verlagerung der Mittellinienstrukturen kommen ● Das Residuum einer hämorrhagischen Infarzierung ist ein zystischer porenzephaler Defekt, dessen Größe dem infarzierten Areal mit ehemals gesteigerter Echogenität entspricht.

▶ **CT**
Aufgrund der Strahlenbelastung ist die Sonographie vorzuziehen ● Blutungen sind im Nativ-Scan hyperdens zum Hirnparenchym.

▶ **MRT**
Kommt nur in Frage, wenn Kind stabil genug ist ● Blutungen im Akutstadium hyperintens in T1w und hypointens in T2w.

Klinik

▶ **Typische Präsentation**
Klinische Symptomatik variabel ● Anpassungsstörungen ● Krampfanfälle ● Hyperreflexie ● Leichte Erregbarkeit ● Hypotonie ● Paresen.

Intraventrikuläre Hirnblutung (IVH)

▶ **Therapeutische Optionen**
Stabilisierung der Hirndurchblutung ● Vermeidung von Risikofaktoren ● VP-Shunt.

▶ **Verlauf und Prognose**
Aus Grad-I-Blutungen können sich gelegentlich kleine Zysten entwickeln ● Nach Grad-III-Blutungen entwickelt sich ein Hydrozephalus, der unter Umständen therapiebedürftig ist ● Bei Grad-IV-Blutungen entwickeln sich aus den infarzierten Arealen je nach Ausmaß porenzephale Zysten mit neurologischen Defiziten ● Grad-I- und Grad-II-Blutungen haben eine sehr gute Prognose ● Mit zunehmendem Schweregrad verschlechtert sich die Prognose (Grad IV: schwere neurologische Komplikationen in 76%).

▶ **Komplikationen**
Wiederholte Blutungen ● Hydrozephalus ● Anfallsleiden ● Entwicklungsverzögerung ● Zerebralparese.

Differenzialdiagnose

Plexus choroideus/ Grad-I-Blutung	– Plexus im Koronarschnitt am Boden des Seitenventrikels – Echogenitätsvermehrung reicht im Sagittalschnitt nicht bis dorsal des Foramen Monroi – Plexus wird zum Foramen Monroi hin schmaler – Koagel auf dem Plexus manchmal durch feine echoarme Linie getrennt
periventrikuläre Leukomalazie/hämorrhagische Infarzierung	– meist symmetrisch – echoreiche Läsionen kleiner – anterior lateral im Bereich der Vorderhörner – posterior über dem Trigonum – periventrikulär – meist Assoziation mit leichter Blutung – vom Ventrikel meist durch Hirngewebe abgegrenzt

Typische Fehler

Ventrikulitis kann auch ohne Blutung auftreten, z.B. bei Infektionen und metabolischen Störungen ● Bei unreifen Neugeborenen Duplexsonographie mit Flussmessung in der A. cerebri anterior durchführen zur Erfassung von Risikofaktoren für intrakraniale Blutungen (erniedrigte Flussgeschwindigkeit, fluktuierende Flussmuster).

Ausgewählte Literatur

Blankenberg FG et al. Sonography, CT, and MR imaging: a prospective comparison of neonates with suspected intracranial ischemia and hemorrhage. AJNR Am J Neuroradiol 2000; 21: 213–318

Fukui K et al. Fetal germinal matrix and intraventriculare haemorrhage diagnosed in MRI. Neuroradiology 2001; 43: 68–72

Futagi Y et al. Neurodevelopmental outcome in children with intraventricular hemorrhage. Pediatr Neurol 2006; 34: 219–224

Vasileiadis GT et al. Uncomplicated intraventricular hemorrhage is followed by reduced cortical volume at near-term age. Pediatrics 2004; 114: 367–372

Periventrikuläre Leukomalazie (PVL)

Kurzdefinition

▶ **Epidemiologie**
Folge einer schweren hypoxämisch-ischämischen Läsion des Gehirns des Frühgeborenen (< 28. SSW) ▪ Tritt bei 1,5–6% aller Lebendgeborenen auf.

▶ **Ätiologie/Pathophysiologie/Pathogenese**
Ursachen sind ein verminderter Sauerstoffgehalt des Blutes und eine verminderte Hirnperfusion ▪ Läsionen treten zuerst im Bereich der Endstrecken der Gefäße auf ▪ Gefäßversorgung der periventrikulären weißen Substanz beim Frühgeborenen durch ventrikulofugale (aus dem Plexus choroideus) und vetrikulopedale Gefäße (vom Kortex zu den Seitenventrikeln) – zwischen beiden Gefäßsystemen entsteht eine „Wasserscheide" ▪ Hirngefäße in diesem Entwicklungsstadium besitzen noch nicht die Fähigkeit zur Autoregulation

PVL-Läsionen finden sich im Bereich der Vorderhörner der Seitenventrikel, der Corona radiata, im Centrum semiovale, über dem Trigonum der Seitenventrikel und parietookzipital ▪ Besonders betroffen sind Capsula interna und externa, motorischer Kortex, kortikospinale Bahnen, Sehrinde und Sprachzentrum ▪ Nach Abräumung der Nekrosen entstehen Zysten, die durch Septen vom Ventrikelsystem abgegrenzt sein oder mit diesem kommunizieren können ▪ Folge der Läsionen ist eine Hirnatrophie.

- Nicht-hämorrhagische Form (²/₃): beidseits symmetrisch um die Seitenventrikel
- Hämorrhagische Form (¹/₃): einseitig mit Grad-IV-Blutung

Einteilung der Schweregrade der PVL nach Aircardi:
- Grad 1: PVL im Bereich der Hinterhörner
- Grad 2: PVL im Bereich der Hinter- und Vorderhörner
- Grad 3: PVL entlang der seitlichen Wand des gesamten Seitenventrikels
- Grad 4: PVL Grad 3 und zusätzliche Zystenbildung in der weißen Substanz

Zeichen der Bildgebung

▶ **Sono**
Sonographisch können 2 Stadien der PVL voneinander unterschieden werden.
Stadium I (1.–2. Woche): Symmetrisch angeordnete, bandförmige Echogenitätsvermehrung (Echomuster entspricht dem von Plexus) kranial und lateral der Seitenventrikel, die sich deutlich vom umgebenden Parenchym abgrenzt ▪ Selten einseitig ▪ 1–2 mm breite echoarme Zone trennt die Läsionen vom Ventrikelsystem ▪ Zone verschwindet bei zusätzlicher Ventrikeleinblutung ▪ Echogenitätsvermehrung meist inhomogen mit echoreicheren und echoärmeren Arealen ▪ In 25% mit Ventrikeleinblutung assoziiert.
Stadium II (≥ 3. Woche): Im Bereich der Echogenitätsvermehrung multiple kleine, diffus verteilte, periventrikuläre Zysten ▪ Umschriebene größere Zysten sprechen für schwereren Verlauf ▪ Zysten konfluieren bei schwereren Verlaufsformen ▪ Dann entstehen große septierte Zysten, die mit dem Ventrikelsystem kommunizieren (Pseudoventrikulomegalie) ▪ Zysten entstehen auch in Hirnarealen, die sich vorher nicht echoreich dargestellt haben ▪ Eine besonders ausgeprägte Form der PVL sieht man bei Kindern mit zusätzlicher Ventrikeleinblutung ▪ Kleine Zysten leichterer Verlaufsformen können sich zurückbilden ▪ Bei schwereren Verlaufsformen Hirnatrophie mit

Periventrikuläre Leukomalazie (PVL)

Abb. 160 Periventrikuläre Leukomalazie Stadium I. Sonographie, hinterer Koronarschnitt: Frühgeborenes der 28. SSW. Typische periventrikuläre Echogenitätsverstärkungen.

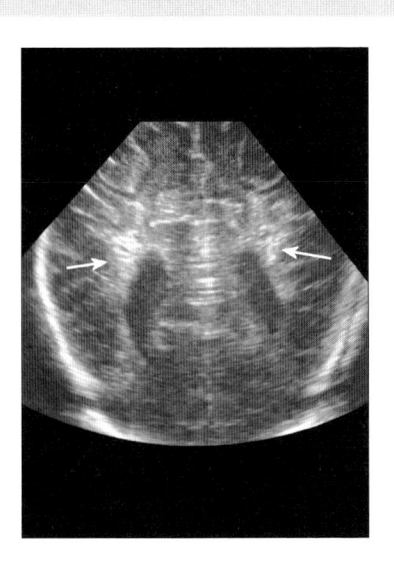

Erweiterung der inneren (hauptsächlich Vorderhörner der Seitenventrikel) und äußeren (Interhemisphärenspalt) Liquorräume.

▶ **CT**
Nutzen-Risiko-Abwägung ● Bei nicht-hämorrhagischer PVL Dichteminderungen ● Bei hämorrhagischer PVL hyperdense periventrikuläre Läsionen.

▶ **MRT**
Nur bei stabilen Kindern möglich ● Fleckig-streifige periventrikuläre Signalanhebungen, insbesondere in der FLAIR-Sequenz ● Unregelmäßige, wellige Kontur der Seitenventrikel ● Fokale oder asymmetrische Erweiterung der Seitenventrikel ● Verschmälerter hinterer Anteil des Corpus callosum.

Klinik

▶ **Typische Präsentation**
Von unauffälligem Erscheinungsbild bis Zerebralparese sind alle Ausprägungen möglich.

▶ **Therapeutische Optionen**
Keine Kausaltherapie ● Noxen vermeiden ● Kreislaufstabilisierung.

▶ **Verlauf und Prognose**
Häufig Entwicklung neurologischer Defizite ● Entwicklungsverzögerung ● Anfallsleiden ● Deswegen eher schlechte Prognose.

▶ **Komplikationen**
Entwicklungsverzögerung ● Di-/Paraplegie ● Zerebralparese ● Hör- und Sehminderung ● Epilepsie.

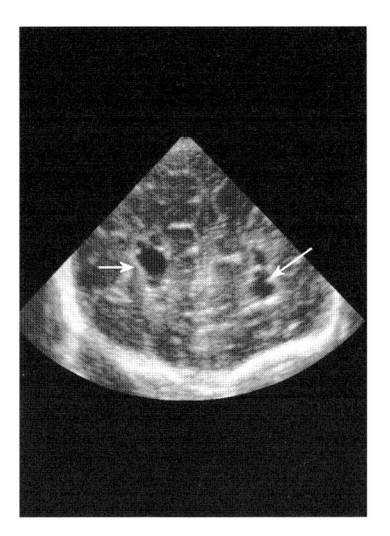

Abb. 161 Periventrikuläre Leukomalazie Stadium II. Sonographie, vorderer Koronarschnitt: 4 Wochen alter Frühgeborener der 30. SSW. Im frontalen periventrikulären Marklager multiple konfluierende zystische Läsionen.

Differenzialdiagnose

multizystische Enzephalomalazie	– bei reifgeborenen Säuglingen mit schwerer perinataler Asphyxie
	– diffuse generalisierte Hirnschädigung
	– multiple zystische Hohlräume unterschiedlicher Größe
	– Zysten können septiert sein
	– typischerweise in Kortex und angrenzender weißer Substanz
	– häufig frontal und okzipital
Vaskulitis	– sehr selten
	– multiple kortikale und subkortikale Läsionen
	– können mit Einblutungen einhergehen
	– Perfusionsdefekte im Akutstadium
	– manchmal Areale mit Schrankenstörungen nachweisbar

Typische Fehler

Unterscheidung der PVL von der hämorrhagischen Infarzierung bei schwerer intraventrikulärer Blutung kann sich schwierig gestalten.

Ausgewählte Literatur

Fan GG et al. Potential of diffusion tensor MRI in the assessment of periventricular leukomalacia. Clin Radiol 2006; 61: 358–364

Roelants-van Rijn AM et al. Parenchymal brain injury in preterm infants: comparison of cranial ultrasound, MRI and neurodevelopmental outcome. Neuropediatrics 2001; 32: 80–89

Sie LT et al. Early MR features of hypoxic-ischemic brain injury in neonates with periventricular densities on sonograms. AJNR Am J Neuroradiol 2000; 21: 852–861

Hypoxisch-ischämischer Hirnschaden

Kurzdefinition

▶ **Epidemiologie**
Häufigkeit: 1,5–6% aller Lebendgeborenen ● Risikofaktoren sind vermutlich Chorioamnionitis, Präeklampsie, Diabetes und Dogenabusus (Cocain) der Mutter.

▶ **Ätiologie/Pathophysiologie/Pathogenese**
Ursache ist eine Asphyxie, die mit einer Hypoxie, Hyperkapnie und Azidose einhergeht ● Zerebrale Hypoxie und Ischämie, häufig von einem toxischen Hirnödem begleitet ● Dadurch weitere Verminderung der Hirnperfusion ● Parenchymschäden zuerst im Bereich der „letzten Wiese" ● Schädigungsmuster hängt ab vom Ausmaß (fokal/generalisiert) und von der Dauer (kurzzeitig/chronisch) der Hypoxämie ● Läsionen bei Frühgeborenen in der periventrikulären weißen Substanz, bei Reifgeborenen parasagittal an der Grenze zwischen grauer und weißer Substanz und in Basalganglien
Bei unreifen Neugeborenen häufig zusätzlich intra- und periventrikuläre Blutungen, später evtl. periventrikuläre Leukomalazie ● Bei Reifgeborenen und älteren Kindern kann die Hypoxämie zu einem Hirnödem, einem Status marmoratus und subkortikalen Nekrosen führen.

Zeichen der Bildgebung

▶ **Sono**
Frühgeborene: Bandförmige, periventrikuläre, scharf begrenzte, inhomogene Echogenitätsvermehrung ● Häufig symmetrisch ● Fokale Läsionen häufig im Centrum semiovale, der Corona radiata und über dem Trigonum der Seitenventrikel ● In verschiedenen Schnittebenen durch große und kleine Fontanelle darstellbar ● Gleiche Echogenität wie der Plexus choroideus ● Bei Ventrikeleinblutung schlecht vom Ventrikel (meist niedriggradig) abgrenzbar ● Weitere Veränderungen s. Kapitel „periventrikuläre Leukomalazie".

Reifgeborene: Postasphyktisch evtl. Hirnödem mit diffuser Echogenitätsvermehrung des Hirnparenchyms, verschmälerten inneren und äußeren Liquorräumen und verwaschenen Hirnstrukturen ● Im Akutstadium evtl. hämorrhagische Infarzierung der Basalganglien (meist Nucleus caudatus, seltener Putamen, Pallidum oder Subthalamus) ● Infarzierung stellt sich als symmetrische Echogenitätsvermehrung dar ● Status marmoratus (frühestens nach 2 Wochen bis 6 Monaten): Echogenitätsvermehrung der Basalganglien, aber geringer als bei der hämorrhagischen Infarzierung ● Im weiteren Verlauf evtl. Verkalkungen der Nekroseareale.
Beim Insult nach 2–3 Wochen multiple kleine Zysten in der Tiefe der Sulci an der Grenze zwischen grauer und weißer Substanz, meist parasagittal ● Im Verlauf konfluieren die Zysten und nehmen an Größe zu ● Substanzverlust führt zur Erweiterung der inneren und äußeren Liquorräume ● Dadurch Hydrocephalus e vacuo ● Nach 2–4 Wochen im Farbdoppler Gefäße in Großhirnrinde und Basalganglien vermehrt (Revaskularisierung).

Hypoxisch-ischämischer Hirnschaden

Abb. 162 Hypoxisch-ischämischer Hirnschaden. Sonographie, Parasagittalschnitt: 4 Wochen altes reifes Neugeborenes. Multiple, unterschiedlich große Substanzdefekte im Marklager und Hydrocephalus e vacuo.

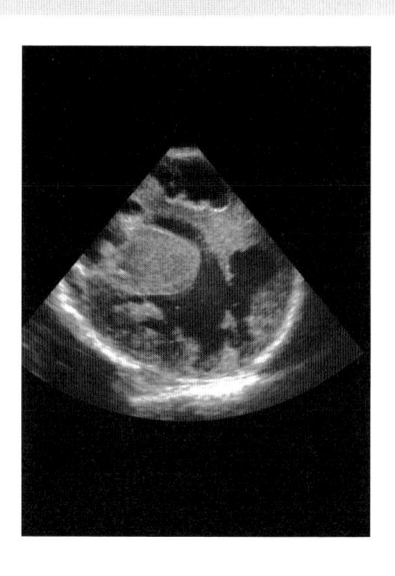

▶ **CT**

Aufgrund der Strahlenbelastung Sonographie vorziehen.

Frühgeborene: Im akuten Stadium mehr oder weniger hypodense, fokale oder multifokale Läsionen im periventrikulären Marklager • Ventrikeleinblutung • Im subakuten Stadium periventrikuläre Zysten • Im Spätstadium Erweiterung der Seitenventrikel.

Reifgeborene: Bei hämorrhagischer Infarzierung hyperdense Basalganglien • Graue und weiße Substanz nicht mehr unterscheidbar • Später Volumenminderung der betroffenen Hirnareale • Bei ausgedehnten Insulten zystische Enzephalomalazie.

▶ **MRT**

Protokoll sollte T1w, T2w, PDw, DWI und T2*w enthalten • Beim Frühgeborenen aufgrund der fehlenden Myelinisierung und der ungünstigen Umgebungsbedingungen (Lautstärke, Kälte) wenig geeignet.

- T1w: hyperintenses Signal im ventrolateralem Thalamus und Basalganglien (heller als der Kortex) • Fokale Signalsteigerung im Kortex
- T2w, PDw: Basalganglien hyperintens und schlecht abgrenzbar • Hypointens bei Verkalkungen und Blutung • Kortexläsionen
- T2*: zur Differenzierung von Blutungen
- DWI: Hyperintense Areale im Kortex • In Basalganglien trotz Läsionen häufig negativ
- Spätbefunde: zystische Substanzdefekte und Hydrocephalus e vacuo

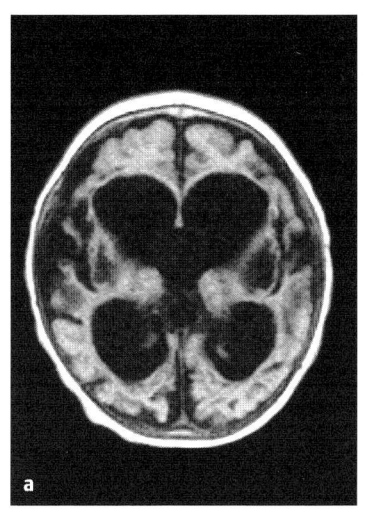

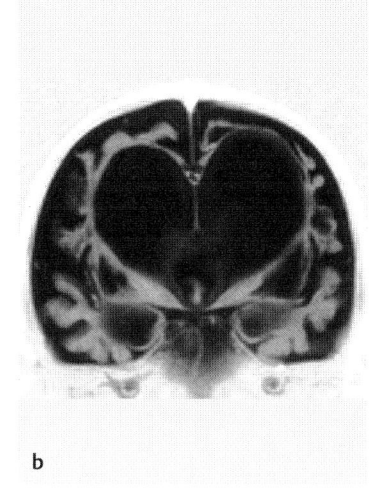

Abb. 163 1 Jahr nach perinataler Asphyxie. Niederfeld-MRT: In der axialen T1w SE (**a**) und der koronaren IR-TSE (**b**) Erweiterung der inneren und äußeren Liquorräume (Hydrocephalus e vacuo). Enzephalozystische Defekte im Marklager und beidseits in den Basalganglien.

Klinik

▶ **Typische Präsentation**
 Einteilung nach Sarnat:
 - Sarnat I: Agitiertheit ● Mydriasis ● Tachykardie ● Normales EEG
 - Sarnat II: Teilnahmslosigkeit ● Myosis ● Bradykardie ● Krampfanfälle
 - Sarnat III: Stupor ● Seitendifferenz der Pupillen ● Tachy- oder Bradykardie ● Selten Krampfanfälle

▶ **Therapeutische Optionen**
 Wiederherstellung einer ausreichenden Oxygenierung ● Ausgleich der Hypoglykämie und Azidose ● Blutdruckregulierung ● Evtl. parenterale Ernährung.

▶ **Verlauf und Prognose**
 Verlauf variiert von normaler Entwicklung bis zur Paraplegie ● Sehr schlechte Prognose bei fehlender Spontanatmung in den ersten 20–30 Minuten ● Schlechte Prognose auch bei neurologischen Ausfällen, die länger als 7–10 Tage andauern ● Vermindertes Kopfwachstum im 1. Jahr geht häufig mit bleibenden neurologischen Defiziten einher.

▶ **Komplikationen**
 Entwicklungsverzögerung ● Mikrozephalie ● Krampfanfälle.

Differenzialdiagnose

Normalbefund	– Echogenitätsvermehrung nur im Parasagittal- und Koronarschnitt durch die große Fontanelle, nicht durch die kleine Fontanelle darstellbar
	– Echogenität geringer als die des Plexus
	– Echogenität homogen, gute Abgrenzbarkeit vom Ventrikel
	– keine Zystenbildung nach 3 Wochen
hämorrhagische Infarzierung	– asymmetrisch
	– größere Areale betroffen
	– ventral der Seitenventrikel
	– reicht bis weit in die Hirnperipherie
	– meist mit schweren Ventrikeleinblutungen
	– grenzt unmittelbar an den Ventrikel an
mitochondriale Enzephalopathie	– sehr variables Aussehen
	– betrifft weiße und graue Substanz
	– betroffen können sein Basalganglien, Hirnstamm, Thalamus, Nucleus dentatus, seltener auch weiße Substanz, Kortex und Kleinhirn
	– fokale und diffuse Atrophie
	– Ödem und Schwellung bei akuten Läsionen
	– Volumenminderung im Spätstadium

Typische Fehler

Kurzes Zeitfenster für Läsionsnachweis in der DWI ● DWI zeigt häufig nicht das volle Ausmaß der Läsion ● Sonographisch Verwechslungsgefahr zwischen Normalbefund und frühem Stadium der PVL möglich.

Ausgewählte Literatur

Barkovich AJ et al. Perinatal asphyxia: MR findings in the first 10 days. AJNR 1995; 16: 427–438

Barkovich AJ et al. Proton spectroscopy and diffusion imaging on the first day of life after perinatal asphyxia: preliminary report. AJNR 2001; 22: 1658–1670

Sie LT et al. Early MR features of hypoxic-ischemic brain injury in neonates with periventricular densities on sonograms. AJNR 2000, 21: 852–861

Sie LT et al. MR patterns of hypoxic-ischemic brain damage after prenatal, perinatal or postnatal asphyxia. Neuropediatrics 2000; 31: 128–136

Slovis TL et al. Ultrasound in the evaluation of hypoxic-ischemic injury and intracranial hemorrhage in neonates: the state of the art. Pediatr Radiol 1984; 14: 67–75

Orbitaphlegmone

Kurzdefinition

▶ **Epidemiologie**
Häufigste Ursache eines einseitigen Exophthalmus beim Kind ▪ Meist mit einer Sinusitis assoziiert ▪ Kinder häufig jünger als 15 Jahre.

▶ **Äthiologie/Pathophysiologie/Pathogenese**
Sinusitis ethmoidalis und maxillaris kann zu einer Periostitis der Lamina papyracea oder des Orbitabodens führen ▪ Wird diese nicht therapiert, breitet sich die Entzündung per continuitatem in die Orbita aus ▪ Evtl. auch Ausbreitung in die Orbita über die klappenlosen orbitalen Venen ▪ Wird die Orbitaphlegmone nicht rechtzeitig erkannt, kann sich ein subperiostaler Abszess in der Lamina papyracea und/oder dem Orbitaboden ausbilden ▪ Zunächst extrakonale Entzündung ▪ Später Ausbreitung nach intrakonal ▪ Seltene Unsachen sind eine Eröffnung des Retrobulbärraums durch direktes Trauma oder eine hämatogene Aussaat im Rahmen einer Sepsis.

Zeichen der Bildgebung

▶ **Röntgen der NNH**
Lediglich zur orientierenden Untersuchung ▪ Verschattung der paranasalen Sinus ▪ Knöcherne Arrosion der Orbitawand ▪ Weichteilschwellung.

▶ **Sono**
Bei Ödem Fettgewebssepten als echofreie, spaltenförmige Areale sichtbar ▪ Bei subperiostalem Abszess echoarme Raumforderung an der medialen Orbitawand, wenn noch nicht eingeschmolzen auch echoreich ▪ Verdrängung des M. rectus medialis und des Bulbus ▪ Schallleitung anstelle von Luftartefakten in den Ethmoidalzellen spricht für Schleimhautschwellung oder Sekretverhalt.

▶ **CT**
Dichteanhebung des retrobulbären Fettkörpers ▪ Geringe diffuse KM-Anreicherung ▪ Exophthalmus ▪ Periorbitale Weichteilschwellung.
Bei subperiostalem Abszess:
- weichteildichte Raumforderung an der medialen Orbitawand (häufiger als an kranialer)
- M. rectus medialis aufgetrieben und verlagert
- bei größerem Prozess können auch andere Augenmuskeln betroffen sein
- KM-Anreicherung, häufig mit Demarkation des zentral hypodensen Abszesses

▶ **MRT**
Bei Optikusneuritis ▪ Bessere Unterscheidung zwischen diffusen Entzündungen und kleinen Abszessen.
- T1w: hypointense Verdichtungen im orbitalen Fettkörper
- T2w: diffuse hyperintense Signalgebung des Fettgewebes und der involvierten Augenmuskeln ▪ Umschriebene hyperintense Läsion bei subperiostalem Abszess
- T1w mit KM: diffuse KM-Anreicherung des Fettgewebes und der Muskeln ▪ Zentral hypointense Läsion mit randständiger KM-Aufnahme bei Abszessbildung.

7 Orbitaphlegmone

Abb. 164 Orbitaphlegmone links. KM-CT in Höhe der Ethmoidalzellen: Entzündliche Verschattung der Siebbeinzellen mit subperiostalem Abszess (Pfeil) an der medialen Orbitawand links.

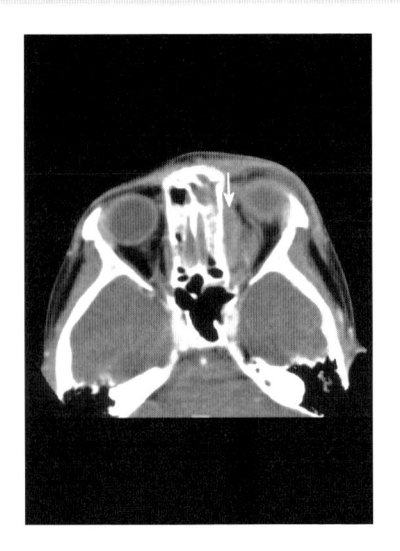

Abb. 165 Subperiostaler Abszess rechts als orbitale Komplikation einer Sinusitis ethmoidalis bei einem Kleinkind: In der KM-CT demarkiert sich der subperiostale Abszess durch das stark KM anreichernde Periost (Pfeil).

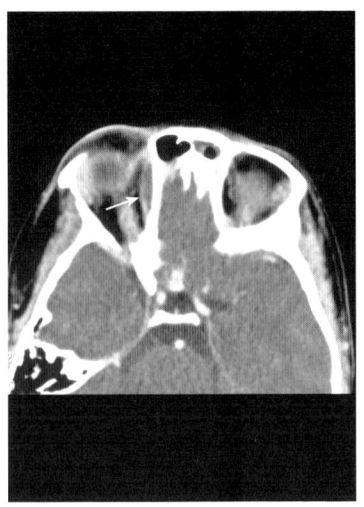

Orbitaphlegmone

Klinik

- **Typische Präsentation**
  Exophthalmus • Ober- und Unterlidödem • Erythem • Reduzierte Beweglichkeit des Auges • Druckgefühl im Bereich der betroffenen Nasennebenhöhlen • Kopfschmerzen.
- **Therapeutische Optionen**
  Antibiose • Operative Sanierung.
- **Verlauf und Prognose**
  Evtl. Visusminderung oder Visusverlust durch Optikusneuritis, Ischämie (durch erhöhten intraorbitalen Druck) oder Retinaischämie (durch Verschluss der Zentralarterie) • Eine verspätete Behandlung führt in 10% zur Erblindung.
- **Komplikationen**
  Subperiostaler Abszess • Osteomyelitis • Intrakraniale Abszedierung • Hirnvenen- oder Sinusvenenthrombose • Erblindung.

Differenzialdiagnose

Myositis	– Auftreibung des M. rectus medialis, des M. rectus superior und des M. obliquus superior
	– Sehnenansatz mit betroffen
	– häufig beidseitig
Pseudotumor	– schmerzhafter Exophthalmus ohne Entzündungszeichen
	– kann alle Augenabschnitte betreffen
	– diffuse Infiltration aller oder einzelner Kompartimente bzw. Strukturen
	– keine knöchernen Destruktionen

Typische Fehler

Orbita-CT bei Orbitaphlegmone nicht nativ, sondern immer nach KM-Gabe zur Darstellung subperiostaler Abszesse (OP-Indikation) durchführen • Bei entsprechender Symptomatik MRT des ZNS bei Verdacht auf Komplikationen wie z.B. Optikusneuritis, intrakraniale Ausbreitung und v.a. Hirnvenen- und Sinusvenenthrombose durchführen.

Ausgewählte Literatur

Givner LB et al. Periorbital versus orbital cellulitis. Pediatr Infect Dis J 2002; 21: 1157–1158

Rahbar R et al. Management of orbital subperiosteal abscess in children. Arch Olotaryngol Head Neck Surg 2001; 127: 281–286

Sobol SE et al. Orbital complications of sinusitis in children. J Otolaryngol 2002; 31: 131–136

7 Neurokutane Syndrome (Phakomatosen)

Kurzdefinition

▶ **Epidemiologie**

Neurofibromatose Typ 1: Neurofibromatose vom peripheren Typ, Morbus von Recklinghausen ● Inzidenz 1/2000–3000 ● Eines der häufigsten Erbleiden ● Hohe Spontanmutationsrate, aber auch familiäre Häufung ● Penetranz 100 % ● Expressivität sehr variabel ● Jungen erkranken häufiger als Mädchen.

Neurofibromatose Typ 2: Zentrale Neurofibromatose ● Inzidenz 1/35 000 ● Bei 50 % liegt eine Neumutation vor ● Klinisches Erscheinungsbild vielfältig.

Tuberöse Sklerose: Morbus Bourneville-Pringle ● Inzidenz 1/7000–10 000 ● 60–70 % durch Neumutation ● Jungen häufiger betroffen als Mädchen.

Von-Hippel-Lindau-Syndrom: Inzidenz 1/35 000–45 000 ● Zahlreiche Mutationen des gleichen Gens ● In bis zu 50 % Spontanmutationen ● Jungen und Mädchen gleichermaßen betroffen.

Sturge-Weber-Syndrom: Inzidenz: 1/50 000 ● Sporadisches Auftreten.

▶ **Äthiologie/Pathophysiologie/Pathologie**

Autosomal dominant vererbte Syndrome mit variabler Penetranz ● Gehen mit Tumoren oder tumorartigen Fehlbildungen des Nervensystems, der Haut und der inneren Organe einher.

Neurofibromatose Typ 1: Defekt des NF-1-Tumorsuppressorgens ● Dadurch ungehinderte Proliferation einiger Zelltypen ● Multiple Neurofibrome (plexiforme Neurofibrome, intrakranial, -spinal und -medullär, an der Haut, in Knochen und inneren Organen) ● Cafe-au-lait-Flecken ● Irishamartome ● Evtl. zusätzlich andere neurale (pilozytisches Astrozytom der Sehbahn, 15–20 %) und nicht neurale Tumoren (z. B. Meningeom) ● Bei langem Bestehen können Neurofibrome maligne entarten ● Erhöhte Inzidenz von Astrozytomen ● Gering erhöhte Inzidenz von Medulloblastomen und Ependymomen.

Neurofibromatose Typ 2: Defekt des NF-2-Tumorsuppressorgens ● Dadurch Störung der Zellmigration und Zellform oder Verlust der Zellkontakthemmung ● Beidseitige Schwannome des N. vestibularis (Akustikusneurinom) oder anderer Hirnnerven ● Multiple Schwannome der Spinalwurzeln (85–90 %) ● Meningeome, Astrozytome und Hamartome der Hirnrinde ● Konusependymome.

Tuberöse Sklerose: Gendefekt mit Störung der Zelldifferenzierung und -migration während der Embryo- und Fetogenese ● Knotenförmige Gliawucherungen in einzelnen Hirnwindungen (Tubera) und in Seitenventrikeln (subependymale Riesenzellastrozytome oder Gangliogliome) ● Angiofibrome an Nasolabialfalten, Stirn und Kinn ● Unguale Fibrome ● Gutartige Hamartome des Herzens (Rhabdomyome, 50–65 %) und der Niere (Angiomyolipome, Zysten, 40–80 %) ● Retinale Hamartome ● Entartung der Hamartome zu Hamartoblastomen sehr selten.

Von-Hippel-Lindau-Syndrom: Defekt auf Chromosom 3p25 ● Hämangioblastome in Kleinhirn und anderen ZNS-Regionen ● Ein- oder beidseitige Hämangioblastome der Retina ● Hämangioblastome im Rückenmark ● Nierenzellkarzinom ● Phäochromozytom ● Endolymphatischer Sacktumor ● Polyzystische Organe (Niere, Pankreas).

Sturge-Weber-Syndrom: Ursache unbekannt ● Angiomatose der Leptomeninx (häufig einseitig) ● Verkalkung der intrakortikalen Kapillaren ● Rindenatrophie ● Angiome der Choroidea ● Naevus flammeus im Gesicht.

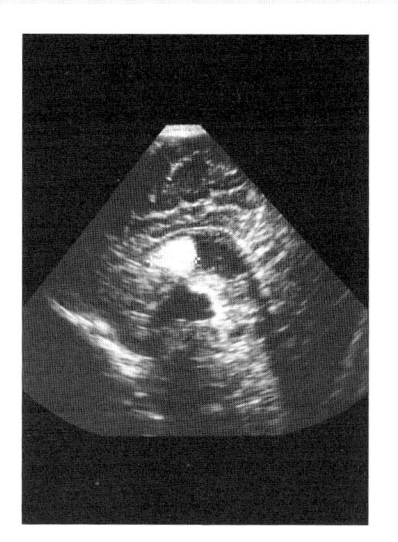

Abb. 166 Riesenzellastrozytom. Sonographie (Parasagittalschnitt): 7 Monate alter Säugling mit tuberöser Sklerose.

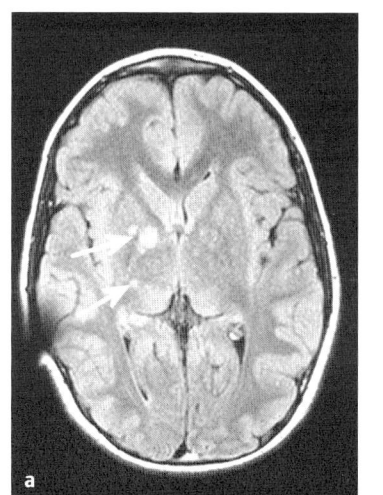

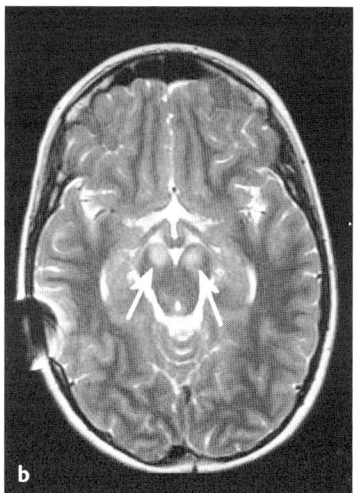

Abb. 167 MRT: 9-jähriges Mädchen mit Neurofibromatose Typ 1. Typische hyperintense Gliome (Pfeile) im Globus pallidus und Thalamus rechts (**a**, axiale FLAIR) sowie im Crus cerebri beidseits (**b**, axiale T2w TSE).

7 Neurokutane Syndrome (Phakomatosen)

Zeichen der Bildgebung

▶ **Röntgen**
Neurofibromatose Typ 1: Spitzwinklige Skoliose • Ausgewalzte Wirbelkörper durch durale Ektasien und laterale Meningozelen • Hypoplastische posteriore Wirbelkörperelemente • Bandrippen • Multiple Pseudarthrosen.

▶ **CT mit KM**
Neurofibromatose Typ 1: Erweiterung der Fissura orbitalis superior (Optikusgliome) oder des Foramen ovale (Neurofibrome) • Keilbeinflügeldysplasie • Lambdanahtdefekt • Duraverkalkungen • Neurofibrome meist hirngewebsisodens • Unterschiedliche KM-Aufnahme • Selten Verkalkungen.

Neurofibromatose Typ 2: Bei Raumforderung am N. vestibularis Erweiterung des inneren Gehörgangs • Meningeom: durastandige fokale/diffus hyperdense Läsion mit starker KM-Anreicherung • Häufig nicht tumorassoziierte Verkalkungen.

Tuberöse Sklerose: Subependymale Noduli häufiger in den Seitenventrikeln als in den Temporalhörnern • Noduli verkalken mit der Zeit • Tubera häufiger supra- als infratentoriell • Hypo-/isodense subkortikale Raumforderung • Verkalkungen im darüber liegenden Kortex • Tubera selbst verkalken auch • Erweitertes Ventrikelsystem.

Von-Hippel-Lindau-Syndrom: In 70% der Fälle hypodense zerebelläre Zyste und isodenser Nodulus • Nodulus reichert stark KM an, Zyste nicht.

Sturge-Weber-Syndrom: Verkalkungen der weißen Substanz gyral und subkortikal (nicht in den Angiomen selbst) • Verkalkung schreitet fort (von posterior nach anterior) • Starke KM-Anreicherung der Angiome • Geschlängeltes Aussehen, häufig mit Vergrößerung des gleichseitigen Plexus choroideus.

▶ **MRT mit KM**
Neurofibromatose Typ 1: In 60–80% fokale Areale mit hoher Signalintensität in weißer Substanz, Pallidum, Thalamus, Hippokampus und Hirnstamm/Cerebellum • Gering oder nicht raumfordernd • Hyperintens in T2w • Variabel in T1w • Selten KM aufnehmend (in 11%, bei Proliferation).

Optikusgliome: Befallen werden N. opticus, Chiasma oder Hypothalamus • Seltener entlang des Tractus opticus • Fusiforme Verdickung der Strukturen • Geschlängelter Verlauf des N. opticus mit dilatierter Nervenscheide • Läsion ist isointens in T1w, hyperintens in T2w • Mäßige/kräftige KM-Anreicherung in T1w.

Plexiformes Neurofibrom: Befallen werden Schädelbasis, Orbita und Skalp, aber auch para- und intraspinal vorkommend (Erweiterung des Spinalkanals und der Neuroforamina) • Hypo- bis isointens in T1w und T2w • Bei intramedullärer Lage inhomogene, sonst variable KM-Anreicherung in T1w.

Neurofibromatose Typ 2: Schwannome: gut abgrenzbare Läsionen des N. vestibularis (ein- oder beidseitige Raumforderung im inneren Gehörgang, gelegentlich mit Zysten) und der Spinalwurzeln • Hier intra- und/oder extraspinales Wachstum • Hypo/isointens in T1w • Iso/hyperintens in T2w • Kräftige, aber inhomogene KM-Anreicherung in T1w.

Ependymome, Astrozytome: häufig zervikothorakal • Verdickung des Myelons • Hypo-/isointens in T1w • Hyperintens in T2w • KM-Anreicherung in T1w.

Meningeom: umschriebene, manchmal auch diffuse duraassoziierte Läsion • Isointens zur Hirnrinde in T1w und T2w • Starke KM-Anreicherung in T1w.

Tuberöse Sklerose: Kortikale/subkortikale Tubera: verplumpter Gyrus mit verdicktem Kortex, manchmal mit zentraler Einkerbung ● In abnehmender Häufigkeit frontal, parietal, okzipital, temporal ● Signalintensität abhängig von der Myelinreife ● In T1w hypo-/hyperintens ● In T2w hyperintens ● Selten KM-Anreicherung.
Subependymale Noduli: iso-/hyperintens in T1w ● Hyperintens in T2w ● In 30–80% KM anreichernd ● KM anreichernde subependymale Noduli am Foramen Monroi sind oft Riesenzellastrozytome.
Läsionen der weißen Substanz: in T2w hyperintense streifige oder unscharf begrenzte Läsionen entlang der Migrationslinien vom Ventrikel zum Kortex.
Von-Hippel-Lindau-Syndrom: In T1w isointenser Nodulus und hypointense Zyste ● Hyperintens in T2w ● Starke KM-Anreicherung des Nodulus in T1w ● Evtl. Flussartefakte innerhalb der Läsion ● Im Spinalkanal häufig vergesellschaftet mit Syrinx ● Evtl. noch mehrere kleine Noduli.
Sturge-Weber-Syndrom: Im Frühstadium beschleunigte Myelinisierung ● Deutliche KM-Anreicherung der leptomeningealen Angiome ● Im Spätstadium hyperintenses Signal in T2w der weißen Substanz bei Gliose ● Kaum noch KM-Anreicherung der Leptomeninx ● Zunahme der Verkalkungen ● Atrophie.
MR-Venographie: oberflächliche Hirnvenen fehlen ● Erniedrigter Fluss in Sinus transversus und den Jugularvenen ● Prominenz medullärer Venen.

Klinik

▶ **Typische Präsentation**
Neurofibromatose Typ 1: Diagnose bei 2 oder mehr der folgenden Zeichen: mehr als 6 Cafe-au-lait-Flecken während des 1. Lebensjahres, mehr als 2 Neurofibrome während der Pubertät oder 1 plexiformes Neurofibrom ● Axilläre und/oder inguinale Pigmentflecken ● Optikusgliom ● Typische Knochenveränderungen ● Verwandter 1. Grades mit Neurofibromatose ● Lernschwierigkeiten ● Geistige Retardierung.
Neurofibromatose Typ 2: Diagnosestellung bei folgenden Situationen: beidseitiges Akustikusneurinom oder Verwandter 1. Grades mit Neurofibromatose Typ 2 und 1 Akustikusneurinom oder 2 der folgenden Veränderungen: Meningeom, Schwannom, Gliom, Neurofibrom, posteriore Linsentrübung. Akustikusneurinome fallen auf durch Tinnitus, Hörminderung und Schwindel, Kopfschmerzen, Gleichgewichtsstörungen, Gangunsicherheit.
Tuberöse Sklerose: Geistige Retardierung (50–80%) ● Anfälle (80–90%) ● Diagnosestellung bei 2 Hauptkriterien oder bei 1 Haupt- und 1 Nebenkriterium.
Hauptkriterien: faziales Angiofibrom/Stirnplaque ● Subunguale Fibrome ● Mehr als 3 hypopigmentierte Flecken ● Multiple retinale Hamartome ● Kortikale Tubera ● Subependymale Noduli ● Subependymale Riesenzellastrozytome ● Kardiales Rhabdomyom ● Lymphangiomatose ● Renales Angiomyolipom.
Nebenkriterien: dentale Einkerbung ● Hamartomatöse rektale Polypen ● Knochenzysten ● Zerebrale radiäre Migrationslinien in der weißen Substanz ● Gingivale Fibrome ● Nicht-renale Hamartome ● Retinaler achromatischer Fleck ● Konfettihautläsionen ● Multiple Nierenzysten.

Von-Hippel-Lindau-Syndrom: Heterogenes Bild • Visuelle Symptome • Kopfschmerz • Gangstörungen • Diagnosestellung: Hämangioblastome des ZNS/der Retina und einer der assoziierten Tumoren oder positive Familienanamnese.
Sturge-Weber-Syndrom: Krampfanfälle (75%) • Planer Naevus flammeus im Versorgungsgebiet des N. trigeminus • Glaukom • Buphtalmus • Schlaganfallartige Episoden.

▶ **Therapeutische Optionen**
Neurofibromatose Typ 1: Beobachtung • Bei Optikusgliomen evtl. Radiatio und Chemotherapie • Evtl. Teilresektion von Neurofibromen, die die Luftwege oder den Gastrointestinaltrakt komprimieren • Bei Skoliose Wirbelsäulenstabilisierung.
Neurofibromatose Typ 2: Wenn möglich Resektion des Akustikusneurinoms.
Tuberöse Sklerose: Antikonvulsive Therapie • Dermabrasio oder Lasertherapie der Angiofibrome • Evtl. Epilepsiechirurgie (Resektion epileptogener Tubera) • Resektion subependymaler Riesenzellastrozytome bei Okklusionshydrozephalus.
Von-Hippel-Lindau-Syndrom: Jährliche körperliche und neurologische Untersuchung • Ophthalmologische Untersuchung • Resektion zerebellärer und spinaler Hämangioblastome • Stereotaktische Bestrahlung • Lasertherapie retinaler Angiome.
Sturge-Weber-Syndrom: Antikonvulsive Therapie • Bei therapieresistenter Epilepsie Neurochirurgie.

▶ **Verlauf und Prognose**
Neurofibromatose Typ 1: Fokale hyperintense Areale nehmen vom 2.–10. Lebensjahr zu und nach dem 20. ab • Kutane Manifestation nimmt mit dem Alter zu • Bei Optikusgliom steigt das Risiko, andere ZNS-Tumoren zu entwickeln • Prognose relativ gut • Lebenserwartung aber verkürzt.
Neurofibromatose Typ 2: Multiple Schwannome treten häufig früh auf (früher als sporadische) • Können jeden Hirnnerv oder peripheren Nerv betreffen • Prognose etwas schlechter als bei Typ 1.
Tuberöse Sklerose: Bei milder Ausprägung gute Prognose • Bei Lungen- und Nierenbefall Prognose etwas schlechter.
Von-Hippel-Lindau-Syndrom: Wird häufig erst zwischen dem 2. und 4. Lebensjahrzehnt symptomatisch • Nierenzellkarzinom häufigste Todesursache.
Sturge-Weber-Syndrom: Krampfanfälle schon im 1. Lebensjahr • Dadurch häufig Entwicklungsverzögerung • Bei 1/3 progressive Hemiparese • Gelegentlich Hemianopsie • Fortschreitende Atrophie der betroffenen Hemisphäre.

▶ **Komplikationen**
Neurofibromatose Typ 1: Entartung der plexiformen Neurofibrome • Blindheit bei Optikusgliomen • Paraplegie bei spinalen Tumoren • Skoliose.
Neurofibromatose Typ 2: Schwindel • Taubheit • Katarakt • Fazialisparese.
Tuberöse Sklerose: Okklusionshydrocephalus • Epileptische Anfälle • Mentale Retardierung • Autismus • Nierenversagen • Bronchopneumonie bei Lymphangiomatose der Lunge • Herzrhythmusstörungen und Herzversagen bei Rhabdomyom.
Von-Hippel-Lindau-Syndrom: Retinale Blutung • Netzhautablösung • Erblindung • Progressive Myelopathie • Intrazerebelläre und -spinale Blutungen • Tumorassoziierte Komplikationen (Nierenzellkarzinom, Phäochromozytom) • Ertaubung.
Sturge-Weber-Syndrom: Glaukom und Hydrophthalmus • Anfallsleiden • Neurologische Defizite • Spasmen (tonisch/klonisch, myoklonisch).

Differenzialdiagnose

Gliomatosis cerebri (Neurofibromatose Typ 1 mit multiplen hyperintensen Arealen)	– befällt 2 oder mehr Lappen – diffuse Vermehrung der weißen Substanz (Basalganglien, Thalamus, Corpus callosum, Hirnstamm, Rückenmark, Cerebellum) mit Volumenzunahme der befallenen Lappen bei erhaltener Architektur – iso-/hypointens in T1w – hyperintens in T2w – geringe KM-Anreicherung
multiple Schwannome ohne Neurofibromatose Typ 2	– keine kutanen Veränderungen – keine Meningeome
X-chromosomale subependymale Heterotopie	– isointens zur grauen Substanz – keine KM-Anreicherung – keine Verkalkungen
pilozytisches Astrozytom	– Patienten jünger – T1w solider Anteil hypo-/isointens, zystischer Anteil leicht hyperintens zum Liquor – T2w solider Anteil hypointens und Zyste hyperintens – starke inhomogene KM-Anreicherung – auch Zystenwand reichert an
Wyburn-Mason-Syndrom	– angeborene, nicht erbliche arteriovenöse Malformationen des ZNS und der Retina und maxillofazial – betreffen die ipsilaterale Hemisphäre des betroffenen Auges – nicht raumfordernd – bei großen Läsionen Flussartefakte

Typische Fehler

MR-Spektroskopie hilfreich bei der Unterscheidung zwischen Läsionen der weißen Substanz und Gliomen • Bei den meisten Differenzialdiagnosen Abklärung der spinalen Achse sinnvoll • Beim Sturge-Weber-Syndrom dünnschichtige Untersuchung der Orbitae empfehlenswert.

Ausgewählte Literatur

He FJ et al. Von Hippel-Lindau disease: strategies in early detection (renal-, adrenal-, pancreatic masses). Eur Radiol 1999; 9: 598–610

Maria BL et al. Central nervous system structure and function in Sturge-Weber syndrome: evidence of neurologic and radiologic progression. J Child Neurol 1998; 13: 606–618

Maria BL et al. Tuberous sclerosis complex: pathogenesis, diagnosis, strategies, therapies, and future research directions. J Child Neurol 2oo4; 19: 632–642

Quigg M et al. Clinical findings of the phakomatoses: neurofibromatosis. Neurology 2006; 66: 23–24

Ruggeri M: The different forms of neurofibromatosis. Childs Nerv Syst 1999; 15: 295–308

7 Tumoren der hinteren Schädelgrube

Kurzdefinition

▶ **Epidemiologie**

Hirntumoren sind nach den Leukämien die zweithäufigste Tumorerkrankung des Kindes- und Jugendalters ● Inzidenz 4/100 000 ● 50 % der Tumoren sind in der hinteren Schädelgrube lokalisiert.

- Medulloblastom: Häufigster Hirntumor der hinteren Schädelgrube (40 %) ● Meist vor dem 10. Lebensjahr ● m : w = 1,5 : 1.
- Pilozytisches Astrozytom: Häufigster Hirntumor und zweithäufigster der hinteren Schädelgrube bei Kindern ● Meist vor dem 20. Lebensjahr ● Altersgipfel 5–9 Jahre ● Keine Geschlechterprävalenz
- Ependymom: Dritthäufigster Tumor der hinteren Schädelgrube bei Kindern ● 10 % aller Hirntumoren ● Altersgipfel 5–6 Jahre ● ⅓ der erkrankten Kinder ist unter 3 Jahre ● Keine Geschlechterprävalenz
- Epidermoidzyste: dritthäufigste Raumforderung des Kleinhirnbrückenwinkels/inneren Gehörgangs ● Seltene intrakranielle Raumforderung

▶ **Ätiologie/Pathophysiologie/Pathogenese**

Medulloblastom: Gehört zu den primitiven neuroektodermalen Tumoren (PNET) ● Entsteht am Vermis cerebelli ● Tumorwachstum meist rundlich und verdrängend ● Füllt mit zunehmendem Wachstum den IV. Ventrikel aus ● Folge ist ein Hydrozephalus ● Die Tumorausbreitung kontinuierlich (in die Kleinhirnstile und/oder bis an den Boden des IV. Ventrikels, zum Hirnstamm, zum Rückenmark und nach supratentoriell) oder durch Metastasierung über den Liquor (nach supratentoriell, in die Leptomeninx und den Spinalkanal) ● Kann selten auch nach extrakranial metastasieren ● WHO Grad IV.

Pilozytisches Astrozytom: Entsteht aus Vorläuferzellen der Astrozyten in den Kleinhirnhemisphären ● Langsam wachsender, umschriebener, häufig zystischer Tumor ● Metastasiert und entartet nur sehr selten ● Spontanregression möglich ● Häufig im Cerebellum ● Seltener N. opticus, Chiasma opticum, Hypothalamus, Thalamus, Basalganglien, Großhirnhemisphären ● Selten Hirnstamm ● Im Verlauf Kompression des IV. Ventrikels und Hydrozephalus.

Ependymom: Geht vom Ependym aus ● Entstehung vermutlich durch Genschaden ● 4 Subtypen: zellulär, papillär, klarzellig, tanyzytisch ● ⅔ infratentoriell (am Boden des IV. Ventrikels), ⅓ supratentoriell ● Wächst leicht lobuliert und meist umschrieben ● Kann Zysten enthalten ● Manchmal Nekroseareale und Einblutungen ● In bis zu 50 % Verkalkungen ● Kann durch die Foramina Luschkae bis an den Kleinhirnbrückenwinkel und in die basalen Zisternen und nach dorsal durch das Foramen Magendii bis in die Cisterna magna vorwachsen ● Spinale Ependymome bei Kindern nur sehr selten ● In bis zu 20 % Metastasierung über den Liquor.

Epidermoidzyste: Entsteht während der Embryogenese aus vom Neuralrohr eingeschlossenem Ektoderm ● Meist außerhalb der Mittellinie ● Am häufigsten am Kleinhirnbrückenwinkel ● Seltener im IV. Ventrikel ● Zystenwand besteht aus Plattenepithel, der Inhalt aus kristallinem Cholesterin und Zelldebris ● Wächst sehr langsam ● Ummauert Nerven und Gefäße.

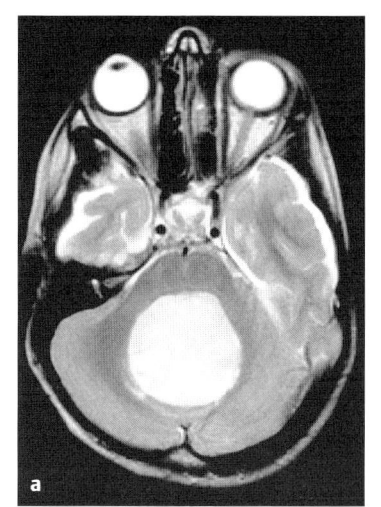

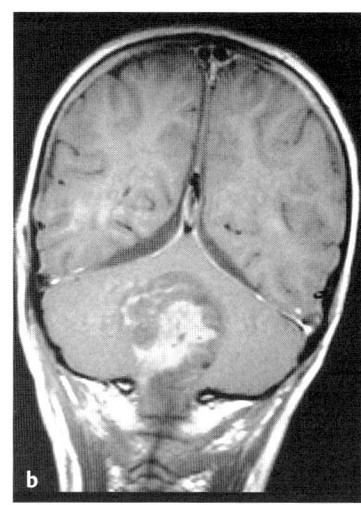

Abb. 168 Medulloblastom. MRT: 9-jähriger Junge. T2w (**a**) Tumor isointens zur grauen Substanz mit einzelnen eingestreuten hyperintensen Zysten. T1w nach KM-Gabe (**b**) inhomogene Anreicherung des Tumorgewebes.

Zeichen der Bildgebung

- **Sono**

  Die meisten intrakraniellen Tumoren treten jenseits des 2 Lebensjahrs auf ● Die Fontanellen sind dann geschlossen, Sonographie nur transtemporal möglich.

  Medulloblastom: Erhöhte Echogenität ● Gelegentlich Zysten und Verkalkungen ● Obstruktionshydrozephalus.

  Pilozytisches Astrozytom: Echoreicher solider Tumoranteil ● Meist großer echofreier, zystischer Anteil ● Hydrozephalus.

- **KM-CT**

  Medulloblastom: Solide, iso-/hyperdense Raumforderung am Dach des IV. Ventrikels ● In 40–50% kleine Zysten oder Nekrosen ● Selten Verkalkungen ● Einblutungen sehr selten ● In über 90% Hydrozephalus ● Homogene KM-Anreicherung des Tumorgewebes.

  Pilozytisches Astrozytom: Teils zystische liquorisodense, teils solide hirnparenchymhypo-/isodense Raumforderung ● Oft perifokale Dichteminderung des umgebenden Hirnparenchyms (Umgebungsödem) ● Selten Verkalkungen und Einblutungen ● Meist Hydrozephalus ● Homogene KM-Anreicherung des soliden Tumoranteils, inhomogen bei Nekrosen ● Der zystische Anteil reichert nur bei der Hälfte der Tumoren an ● Manchmal KM-Übertritt in die Zysten.

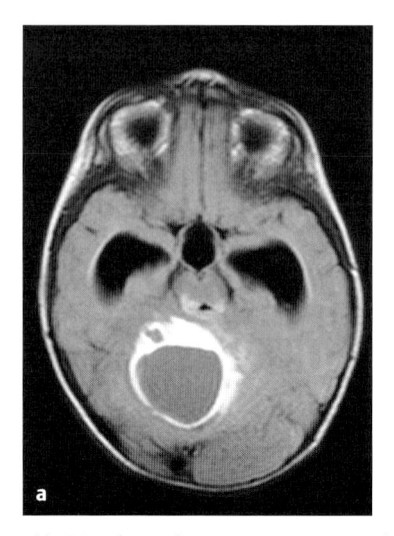

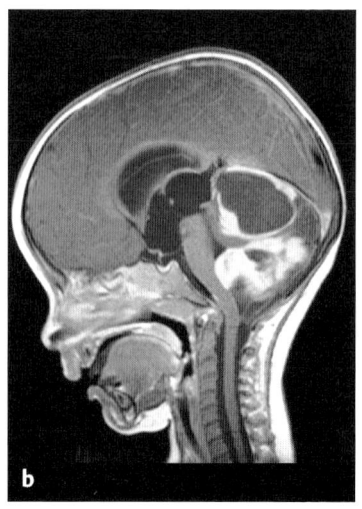

Abb. 169 Pilozytisches Astrozytom. MRT: 2-jähriger Junge, MRT: axial FLAIR (**a**), sagittal T1w mit KM (**b**). Großer inhomogener Tumor mit teils soliden, teils zystischen Anteilen, konsekutiver Hydrozephalus internus (mit freundlicher Genehmigung von Frau Dr. G. Hahn, Abteilung für Kinderradiologie, Institut und Poliklinik für Radiologische Diagnostik, Universitätsklinikum Carl Gustav Carus Dresden).

Ependymom: Meist hirnisodense Raumforderung am Boden des IV. Ventrikels • Ausdehnung in den Kleinhirnbrückenwinkel und die Cisterna magna • Häufig Verkalkungen • Manchmal Einblutungen und Zysten • Variable inhomogene KM-Anreicherung.
Epidermoidzyste: Hypodense (liquorisodense) Raumforderung • In bis zu 25% Verkalkungen • Seltene Variante: dichtes Epidermoid • Nach KM-Gabe normalerweise keine Anreicherung.

▶ **MRT**

Medulloblastom: Präoperatives Staging • Postoperative Verlaufskontrolle • T1w hypointens (zur grauen Substanz) • T2w isointens • PDw und in FLAIR hyperintens • Verminderte Diffusion in DWI • Inhomogene KM-Aufnahme in T1w • Leptomeningeale KM-Anreicherung bei Tumorausbreitung über die Hirnhäute.

Pilozytisches Astrozytom: T1w: solider Anteil hypo-/isointens zur grauen Substanz • Zysteninhalt iso- bis leicht hyperintens zum Liquor.

T2w: Solider Anteil hyperintens zur grauen Substanz • Zysteninhalt iso- bis leicht hyperintens zum Liquor.

FLAIR: solider Anteil hyperintens • Zysteninhalt hyperintens zum Liquor.

T1w mit KM: starke inhomogene Anreicherung des soliden Anteils • Zystenwände reichern nur gelegentlich an.

Ependymom: T1w: hypo-/isointens • Bei Verkalkungen und Einblutungen leicht hyperintense Areale • Zysteninhalt leicht hyperintens zum Liquor.
T2w: iso-/hyperintens • Zystische Areale hyperintens • Hypointense Areale bei Verkalkungen und Einblutungen.
FLAIR: Tumor besser abgrenzbar • Zysteninhalt stark hyperintens.
T1w mit KM: geringe bis mäßige inhomogene KM-Anreicherung.
Epidermoidzyste: T1w: gering hypointens zum Liquor • Kann einer komplexen Arachnoidalzyste ähneln • Manchmal septiert • Dichtes Epidermoid ist hyperintens.
T2w: iso-/hyperintens zum Liquor.
FLAIR: hyperintens.
T1w mit KM: geringe oder keine randständige KM-Anreicherung.

Klinik

▶ **Typische Präsentation**
Medulloblastom: Kleinhirnsymptomatik (Rumpf-/Extremitätenataxie, Intentionstremor, Nystagmus) • Hirndruckzeichen (Erbrechen, Kopfschmerz, Abduzensparese) • Symptome durch lokale Ausbreitung (Hirnnervenparese, Regulationsstörung vitaler Zentren, Ausfall langer Bahnen).
Pilozytisches Astrozytom: Hirndruck- und Kleinhirnsymptomatik.
Ependymom: Hirndrucksymptomatik • Kleinhirnsymptomatik • Manchmal Nackenschmerzen • Schiefhals • Sehstörungen.
Epidermoidzyste: Über viele Jahre klinisch stumm • Erste Symptome meist um das 40. Lebensjahr • Symptome abhängig von der Lage • Kopfschmerz • Hirnnervenneuropathien (N. V, VII, VIII).

▶ **Therapeutische Optionen**
Medulloblastom: Radikaloperation wenn möglich • Chemotherapie • Bestrahlung des gesamten ZNS (Kinder über 3 Jahre).
Pilozytisches Astrozytom: Resektion • Bei verbliebenem Resttumor adjuvante Radiochemotherapie.
Ependymom: Komplette Tumorresektion • Postoperativ Bestrahlung • Nutzen der Chemotherapie nicht bewiesen.
Epidermoidzyste: Resektion.

▶ **Verlauf und Prognose**
Medulloblastom: Prognose abhängig vom Alter des Kindes, von der Größe des postoperativ verbliebenen Resttumors und vom Metastasierungsstadium (M-Klassifikation).
Pilozytisches Astrozytom: Bei komplett resektablem Tumoren beträgt die 10-Jahres Überlebensrate nahezu 100%.
Ependymom: In bis zu 20% bei Diagnosestellung bereits Metastasen • Resektabilität ist entscheidend für die Prognose • Bei kompletter Tumorresektion Überlebensrate 51–80% • Bei Tumorteilresektion 0–26% • Prognose bei Kindern unter 1 Jahr sehr schlecht.
Epidermoidzyste: Gute Prognose bei kompletter Zystenentfernung.

▶ **Komplikationen**

Medulloblastom: Hydrozephalus • Neurologische Defizite • Schmerzen • therapieassoziierte Komplikationen (Endokrinopathie, Wachstumsverzögerung, Leukenzephalomalazie, Mikroangiopathie, Hörminderung bis zur Ertaubung, sekundäre ZNS-Malignome).
Pilozytisches Astrozytom: Wie Medulloblastom.
Ependymom: Wie Medulloblastom.
Epidermoidzyste: Nach Resektion verbleibende Zystenwand führt häufig zu Rezidiven.

Differenzialdiagnose

Plexuspapillom	– häufiger in den Seitenventrikeln (70%) – lobuliertes Aussehen – starke homogene KM-Anreicherung – weniger raumfordernd – dilatierte A. choroidea
Hämangioblastom	– Patienten älter – Nodulus grenzt an die Pia an – homogene starke KM-Anreicherung des Nodulus – Tumor ohne Weichteilkomponente
Hirnstammgliome	– s. Kapitel „Hirnstammgliome"
atypisches Teratoid/ „rhabdoid tumor"	– Kinder jünger – meist nicht vom Medulloblastom zu unterscheiden – sehr heterogenes Aussehen – Tumoraussehen zystisch/hämorrhagisch-solide Raumforderung – KM-Aufnahme variabel

Typische Fehler

Bei Medulloblastom immer spinale Achse mit untersuchen wegen Abtropfmetastasen • Pilozytische Astrozytome komprimieren den IV. Ventrikel, Medulloblastome füllen ihn aus • Ependymome sind viel seltener als Medulloblastome und pilozytische Astrozytome.

Ausgewählte Literatur

Cheng YC et al. Neuroradiological findings in atypical teratoid/rhabdoid tumor of the central nervous system. Acta Radiol 2005; 46: 89–96

Koeller KK et al. From the archives of the AFIP: pilocytic astrocytoma: radiologic-pathologic correlation. Radiographics 2004; 23: 1693–1708

Marmuth-Metz M et al. Neuroradiological differential diagnosis in medulloblastomas and ependymomas: results of the HIT'91-study. Klin Padiatr 2002; 214: 162–166

Strother D. Atypical teratoid rhabdoid tumors of childhood: diagnosis, treatment and challenges. Expert Rev Anticancer Ther 2005; 5: 7621–7631

Hirnstammgliome

Kurzdefinition

- **Epidemiologie**
  15% aller kindlichen Hirntumoren ● 20–30% der Tumoren der hinteren Schädelgrube ● Häufig zwischen dem 3. und 10. Lebensjahr ● Können mit der Neurofibromatose Typ 1 vergesellschaftet sein ● Keine Geschlechtsprävalenz.
- **Ätiologie/Pathophysiologie/Pathogenese**
  Definition der hochgradigen Gliome normalerweise histologisch ● Hirnstammgliome sind eine Ausnahme, da das Morbiditätsrisiko der Operation hoch und die prognostische Relevanz der Histomorphologie gering ist.
  Typische diffuse intrinsische Ponsgliome: Ursache: Genmutation ● Diffuse Infiltration der ventralen Brücke ● Dadurch imponiert der Pons aufgetrieben ● Ausbreitung entlang der spinalen Nervenbahnen.
  Typische Mittelhirngliome: Langsam oder gar nicht progredient ● Evtl. Obstruktion des Aquaeductus cerebri.
  Dorsal exophytische zerebellomedulläre Gliome: Wie typische Mittelhirngliome.
  Untypische Hirnstammgliome: Können in keine der oben genannten Gruppen eingeordnet werden, z.B. exophytische Ponstumoren und Gliome mit primärer KM-Anreicherung ● Metastasieren sehr selten – und wenn, dann über den Liquor.

Zeichen der Bildgebung

- **CT**
  Mittelhirngliome, exophytische zerebellomedulläre Gliome: Meist gut abgrenzbar ● Bei Verkalkungen leicht hyperdens ● KM-Aufnahme variabel (je mehr Verkalkungen, desto weniger KM-Aufnahme) ● Evtl. Hydrozephalus.
  Diffuses intrinsisches Ponsgliom: Hypo-/isodens ● Weniger Verkalkungen ● Meist keine KM-Aufnahme.
- **MRT mit KM**
  Mittelhirngliome, exophytische zerebello-medulläre Gliome: Iso- bis leicht hyperintens in T1w ● Hyperintens in T2w und FLAIR ● Keine oder geringe KM-Aufnahme in T1w ● Verlegt das Aquädukt früh ● Hebt die Lamina tecti an ● Bleibt umschrieben ● Infiltration der Pedunculi cerebri möglich.
  Diffuses intrinsisches Ponsgliom: Hypointens in T1w ● Hyperintens in T2w und FLAIR ● Keine oder geringe KM-Aufnahme in T1w ● Aufgetriebene Brücke ● Führt nur gelegentlich zur Obstruktion des Aquädukts ● Kann A. basilaris und Aa. vertebrales umwachsen.

7 Hirnstammgliome

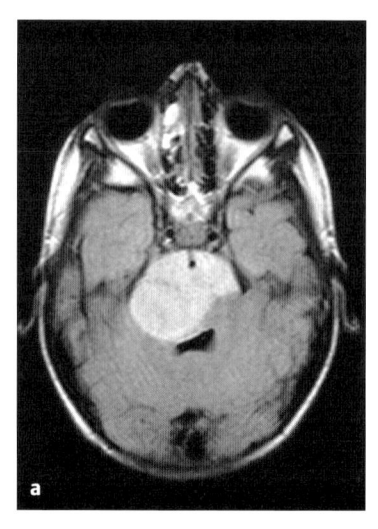

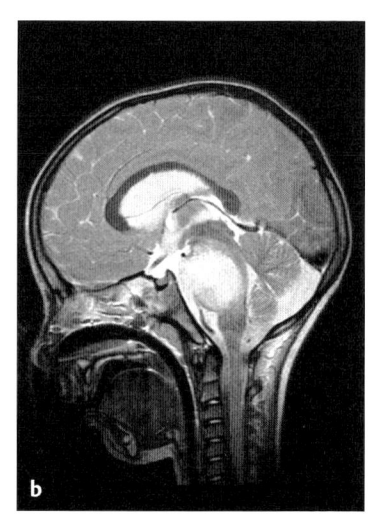

Abb. 170 Diffuses Ponsgliom. MRT, axiale FLAIR-Sequenz (**a**) und sagittale T2w TSE-Sequenz (**b**): 4-jähriger Junge. Hyperintenser Tumor, der zu einer diffusen Auftreibung der Pons führt. Der IV. Ventrikel wird komprimiert und die A. basilaris ummauert. (Mit freundlicher Genehmigung von Frau Dr. G. Hahn, Abteilung für Kinderradiologie, Institut und Poliklinik für Radiologische Diagnostik, Universitätsklinikum Carl Gustav Carus Dresden.)

Klinik

- **Typische Präsentation**
  Übelkeit und Erbrechen ● Kopfschmerz ● Hirnnervenausfälle mit Bulbärstörung ● Ataxie ● Dysarthrie ● Nystagmus ● Schlafapnoe ● Pyramidenbahnzeichen.
- **Therapeutische Optionen**
  Bei Ponsgliomen Bestrahlung und Chemotherapie (Kinder über 3 Jahre) ● Bei Mittelhirngliomen evtl. Operation.
- **Verlauf und Prognose**
  Bei Ponsgliomen schlechte Prognose ● Medianes Überleben ca. 1 Jahr ● Bei Mittelhirngliomen und exophytischen zerebellomedullären Gliomen bessere Prognose ● Primäre KM-Aufnahme verschlechtert die Prognose ● Bessere Prognose bei Assoziation mit Neurofibromatose Typ 1.
- **Komplikationen**
  Zunehmende Hirnstammsymptomatik ● Hirnnervenausfälle ● Disseminierung ● Hydrozephalus.

Differenzialdiagnose

Hirnstammenzephalitis	– akuter klinischer Verlauf, Fieber – unscharf begrenzte Areale mit zytotoxischem Ödem – mit oder ohne Einblutungen – evtl. begleitende Meningitis
akute disseminierte Enzephalomyelitis	– supratentoriell und spinal multifokale Entmarkungsherde, hyperintens in T2w – beidseitiges asymmetrisches Auftreten – Einbeziehung grauer und weißer Substanz – punkt- oder ringförmige KM-Anreicherung
Neurofibromatose Typ 1	– multiple, fokale, nicht raumfordernde Areale, hyperintens in T2w, variabel in T1w – Nuclei dentati häufiger betroffen – Gliome des N. opticus – zunehmend zwischen dem 2.–10. Lebensjahr, abnehmend jenseits des 20. Lebensjahrs
osmotische Myelinolyse	– durch zu schnellen Ausgleich einer Hyponatriämie – Befunde können sehr variabel sein, deswegen Unterscheidung erschwert – akut: iso-/gering hypointens in T1w, hyperintens in T2w – subakut: hyperintens (nach 1–4 Wochen) in T1w, leicht hyperintens in T2w – spart die Pyramidenbahnen aus
Hamartom	– in Verbindung mit der tuberösen Sklerose – subkortikale Läsionen hyperintens in T1w und hypointens in T2w – Signalverhalten ändert sich mit dem Alter – in bis zu 50% Verkalkungen

Typische Fehler

Bei reiner Aquäduktstenose hat der Aquädukt ein trichterförmiges Aussehen im sagittalen Schnittbild ■ Bei Hirnnervenausfällen ergibt sich in der CT selten ein wegweisender Befund.

Ausgewählte Literatur

Barkovich AJ. Pediatric Neuroimaging. Philadelphia: Lippincott Williams & Wilkins; 2005: 514–551

Broniscer A et al. Intratumoral hemorrhage among children with newly diagnosed, diffuse brainstem glioma. Cancer 2006; 106: 1364–1371

Donaldson SS et al. Advances towards an understanding of brainstem glioma. J Clin Oncol 2006; 24: 1266–1272

Hargrave D et al. Diffuse brainstem glioma in children: critical review of clinical trail. Lancet Oncol 2006; 7: 241–248

Wietelmann D et al. Hirnstammgliom. Radiologe 1998; 38: 904–912

7 Tethered cord

Kurzdefinition

▶ **Epidemiologie**
Die Häufigkeit eines „tethered cord" kann nur geschätzt werden, da nicht alle Kinder symptomatisch werden ● Häufig mit einer Lipomenigomyelozele (25–50% aller okkulten spinalen Dysraphien) oder einem Dermalsinus vergesellschaftet ● Keine Geschlechterprävalenz.

▶ **Ätiologie/Pathophysiologie/Pathogenese**
Das Neuralrohr verschließt sich in der 3.–4. SSW ● Hierbei trennt sich neurales von kutanem Ektoderm ● Der distale Teil des Rückmarks bildet sich danach zurück ● Bleibt diese Rückbildung aus, bleibt ein verdicktes Filum terminale zurück und verwächst mit dem mesenchymalen Fett („tethered cord") ● Durch das Längenwachstum der Wirbelsäule gerät das Filum terminale unter Zug ● Möglich Folgen: Syringohydromyelie, Myelomalazie.

Zeichen der Bildgebung

▶ **Sono**
Bei Kindern unter 1 Jahr ● Am besten geeignet für Kinder bis 4 Wochen ● Höhenbeurteilung des Conus medullaris im Panoramasonogramm ● Atembeweglichkeit des Filum terminale im M-Mode ● Rückenmark echoarm mit zentral linearer, echoreicher Struktur ● Physiologischer Konusstand bei Th12 bis L3, im Mittel bei L1/L2 ● Bei „tethered cord" zu tief sitzendes, verdicktes und fixiertes Filum ● Intraspinales Lipom ● Kaudafasern verlaufen atypisch.

▶ **Röntgen-Wirbelsäule**
Röntgenbefund je nach Ausprägung der Dysraphie ● Skoliose ● Segmentale Fehlbildungen ● Wirbelkörperfusionen.

▶ **CT**
Zur Beurteilung des Ausmaßes der knöchernen Fehlbildungen.

▶ **MRT (mit KM)**
Tiefstehender Conus medullaris (tiefer als LWK 2) ● Verdicktes Filum terminale (>2 mm in Höhe von LWK 5) ● Intraspinales Lipom ● Conus besser abgrenzbar in T2w Sequenzen ● Mit schnellen T2w Sequenzen Aufnahmen in gebeugter Haltung möglich, somit Konusbeweglichkeit darstellbar ● Beurteilung der Wirbelsäule und des umgebenden Weichteilgewebes (STIR) ● T1w mit KM bei Komplikationen, z. B. infiziertem Dermalsinus.

Klinik

▶ **Typische Präsentation**
Betroffene Kinder werden häufig während eines Wachstumsschubs symptomatisch ● Rücken- oder Beinschmerzen ● Skoliose ● Progrediente Gangstörung ● Spitzfußhaltung ● Reflexverluste ● Blasen-Darm-Entleerungsstörung.

▶ **Therapeutische Optionen**
Operative Ablösung des Filums und Entfernung des Lipoms.

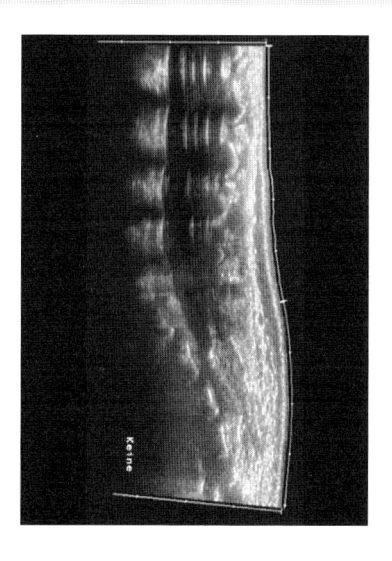

Abb. 171 Lipomyelozele und „tethered cord". Panoramasonographie: Der Conus medullaris ist in Höhe des 3. Sakralwirbelkörpers fixiert und es zeigt sich ein echoreiches intraspinales Lipom im sakralen Spinalkanal.

▶ **Verlauf und Prognose**
Abhängig vom Ausmaß der Anheftung des Filums und den begleitenden Fehlbildungen.
▶ **Komplikationen**
Retethering ● Operative und postoperative Komplikationen.

Differenzialdiagnose

sakrokokzygeales Teratom	– Tumor kann Haare, Zähne, Knorpel und Fett enthalten
	– geht von Os coccygeum aus
	– häufiger externes als internes Wachstum
	– gemischte Signalintensität, „Chemical-shift"-Artefakte
Kaudaregressionssyndrom	– distale LWS und Os sacrum hypoplastisch oder fehlend
	– Konus läuft nicht spitz zu
	– häufig vergesellschaftet mit anderen Fehlbildungen
	– häufiger bei Kindern von Müttern mit Diabetes

Typische Fehler

Normaler Konusstand schließt ein „tethered cord" nicht aus ● Die meisten intraspinalen Lipome sind Zufallsbefunde.

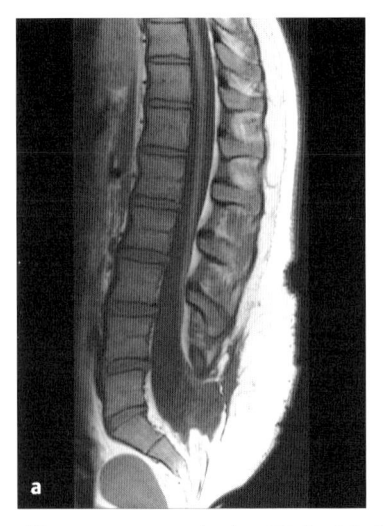

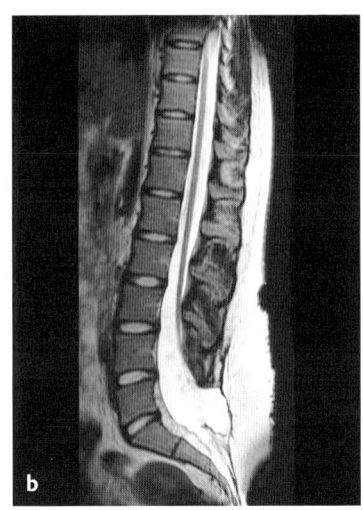

Abb. 172 Meningomyelozele. MRT des Spinalkanals, sagittale T1w SE- (**a**) und T2w TSE-Sequenz (**b**): 15-jähriges Mädchen. Erweiterung des Dursalsacks dorsal von LWK 5 und SWK 1 und 2. Der Conus medullaris reicht bis in Höhe der Oberkante von LWK 5 und ist dort dorsal angeheftet. Die Cauda equina lässt sich bis in den nach dorsal erweiterten Duralsack verfolgen.

Ausgewählte Literatur

Haro H et al. Long-term outcomes of surgical treatmet for tethered cord syndrome. J Spinal Disord Tech 2004; 17: 16–20

Rinaldi F et al. Tethered cord syndrome. J Neurosurg Sci 2005; 49: 131–135

Staatz G et al. Panorama-Ultraschall des Wirbelkanales mit Höhenlokalisation des Konus medullaris bei Neugeborenen und Säuglingen. Fortschr Röntgenstr 1999; 170: 564–567

Xenos C et al. Spinal lipomas in children. Pediatr Neurosurg 2000; 32: 295–307

Yamada S et al. Pathophysiology of tethered cord syndrome and other complex factors. Neurol Res 2004; 26(7): 722–726

Schädel-Hirn-Trauma (SHT)

Kurzdefinition

▶ **Epidemiologie**
Bei Kindern ist das geschlossene SHT der häufigste Traumatyp ● Bei Polytrauma in bis zu 60% auch SHT ● Epidurale Hämatome bei 1% aller SHT.

▶ **Ätiologie/Pathophysiologie/Pathogenese**
Ursache: Gewalteinwirkung auf die Schädeldecke ● Unterschieden werden offene und geschlossene Hirnverletzungen ● Einteilung nach neurologischem Befund in leichtes (GCS > 12), moderates (GCS 9–12) und schweres SHT (GCS ≤ 8) ● Komponenten des SHT sind Schädelfrakturen, epidurale, subdurale sowie intrazerebrale Blutungen und diffuse Hirnschädigung.

Extrakranielle Blutung: Kephalhämatom und subgaleales Hämatom ● Bei 2% aller Entbindungen.

Epidurales Hämatom: Assoziiert mit Frakturen, die die Schädelnähte kreuzen ● Fast immer an der Stelle der Gewalteinwirkung ● Häufig temporoparietal ● Blutung zwischen Kalotte und Dura ● In 80–90% Blutung aus der A. meningea media ● In 10–20% Blutung aus den Sinus ● Selten bei Kindesmisshandlung.

Subdurales Hämatom: Entsteht sowohl durch direktes Trauma als auch ohne direkte Gewalteinwirkung (Scher- oder Rotationskräfte) ● Blutung zwischen Dura und Arachnoidea ● Durch traumatischen Abriss von Brückenvenen v.a. im Bereich des Sinus sagittalis superior ● Unterscheidung in akut, subakut, chronisch ● Bei Kindesmisshandlung häufig beidseits entlang der Hirnkonvexität, zieht bis in den Interhemisphärenspalt und kann auch in der hinteren Schädelgrube vorkommen.

Subarachnoidalblutung: Abriss feiner leptomeningealer Gefäße oder Brückenvenen ● Benachbart zu Kontusionen oder subduralen Hämatomen ● In den Sulci der Konvexität häufiger als in den basalen Zisternen.

Hirnkontusion: Verletzung entsteht zum Zeitpunkt des Traumas ● Hirnparenchym stößt gegen die Kalotte ● Häufigste Parenchymläsion beim SHT ● In fast der Hälfte der Fälle bei mäßigem bis schwerem SHT vorhanden ● Meist beidseits und multipel ● Häufig mit galealem oder subgalealem Hämatom, Subarachnoidalblutung, subduralem Hämatom oder intraventrikulärer Blutung vergesellschaftet ● Häufig im ventrobasalen Temporal- und Frontallappen oder im perisylvischen Kortex.

Scherverletzungen (axonale Verletzungen): Folge starker Scherkräfte ● Hämorrhagisch oder nichthämorrhagisch ● An der Mark-Rinden-Grenze, in Ventrikelnähe, im Balken, im Hirnstamm.

Zeichen der Bildgebung

▶ **Röntgen**
Frakturnachweis ● Nachweis einfacher linearer Schädelfrakturen hat meist keine therapeutische Konsequenz ● Bei Notfallsituationen oder neurologischer Symptomatik CT indiziert ● Bei Kindesmisshandlung multiple Frakturen, wachsende Frakturen, Impressionsfrakturen.

Schädel-Hirn-Trauma (SHT)

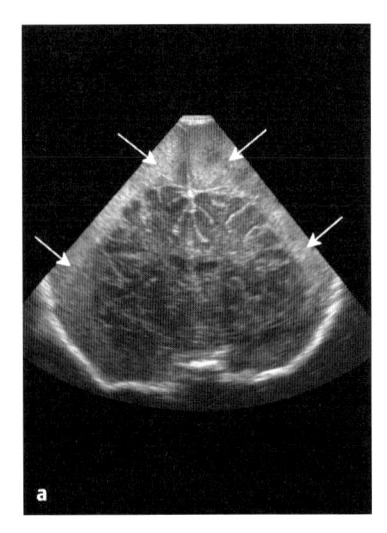

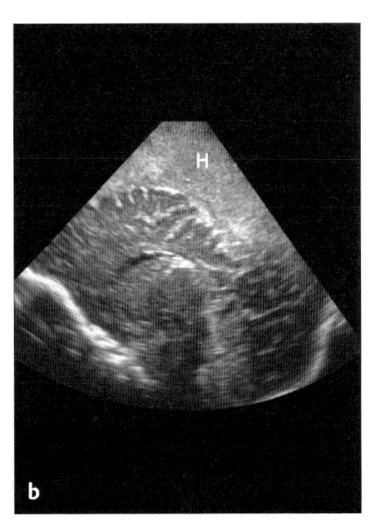

Abb. 173 Subduralhämatome. Sonographie, parakoronare (**a**) und sagittale Schnittführung (**b**): Beidseits Subduralhämatom bei einem Säugling nach Schütteltrauma.

▶ **Sono**

Epidurales Hämatom: Inhomogen echoreiche Raumforderung zwischen echoarmem Gehirn und echoreicher Kalotte ● Bikonvexe Form ● Evtl. Mittellinienverlagerung ● Evtl. transtentorielle Herniation medialer Anteile des Temporallappens, Herniation in das Foramen magnum ● Häufig mit einem Hirnödem assoziiert.

Subdurales Hämatom: Halbmondförmige, zur Hirnoberfläche konkave, echoreiche Flüssigkeitsansammlung ● Bei Schütteltrauma (Kindesmisshandlung) häufig beidseitige Blutungen und unterschiedlich alte Blutungen ● Blut sammelt sich zwischen Dura und Arachnoidea ● Evtl. Mittellinienverlagerung und Ventrikelkompression.

Subarachnoidalblutung: Sonographische Darstellung schwierig, manchmal unmöglich ● Aufweitung der Sylvi-Fissur, die unregelmäßig begrenzt sein kann ● Gyri und Sulci echoreich ● Diffuse Echogenitätsvermehrung der betroffenen Hemisphäre.

▶ **CT**

CCT bei Verdacht auf Schädelbasisfraktur, intrakraniale Blutung oder Hirnödem ● Obligat bei GCS ≤ 8.

Epidurales Hämatom: In ⅔ der Fälle hyperdense, in ⅓ der Fälle gemischt hypo-/hyperdense bikonvexe extraaxiale Raumforderung ● Verdrängung des darunter liegenden Hirngewebes ● Wirbelzeichen innerhalb des Hämatoms weist auf aktive Blutung hin ● In bis zu 50% begleitende Läsionen nachweisbar, z.B. Kontusion.

Subdurales Hämatom: Halbmondförmige, meist hyperdense, zu ⅓ teils hypo-, teils hyperdense Läsion ● Konkav zum Hirnparenchym ● Kann Suturen überkreuzen, nicht aber durale Anheftungsstellen ● Häufig Ausdehnung in den Interhemisphärenspalt und entlang des Tentoriums ● Andere Läsionen (z.B. Subarachnoidalblutung) häufig.

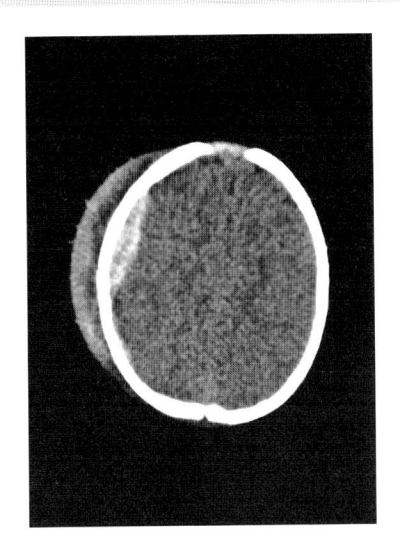

Abb. 174 Epiduralhämatom. CCT: 9 Monate altes Mädchen. Typisches epidurales Hämatom rechts parietal.

Subarachnoidalblutung: Hyperdense Areale im Subarachnoidalraum, manchmal auch nur in der interpedunkulären Zisterne ● In den Ventrikeln meist bei Kontusionen und tief gelegenen Hämatomen (Blut-Liquor-Spiegel).
Kontusion: CT kann anfänglich normal sein ● Hypodenser Kortex mit fokalen hyperdensen Läsionen ● Im subakuten Stadium KM-Anreicherung.

▶ **MRT**
Sehr sensitiv zum Nachweis von parenchymatösen Verletzungen und Blutungen unterschiedlichen Alters ● Bei Kindesmisshandlung Nachweis axonaler Verletzungen im Thalamus, hypothalamisch oder kortikomedullär.

Epidurales Hämatom
- T1w: im akuten Stadium isointens ● Im subakuten hyperintens ● Signalfreie Linie zwischen Hämatom und Gehirn (abgehobene Dura)
- T2w: im Akutstadium variabel (hypo-/hyperintens) ● Im subakuten hyperintens ● Signalfreie Linie zwischen Hämatom und Gehirn
- T1w mit KM: evtl. Nachweis einer Blutung aus den Sinus ● Sinusthrombose

Subdurales Hämatom: Signalintensität variiert mit dem Alter des Hämatoms
- T1w: im Akutstadium hypo- bis leicht hyperintens
- T2w: im Akutstadium hypointens

Subarachnoidalblutung: Isointens in T1w und T2w ● Hyperintens in FLAIR ● Fokale Blutung im Plexus ● Blut-Liquor-Spiegel in den Ventrikeln.

Kontusion: Multifokale Läsionen gemischter Signalintensität ● Akute Blutung isointens in T1w und hyperintens in T2w ● Kortexödem hyperintens in T2w ● Hämosiderin (Blutungsresiduum) signalarm in T2*w.

Schädel-Hirn-Trauma (SHT)

Klinik

▶ **Typische Präsentation**
Bewusstlosigkeit ● Erbrechen ● Retrograde Amnesie ● Kopfschmerzen ● Schwindel ● Evtl. transitorische kortikale Amaurose ● Schreiattacken ● Bei Blutung evtl. neurologische Herdzeichen ● Bei Schädelbasisfraktur evtl. Blut und/oder Liquor aus Nase und/oder Ohren, Monokel- oder Brillenhämatom ● Tastbarer Frakturspalt ● Palpatorisch instabiler Schädel bei Berstungstrauma.
Epidurales Hämatom: Kopfschmerz ● Übelkeit ● Erbrechen ● Krampfanfälle ● Neurologische Defizite.
Subdurales Hämatom: Variiert von asymptomatisch bis zur Bewusstlosigkeit.
Subarachnoidalblutung: Kopfschmerz ● Übelkeit ● Erbrechen ● Vigilanzminderung.
Kontusion: Manchmal Bewusstlosigkeit ● Verwirrtheit ● Fokale neurologische Ausfälle ● Persönlichkeitsveränderungen.

▶ **Therapeutische Optionen**
Leichtes und moderates SHT: Stationäre Überwachung über 48 Stunden ● Bei Erbrechen Magensonde und Nahrungskarenz ● Regelmäßige Prüfung von Kreislaufparametern, Pupillen und Vigilanz (GCS).
Schweres SHT: Präklinisch Sicherung des Kreislaufs ● Frühzeitig Intubation und Beatmung, obligat bei GCS < 8 ● Ausreichende Volumentherapie ● Hebung von Kalottenimpressionen von mehr als Kalottendicke ● Ausräumung epi- und subduraler Hämatome bei Raumforderung und entsprechender neurologischer Symptomatik ● Hirndruckprophylaxe und -therapie.

▶ **Verlauf und Prognose**
Leichtes und moderates SHT haben eine meist sehr gute Prognose ● Beim schweren SHT häufig neurologische Restdefekte und letale Gefährdung bei ⅓ der Verletzten ● Prognostisch ungünstig ist eine primäre Areflexie und ein generalisiertes Hirnödem.
Epidurales Hämatom: Zunächst kurze Bewusstlosigkeit ● Evtl. freies Intervall ● Ohne Therapie Übergang in ein Koma.
Subdurales Hämatom: In der Hälfte der Fälle freies Intervall ● Patient zunächst wach ● Dann Bewusstseinsverlust Stunden nach dem Trauma ● Blutung kann langsam größer werden ● Zunehmende Verdrängung und Kompression des Hirnparenchyms.
Subarachnoidalblutung: Schlechtere Prognose bei begleitenden Kontusionen.
Kontusion: Initiale Kontusionen nehmen häufig an Größe zu.

▶ **Komplikationen**
Persistierende Lähmung oder Spastik durch fokale zerebrale Schädigung ● Persistierende psychomotorische Störungen ● Maligne, therapierefraktäre Erhöhung des intrakranialen Drucks ● Dadurch Minderperfusion des Gehirns und Einklemmung des Hirnstamms ● Diffuse axonale Schädigung mit schwersten psychomotorischen Folgeschäden.

Differenzialdiagnose

Empyem	– bikonvexe extraaxiale Raumforderung
	– leicht hyperdens bis isodens zum Liquor
	– meist beidseitig
	– zwischen Kalotte und Dura
	– starke randständige KM-Anreicherung
nicht-traumatische SAB	– durch Aneurysmaruptur, arteriovenöse Malformationen
	– anamnestisch meist kein vorangegangenes Trauma
Meningitis	– sonographisch Verbreiterung der Sulci, Echogenitätsvermehrung im Subarachnoidalraum, verdickte Meningen
	– in der CT meist kein pathologischer Befund
	– meningeales Exsudat isointens in T1w, hyperintens in T2w und FLAIR
	– leptomeningeale KM-Anreicherung
Meningeom	– keine akut einsetzende Symptomatik
	– scharf begrenzte, der Dura anhaftende Raumforderung
	– in den meisten Fällen hyperdens
	– Hyperostose der Kalotte in der Tumorregion
	– Verkalkungen
	– homogene, starke KM-Aufnahme

Typische Fehler

Sonographisch können hochparietale Blutungen übersehen werden, daher bei neurologischer Symptomatik CT durchführen ● Bei Blutungsverdacht und durchführbarer Kopfsonographie immer auch transtemporal untersuchen ● Bei subduralen Hämatomen unterschiedlichen Alters an Kindesmisshandlung denken und Untersuchung des Augenhintergrunds (Retinablutungen) veranlassen ● Bei Betrachtung der CT-Bilder Fensterweite verringern, um kleinere frische Blutungen zu erkennen.

Ausgewählte Literatur

AWMF online. Leitlinien Schädel-Hirn-Trauma (SHT). Gesellschaft für Kinderchirurgie. AWMF-Leitlinien-Register Nr. 006/121

Halley MK et al. Loss of consciousness: when to perform computed tomography? Pediatr Crit Care Med 2004; 5: 230–233

Holsti M et al. Pediatric closed head injuries treated in an observation unit. Pediatr Emerg Care 2005; 21: 639–644

Simon B et al. Pediatric minor head trauma: indications for computed tomographic scanning revisited. J Trauma 2001; 51: 231–237

Sachverzeichnis

A

Abdominaltumor 198
Abszess, subperiostaler 320
Abt-Letterer-Siwe-Krankheit 257
Alagille-Syndrom 149
Analatresie 122 ff
Analgesiesyndrom 294
Analmembran 122
Analstenose
- Analatresie 122
- DD Morbus Hirschsprung 129
Andre-von-Rosen-Linie 269
Antrum, DD Invagination 134
Aortenbogen
- doppelter 57
- - DD Schlinge, pulmonale 68
- rechter 68
- unterbrochener 64
Aortenisthmusstenose (ISTHA) 62 ff
- asymptomatische 62
- postduktale 62
- symptomatische 62
Appendizitis 135 ff
- DD Invagination 134
- DD Meckel-Divertikel 144
Apple-peel-Deformität 119
Arachnoidalzyste 307
Arcus aortae circumflexus duplex 59 ff
Arteria lusoria 57 f, 60
Arteria subclavia
- aberrierende 60, 68
- Fehlabgang 57
Arthritis
- eitrige 270
- rheumatoide 224
- - juvenile 278
- septische 225 ff
- - DD Coxitis fugax 224
- - DD Morbus Perthes 278
ASD s. Atriumseptumdefekt
Asphyxie, perinatale 196, 317
Aspiration, rezidivierende 43
Aspirationspneumonie 118

Asthma bronchiale
- DD Fremdkörperaspiration 45
- DD Mukoviszidose 43
Astrozytom, pilozytisches 328 ff
- DD Phakomatose 327
Atelektase 45
Atemnotsyndrom, idiopathisches (IRDS) 6 ff
- DD Dysplasie, bronchopulmonale 13
Atriumseptumdefekt (ASD) 80 ff
- DD Ductus arteriosus Botalli, persistierender 84
- DD Ebstein-Anomalie 70
- DD Lungenvenenfehlmündung 89
- DD Septumdefekt, ventrikulärer 79
Aufhellungsband, metaphysäres 263 f
Azetabulumindex 269
Azidose, tubuläre 220

B

Balkenagenesie 302
- DD Mittellinienanomalie 304
Balkendysgenesie 301 ff
Balkenhypoplasie 304
Battered-child-Syndrom (Kindesmisshandlung) 292 ff
- DD Fraktur 291
Beckenrhabdomyosarkom
s. Rhabdomyosarkom 201
Bertini-Säule, hypertrophe 179
Bewegungsapparat 218 ff
Biliom 154
Blase, neurogene, subpelvine 182
Blutung, extrakranielle 339
Bochdalek-Hernie 28
Brachycephalus 296 f
Brodie-Abszess 225, 227
- DD Osteoidosteom 247
Bronchiektasie, zystische 21
Bronchiolitis s. RSV-Bronchiolitis 31
Bronchiolitis obliterans 45
Bronchusatresie 17
B-Streptokokken 31 f
B-Streptokokkenpneumonie 8

C

Caffey-Syndrom 294
Candida 31, 105
CCAM s. Malformation, adenomatoide, zystische, kongenitale
Chlamydia trachomatis 213
Chlamydien 31
Choledochuszyste 151 ff
- DD Gallengangsatresie 149
Cholezystolithiasis 156 ff
Chondrom, periostales, juxtakortikales 243
Chondrosarkom
- epiexostotisches 243
- DD Sarkom, osteogenes 256
Chordom 207
Clostridien 105
CMV-Infektion
  s. Cytomegalie-Virus-Infektion
Colitis ulcerosa 141
Cor triatriatum 89
Coronaviren 105
Coxitis fugax 222 ff
- DD Epiphyseolysis capitis femoris (ECF) 274
- DD Morbus Perthes 278
Cytomegalie-Virus-Infektion (CMV-Infektion)
- Enterokolitis, nekrotisierende 105
- DD RSV-Bronchiolitis 31

D

Dandy-Walker-Malformation (DWM) 305 ff
Darmabschnitt-Dilatation, generalisierte 105
Darmrotation
- Malrotation, DD Volvulus 114
- Non-, Malrotation 108 ff
- normale 108
Deadly vomit 112
De-Morsier-Syndrom 301
Dermoidzyste 209
- DD Halszyste 93
Desinvagination 133
Desmoid, periostales
- DD Fibrom, nicht-ossifizierendes 232
- DD Kortikalisdefekt, fibröser 232
Dickdarmvolvulus s. Volvulus 112
Dolichocephalus 296
Double outlet right ventricle (DORV) 76
Doubly committed VSD 77
Ductus arteriosus Botalli, persistierender (PDA) 83 ff
- DD Septumdefekt 79, 82
Ductus choledochus 151
Ductus hepaticus communis 153 ff
Dünndarmatresie 119 ff
Dünndarmvolvulus 112 ff
- DD Dünndarmatresie 121
Duodenalatresie
- DD Dünndarmatresie 121
- DD Non-, Malrotation, Darm 111
Duodenalduplikatur, zystische 154
Duodenalektasie 154
Duodenalstenose
- hohe, DD Pylorusstenose hypertrophe 126
- DD Non-, Malrotation Darm 111
Duplikatur, mesenteriale 286
Dysplasie
- bronchopulmonale (BPD) 11 ff
- - DD Emphysem, pulmonal interstitielles 11
- - Stadieneinteilung, klinische 13
- fibröse
- - DD Enchondromatose 240
- - DD Fibrom, nicht-ossifizierendes 232
- - DD Knochenzyste, aneurysmatische 236
- - DD Kortikalisdefekt, fibröser 232
- - DD Langerhanszell-Histiozytose 261
- Hüftgelenk 267 ff
- intestinale, neuronale 107
- metaphysäre 240
- septooptische 301 ff

E

Ebstein-Anomalie 69 ff
Emphysem
– interstitielles 13
– pulmonal interstitielles (PIE) 9 ff
Empyem 343
Enchondrom
– DD Knochenzyste, aneurysmatische 235
– DD Enchondromatose 238
Enchondromatose 237 ff
Enterobacter 105
Enteroklyse, modifizierte 139
Enterokolitis, nekrotisierende (NEC) 105 ff
Entzündung, retropharyngeale, diffuse 99
Enzephalitis, disseminierte, akute 335
Enzephalomalazie, multizystische 313
Enzephalopathie, mitochondriale 318
Enzephalozele 286
Ependymom 328 ff
– DD Steißbeinteratom 208
Epidermoidzyste 328 ff
Epididymo-Orchitis 213
– DD Hodentorsion 217
Epididymitis 213 f
Epiglottitis 99
Epiphysenfraktur 288
Epiphyseolysis capitis femoris (ECF) 271 ff
– DD Coxitis fugax 224
– DD traumatische 274
– DD Morbus Perthes 278
Erbrechen
– funktionelles 126
– galliges 110 f
Erkrankung, asthmatoide 43
Ermüdungsfraktur 247
Escherichia coli 105
Ewing-Sarkom 249 ff
– DD Langerhanszell-Histiozytose 260
– DD Leukämie, lymphatische, akute 265
– DD Osteomyelitis 228
– DD Sarkom, osteogenes 256
Exophtalamus, einseitiger 319
Exostose, kartilaginäre 241 ff
– DD Enchondromatose 238

F

Fallot-Tetralogie 71 ff
– DD Transposition der großen Gefäße (TGA) 76
Fanconi-Syndrom 220
Fehlstellung, kongenitale 220
Femurdefekt, proximal umschriebener 270
Femurkopfepiphyse, hochgradig gesinterte 276
Fibrom, nicht-ossifizierendes 230 ff
Fibromatosis colli 90 ff
Fibrose, zystische s. Mukoviszidose
Fistel
– arteriovenöse, pulmonale 24
– tracheoösophageale 116
Fraktur 288 ff
Fremdkörperaspiration 44 f
Frühgeborenes 315
Funiculi spermatici 147

G

Galaktosämie 149
Gallenbasenstein 157
Gallenblase, doppelte 153
Gallenblasengries 157
Gallenblasenhydrops 154
Gallenblasenpolyp 157
Gallenblasenschlamm 157
Gallengangsatresie 148 ff
Gastroenteritis
– DD Invagination 134
– DD Organverletzung, abdominale, traumatische 164
Gastrointestinaltrakt 103 f
Geburtstrauma 294
Gefäß 57 ff

Sachverzeichnis

Gefäßanatomie, Schlinge, pulmonale 67
Gefäßfehlbildung 286
Gehirnläsion, hypoxämisch-ischämische 311
Gliom, zerebromedulläres, exophytisches 333
Gliomatosis cerebri 327
Glomerulonephritis 186
Grad-I-Blutung, intracerebral 310
Granulom, eosinophiles 257 f
– DD Ewing-Sarkom 251
– Leukämie, lymphatische, akute 265
Grünholzfraktur 288 ff

Haemophilus influenzae 32
Hals 90 ff
Halszyste 92 ff
– DD Lymphangiom 286
– DD Retropharyngealabszess 99
Hämangioblastom 332
Hämangioendotheliom 160
Hämangiom 280 ff
– DD Steißbeinteratom 207
Hamartom
– DD Hirnstammgliom 335
– mesenchymales 160
Hämatom
– epidurales 339 ff
– Fibromatosis colli 91
– perisplenisches 164
– subdurales 339 ff
Hand-Schüller-Christian-Krankheit (Xanthomatose) 257
Harnblasenraumforderung 179
Hashimoto-Thyreoiditis 101 f
Hashimoto-Toxikose 101
Hautanhängsel, einfaches 208
HCC, fibrolamelläres 160
Hepatitis, neonatale 149
Hepatoblastom 159 ff
Hernie
– DD Hodentorsion 217
– ventrale 28
– verzögert auftretende 28
Herz 57 ff
Heterotropie, subependymale, x-chromosomale 327
Hilgenreiner-Linie 269
Hirnblutung, intraventrikuläre (IVH) 308 ff
Hirnkontusion 339 ff
Hirnläsion, hypoxämisch-ischämische 311
Hirnschaden, hypoxisch-ischämischer 315 ff
Hirnstammenzephalitis 335
Hirnstammgliom 333 ff
– DD Schädelgrube, hintere, Tumor 332
Histiozytom, fibröses, benignes
– DD Fibrom, nicht-ossifizierendes 232
– DD Kortikalisdefekt, fibröser 232
Hoden, kontralateraler, normaler 216
Hodentorsion 215 ff
– DD Epididymitis 213
– intravaginale 215
– neonatale 215
Hodentrauma 217
Hodentumor 217
Hodgkin-Lymphom, thorakales 54 ff
Holoprosenzephalie 301 ff
Hüftdysplasie 266 ff
– Stadieneinteilung Graf 267
Hüftgelenkerguss 223
Hüftkopfnekrose, avaskuläre 273
Hüftluxation, nicht reponible 268
Hutch-Divertikel 179
Hydatidentorsion 217
Hydrocele testis 147
Hydrozephalus 306
– posthämorrhagischer 309
Hyperostose, kortikale 294
Hyperthyreoidismus, primärer 299
Hypophosphatasie 299
Hypothyreosetherapie 299

Ileumatresie
- DD Mekoniumpfropfsyndrom 104
- DD Volvulus 114

Impression, dorsale 57
Infarzierung, hämorrhagische
- DD Hirnblutung, intraventrikuläre 310
- DD Hirnschaden, hypoxisch-ischämischer 318

Influenza A 32
Insuffizienz, kardiale 164
Invagination 131 ff
- DD Appendizitis 137

IRDS s. Atemnotsyndrom, idiopathisches

Joubert-Anomalie 307

Kaudaregressionssyndrom 337
Keimzelltumor, gonadaler 209 ff
Kindesmisshandlung
   s. Battered-child-Syndrom
Klarzellsarkom, Niere 193
Klebsiellen 105
- DD RSV-Bronchiolitis 32

Klinefelter-Syndrom 47
Knickstenose 171
Knochenabszess 247
Knochenfibrom s. Fibrom, nicht-ossifizierendes 231
Knochenläsion
- fibröse 231
- fokale 263

Knochennekrose, aseptische 275
Knochentumor 249 f
- gutartiger 241 ff

Knochenzyste
- aneurysmatische (AKZ) 233 ff
- juvenile 235
- DD Langerhanszell-Histiozytose 261

- DD Sarkom, osteogenes 256

Kompaktainsel 247
Kortikalisdefekt, fibröser 230 ff
Kraniosynostose, prämature 296 ff

Langerhanszell-Histiozytose (LZH) 257 ff
- DD Knochenbefall 260
- DD Lungenbefall 261
- DD Osteomyelitis 228

Laryngozele 93
Late onset hernia 28
Leberhämatom, subkapsuläres 164
Leberruptur 163
Lebertumor 158 f
Leberzyste 154
Leistenhernie 145 ff
Leistenhoden 147
Leukämie, lymphatische
- akute (ALL) 263 ff

Leukomalazie, periventrikuläre (PVL) 311 ff
- DD Hirnblutung, intraventrikuläre 310

Linksherzsyndrom, hypoplastisches 8
Lipomyelozele 337
Lobäremphysem, kongenitales 17 f
- DD Malformation, adenomatoide, zystische, kongenitale 21

Lobärpneumonie 33 ff
Lunge 1 ff
- unreife 12

Lungenabszess
- DD Malformation, adenomatoide, zystische, kongenitale 21
- DD Zyste, bronchogene, intrapulmonale 27

Lungenblutung, beidseitige 8
Lungenerkrankung, fibrosierende, idiopathische 261
Lungenkontusion 24
Lungensequestration 22 ff
- DD Malformation, adenomatoide, zystische, kongenitale 21
- DD Neuroblastom, thorakales 52

Lungentumor, primärer 27
Lungenvenenfehleinmündung 86 ff
- DD Dysplasie, bronchopulmonale 13
- partielle 86
- totale 86
- DD Transposition der großen Gefäße (TGA) 76
Lungenzyste 17
Lymphadenitis
- DD Leistenhernie 147
- mesenterialis, DD Appendizitis 137
- zervikale 95 ff
Lymphangiektasie, pulmonale, kongenitale 13
Lymphangiom 284 ff
- DD Halszyste 93
- DD Retropharyngealabszess 99
- DD Steißbeinteratom 207
Lymphknotenvergrößerung, isolierte 56
Lymphom
- DD Appendizitis 137
- DD Fibromatosis colli 91
- DD Langerhanszell-Histiozytose 261
- Leukämie, lymphatische, akute 265
- DD Lymphadenitis, zervikale 97
- mediastinales, DD Teratom 50
- DD Morbus Crohn 141
- DD Neuroblastom, thorakales 52
- DD Osteomyelitis 228
- DD Thymus 2

Maffucci-Syndrom 238
Magendarmpassage 109
Magenschleimhaut, ektope 144
Malformation
- adenomatoide, zystische, kongenitale 19 ff
- - DD Lobäremphysem, kongenitales 18
- - DD Emphysem, pulmonal interstitielles 11
- - DD Zwerchfellhernie, kongenitale 29
- - DD Zyste, bronchogene, intrapulmonale 27
- anorektale 122
- arteriovenöse (AVM) 280 ff
- lymphatische
- - DD Hämangiom 283
- - Malformation, arteriovenöse 283
- venöse
- - DD Hämangiom 283
- - Malformation, arteriovenöse 283
Malrotation
- Darm 108 ff
- DD Dünndarmatresie 121
Markschwammniere 175
McCune-Albright-Syndrom 240
Meckel-Divertikel 143 f
Meckel-Divertikulitis 137
Mediastinum 1 ff
Medulloblastom 328 ff
Megacisterna magna 307
Megacolon congenitum
  s. Morbus Hirschsprung
Megakalikosis 175
Megaureter, primärer 168
Mekoniumaspirationssyndrom 15 f
Mekoniumileus
- DD Analatresie 125
- DD Dünndarmatresie 121
- DD Enterokolitis, nekrotisierende 107
- DD Mekoniumpfropsyndrom 103
- DD Volvulus 114
Mekoniumpfropsyndrom 103 f
- DD Analatresie 125
- DD Dünndarmatresie 121
- DD Morbus Hirschsprung 129
Meningeom 343
Meningitis 343
Meningomyelozele 338
- DD Steißbeinteratom 207
Meningozele, zervikale 286
Mesenterialwurzel 114
Mesenterialzyste
- DD Choledochuszyste 154
- DD Meckel-Divertikel 144

349

Metastase
- ossäre, DD Sarkom 256
- DD Osteomyelitis 228

Meyer-Dysplasie 278
- DD Morbus Perthes 275

Mikrokolon 103 f
- DD Mekoniumpfropfsyndrom 103 f
- DD Morbus Hirschsprung 129

Mikrozephalie 299
Miktionszystourethrogramm
- Analatresie 123
- Pyelonephritis, akute 185
- Reflux, vesikoureteraler 167, 169
- Urethralklappe 182

Miliartuberkulose 38
Milzruptur 164
Mittelhirngliom 333
Mittellinienanomalie 301 ff
Morbus Basedow 101
Morbus Blount 220
Morbus Crohn 138 ff
- DD Appendizitis 137

Morbus Hirschsprung
  (Megacolon congenitum) 128 ff
- DD Analatresie 125
- DD Dünndarmatresie 121
- DD Mekoniumpfropfsyndrom 104
- DD Volvulus 114

Morbus Hodgkin 39
Morbus Perthes 275 ff
- DD Coxitis fugax 224
- DD Epiphyseolysis capitis femoris
  (ECF) 274

Mukopolysaccaridose 299
Mukoviszidose (zystische Fibrose, CF)
  41 ff
- Mekoniumileus 103

Mycobacteriose, atypische 97
Mycobacterium tuberculosis 36
Myelinolyse, osmotische 335
Mykoplasma pneumoniae 31 f
Myositis 321
Myositis ossificans 256

N

Nebenhodenentzündung 213
Nebennierenanhebung 195 ff
- DD Neuroblastom 200

Nebennierenhyperplasie,
  kongenitale 196
Nebenschilddrüsenzyste 93
Neisseria gonorrhoeae 213
Nephroblastom 190 ff
- multizystisches 196

Nephroblastomatose 194
- DD Nephroblastom
  (Wilms-Tumor) 194

Nephrokalzinose 188 ff
Nephrom
- mesoblastisches, kongenitales 194
- zystisches, multilokuläres 194

Neugeborenentachypnoe,
  transitorische 16
Neuroblastom 198 ff
- Becken, DD Beckenrhabdo-
  myosarkom 204
- DD Fibromatosis colli 91
- DD Lobärpneumonie 35
- DD Ewing-Sarkom 251
- DD Nebennierenanhebung 196
- DD Segmentpneumonie 35
- thorakales 51 ff
- DD Wilms-Tumor 193

Neuroblastommetastase
- DD Ewing-Sarkom 251
- DD Hepatoblastom 160
- Leukämie, lymphatische, akute 265

Neurofibromatose 322 ff
- DD Hirnstammgliom 335
- DD Phakomatose 327
- DD Rachitis 220

Niere
- kompensatorisch vergrößerte 186
- multizystisch-dysplastische 174 ff
- - DD Stenose, subpelvine 173

Nierenanlage, doppelte 177 ff
Nierenbeckenkelcherweiterung 173
Nierendegeneration, polyzystische 175
Nierenerkrankung, polyzystische 189

Niereninfarkt 186
Nierenklarzellsarkom 193
Nierenruptur 165
Nierentumor
– DD Nierenanlage, doppelte 179
– rhabdoider, DD Nephroblastom 193
Non-Hodgkin-Lymphom
– DD Hodgkin-Lymphom, thorakales 56
– DD Tuberkulose 39
Nonrotation, Darm 108 ff
Nora-Tumor 243

Oberlappensegmentpneumonie 34
Obstipation, habituelle 129
Obstruktion, infravesikale 181
Ödem, pulmonales 13
Orbitaphlegmone 319 ff
Ösophagusatresie 115 ff
Ösophagusbreischluck 60
Ösophagusimpression 57
Osteoblastom
– DD Knochenzyste,
  aneurysmatische 236
– DD Osteoidosteom 247
Osteochondrom 243 ff
Osteogenesis imperfecta
– DD Battered-child-Syndrom 294
– DD Fraktur 291
– DD Kraniosynostose, prämature 299
– DD Rachitis 220
Osteoidosteom 245 ff
Osteoklastom 235
Osteom 247
Osteomalazie 221
Osteomyelitis 225 ff
– DD Battered-child-Syndrom 294
– chronische 225
– – DD Sarkom, osteogenes 256
– DD Ewing-Sarkom 251
– hämatogene, akute 225
– DD Langerhanszell-Histiozytose 260
– DD Leukämie, lymphatische,
  akute 265
– metaepiphysäre 226
– sklerosierende, nicht eitrige 225 ff
Osteonekrose, juvenile 278
Osteopetrose 299
Osteosarkom
– DD Ewing-Sarkom 251
– juxtakortikales 253
– klassisches 253
– DD Langerhanszell-Histiozytose 261
– medulläres 253 ff
– DD Osteomyelitis 228
– parossales 253, 255
– periossales 243
– periostales 253
– teleangiektatisches 253 f
– – DD Knochenzyste,
    aneurysmatische 235
Ovarialteratom 209 ff
Ovarialtorsion 212
Ovarialtumor 204
Ovarialzyste
– DD Ovarialteratom 212
– stielgedrehte, DD Appendizitis 137
Oxycephalus 296

Pancreas anulare 111
Pankreaspseudozyste 154
Pankreasruptur 163
PDA s. Ductus arteriosus Botalli,
  persistierender
Perikarderguss 70
Periostitis 263
Periostreaktion, physiologische 294
Perkins-Ombrédanne-Linie 269
Phakomatose 322 ff
Pharynxperforation 118
Pilzinfektion 39
Plagiocephalus 296 f
Plasmozytom 261
Plexus choroideus 310
Plexuspapillom 332
Pneumatosis intestinalis 105
– DD Enterokolitis, nekrotisierende 107

Pneumatozele
- DD Lobäremphysem, kongenitales 17
- DD Malformation, adenomatoide, zystische, kongenitale 21

Pneumonie
- abszedierende 24
- atypische 261
- bakterielle 39
- chronische 24
- einschmelzende 21
  - DD Zyste, bronchogene, intrapulmonale 27
- neonatale 16
- posteriore 52
- virale
  - DD Dysplasie, bronchopulmonale 13
  - DD Tuberkulose 39

Pneumoportogramm 105
- DD Enterokolitis, nekrotisierende 107

Polykalikosis 175

Ponsgliom
- diffuses 334
- intrinsisches, diffuses 333

Porzellangallenblase 157
Postprimärtuberkulose 36
Primärtuberkulose 36
Processus supracondylaris 243
Pseudokoarktation 64
Pseudomonas aeruginosa 105

Pseudotumor
- entzündlicher 204
- hämophiler 236
- DD Orbitaphlegmone 320

Pulmonal interstitielles Emphysem (PIE) 9 ff
Pulmonalarterie, linke 60
Pulmonalarterienatresie 73
- Fallot-Tetralogie 73
- DD Transposition der großen Gefäße (TGA) 76

Pyelonephritis
- akute 184 ff
- xanthogranulomatöse 193

Pylorusspasmus 127
Pylorusstenose, hypertrophe (HPS) 126 f

Rachitis 218 ff
- DD Battered-child-Syndrom 294
- DD Fraktur, kindliche 291
- kalzipenische 218
- DD Kraniosynostose, prämature 299
- phosphopenische 218
- Vitamin-D-resistente 299

Radiatio 141

Raumforderung
- DD Lobärpneumonie 35
- DD Segmentpneumonie 35

Reflux
- gastroösophagealer 111
- vesikoureteraler (VUR) 166 ff

Reifgeborenes 315
Rektumduplikatur, zystische 207
Respiratory syncytial virus (RSV) 31
Retropharyngealabszess 98 ff
Rhabdoid tumor 332

Rhabdomyosarkom
- Becken 201 ff
  - DD Ovarialteratom 212
  - DD Steißbeinteratom 208
- embryonales 251
- DD Fibromatosis colli 91
- Harnblase 202

Riesenzellastrozytom 323
Riesenzelltumor 235
Röhrenknochen, lange 259
Rosenkranz, rachitischer 219
Rotaviren 105
Roviralta-Syndrom 126
RSV (Respiratory syncytial virus) 31
RSV-Bronchiolitis 31 f
Rundherdpneumonie 27

SAB s. Subarachnoidalblutung
Salmonellose 141
Salter-Harris-Fraktur 288
SAPHO-Syndrom 225

Sarkoidose
- DD Langerhanszell-Histiozytose 261
- DD Tuberkulose 39

Sarkom, osteogenes 253 ff
Scaphocephalus 296 f
Schädel-Hirn-Trauma (SHT) 339 ff
Scherverletzung 339 ff
Schilddrüsenparenchym 102
Schizenzephalie 304
Schlinge, pulmonale 66 ff
Schornsteinfegerkonfiguration 55
Schwannom, multiples 327
Scimitar-Syndrom 89
Segmentpneumonie 33 ff
Septumdefekt
- atrialer s. Atriumseptumdefekt
- ventrikulärer s. Ventrikelseptumdefekt

Shanton-Menard-Linie 269
Sklerose, tuberöse 322 ff
Skorbut 294
Skrotalhämatom 214
Skrotalhernie 214
Skrotum, akutes 213
Small left colon 104
Solitärabszess 24
Spondylodiszitis, thorakale 52
Sprunggelenk 264
Staphylokokken 105
- DD RSV-Bronchiolitis 31 f

Steißbeinteratom 205 ff
- DD Beckenrhabdomyosarkom 204

Stenose, subpelvine 170 ff
- DD Niere, multizystisch-dysplastische 175
- DD Urethralklappe 182

Struma
- Hashimoto-Thyreoiditis 101
- retrosternale 50

Struma diffusa et nodosa 101
Sturge-Weber-Syndrom 322 ff
Subarachnoidalblutung (SAB) 339 ff
- nicht-traumatische 343

Surfactant 6
Swyer-James-Syndrom 45

Tachypnoe, transitorische 8
Takayasu-Arteriitis 64
Tamm-Horsfall-Protein 189
Teratoid, atypisches 332
Teratom
- DD Hodgkin-Lymphom, thorakales 56
- immatures 209
- mediastinales 47 ff
- retroperitoneales 200
- sakrokokzygeales 337
- zystisches
- - DD Lymphangiom 286
- - DD Zyste, bronchogene, mediastinale 27

Tethered cord 336 ff
Thoraxwandhämangiom 282
Thymom
- DD Hodgkin-Lymphom, thorakales 56
- DD Teratom, mediastinales 50
- DD Thymus, normaler 1

Thymus
- Form 3
- hypertrophierter 5
- normaler 1 ff
- Säuglingsalter 2
- DD Teratom, mediastinales 50
- T-Zell-Leukämie 56
- T-Zell-Lymphom 56

Thymushistiozyste 2
Thymushyperplasie 1
Thymuszyste
- DD bronchogene, mediastinale 27
- DD Lymphangiom 286
- DD Thymus, normaler 2
- DD zervikale Halszyste 93

Thyreoiditis, akute 101
Toddler-Fraktur 288 ff
Tonsilitis 99
Torsion s. Hodentorsion 215
Total anomalous pulmonary venous connection s. Lungenvenenfehleinmündung
Tracheobronchialkompression 45

Tracheobronchialsystem, Fremdkörper-
    aspiration 45
Transposition der großen Gefäße (TGA)
    74 ff
Trigonocephalus 296 f
Trikuspidalatresie 73
Trikuspidalinsuffizienz 70
Trisomie 21 101
Tuberkulose 36 ff
– kongenitale, DD Dysplasie,
    bronchopulmonale (BPD) 13
– DD Lymphadenitis, zervikale 97
– DD Morbus Crohn 141
Tumor
– endobronchialer 45
– mediastinaler
– – DD Arcus aortae circumflexus
    duplex 60
– – DD Schlinge, pulmonale 68
– solider 205
– teratoider 2
Turricephalus 296, 298
T-Zell-Leukämie 56
T-Zell-Lymphom 56

Übergangsfraktur 290
Überwässerung 13
Ullrich-Turner-Syndrom 101
Urachuszyste 144
Ureter duplex 177, 179
Ureter fissus 177, 179
Ureterozele 178
Ureterozelenprolaps 182
Ureterstenose, isolierte 173
Urethralklappe 181 ff
Urogenitaltrakt 166 ff
Uropathie, dilatative 170

Varikozele 147
Vaskulitis 313
Ventrikeleinblutung 308 f
Ventrikelseptumdefekt 77 ff
– DD Atriumseptumdefekt 82
– DD Ductus Botalli arteriosus,
    persistierender 84
Ventrikulitis 310
Vitamin-A-Intoxikation 294
Vitium, multivalvuläres 70
Volvulus 112
– DD Enterokolitis, nekrotisierende 107
Von-Hippel-Lindau-Syndrom 322 ff
VSD s. Ventrikelseptumdefekt

Walker-Warburg-Syndrom 307
Wangensteen-Aufnahme 122 f
Weichteilhämangiom 281
Weichteilsarkom
– DD Hämangiom 283
– DD Lymphangiom 286
Weichteiltumor 201 f
Whirlpool sign 114
Wilms-Tumor 190 ff
– DD Neuroblastom 200
– DD Pyelonephritis, akute 186
Wingspread-Klassifikation 122
Wolmann-Krankheit 196
Wulstfraktur 288 ff
Wyburn-Mason-Syndrom 327

Xanthomatose (Hand-Schüller-Christian-
    Krankheit) 257

Y

Yersiniose 141
Y-Linie 269

Z

Zäkum, physiologisch hohes 111
Zentralnervensystem 296 ff
Ziliendyskinese, primäre 43
Zwerchfellhernie, kongenitale 28 ff
- DD Lobäremphysem, kongenitales 18
- DD Malformation, adenomatoide, zystische, kongenitale 21
Zystadenom 212
Zyste
- brachogene, zervikale 93
- bronchogene 25 ff
- - enterogene 27
- - intrapulmonale 25 ff
- - DD Lobärpneumonie 35
- - DD Malformation, adenomatoide, zystische, kongenitale 21
- - mediastinale 25 ff
- - DD Neuroblastom, thorakales 52
- - neuroenterische 27
- - Schilddrüsengewebe, ektopes 27
- mesenteriale 286
Zystische Fibrose s. Mukoviszidose
Zystitis, chronische 204

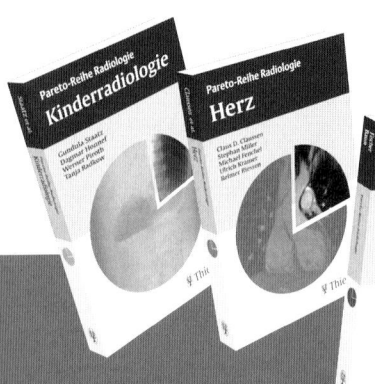

Direkt
zur Diagnose

Wirbelsäule
Imhof
2006. 300 S., 327 Abb., kart.
ISBN 10: 3 13 137141 2
ISBN 13: 978 3 13 137141 6
€ [D] 49,95

Kopf/Hals
Mödder
2006. 261 S., 259 Abb., kart.
ISBN 10: 3 13 137121 8
ISBN 13: 978 3 13 137121 8
€ [D] 49,95

Gehirn
Sartor
2006. 299 S., 336 Abb., kart.
ISBN 10: 3 13 137111 0
ISBN 13: 978 3 13 137111 9
€ [D] 49,95

Herz
Claussen/Miller
2006. 320 S., 262 Abb., kart.
ISBN 10: 3 13 137171 4
ISBN 13: 978 3 13 137171 3
€ [D] 49,95

Mamma
Fischer/Baum
2006. Ca. 336 S., ca. 376 Abb., kart.
ISBN 10: 3 13 137231 1
ISBN 13: 978 3 13 137231 4
€ [D] 49,95

Kinderradiologie
Staatz
2006. Ca. 432 S., ca. 340 Abb., kart.
ISBN 10: 3 13 137151 X
ISBN 13: 978 3 13 137151 5
€ [D] 49,95

Gastrointestinales System
Brambs
2006. Ca. 256 S., ca. 250 Abb., kart.
ISBN 10: 3 13 137191 9
ISBN 13: 978 3 13 137191 1
€ [D] 49,95

Ihre Bestellmöglichkeiten:

Telefonbestellung: 07 11/ 89 31-900
Faxbestellung: 07 11/ 89 31-901
Kundenservice @thieme.de
www.thieme.de

Thieme